从六经辨证 治疗糖尿病

主编 倪青

人民卫生出版社

·北京·

图书在版编目（CIP）数据

从六经辨证治疗糖尿病 / 倪青主编. -- 北京：人民
卫生出版社，2025. 6. -- ISBN 978-7-117-38209-0

Ⅰ. R241. 5；R259. 871

中国国家版本馆 CIP 数据核字第 2025W2694Q 号

| 人卫智网 | www.ipmph.com | 医学教育、学术、考试、健康，购书智慧智能综合服务平台 |
| 人卫官网 | www.pmph.com | 人卫官方资讯发布平台 |

从六经辨证治疗糖尿病
Cong Liujing Bianzheng Zhiliao Tangniaobing

主　　编：倪　青
出版发行：人民卫生出版社（中继线 010-59780011）
地　　址：北京市朝阳区潘家园南里 19 号
邮　　编：100021
E - mail：pmph @ pmph.com
购书热线：010-59787592　010-59787584　010-65264830
印　　刷：北京铭成印刷有限公司
经　　销：新华书店
开　　本：710×1000　1/16　印张：18
字　　数：286 千字
版　　次：2025 年 6 月第 1 版
印　　次：2025 年 8 月第 1 次印刷
标准书号：ISBN 978-7-117-38209-0
定　　价：62.00 元

打击盗版举报电话：010-59787491　E-mail：WQ @ pmph.com
质量问题联系电话：010-59787234　E-mail：zhiliang @ pmph.com
数字融合服务电话：4001118166　E-mail：zengzhi @ pmph.com

内容提要

本书是基于《伤寒论》六经辨证体系治疗糖尿病的临床专著。全书分为总论和各论两部分。总论部分，介绍六经病与糖尿病的关系，内容包括：太阳病导致糖尿病的理论基础是营卫失调、五脏逆乱，外邪侵袭、气血失和，表阳被遏、水津失调，津气失宣、玄府不固，经络循行、直达病所，体质因素，外感易伤。阳明病导致糖尿病的理论基础为饮食自倍、肠胃乃伤，阳明燥结，津液耗伤。少阳病导致糖尿病的理论基础为禀赋不足、枢机不健，嗜食肥甘、枢机壅遏，劳逸失调、枢机失用，情志失调、枢机郁滞。太阴病导致糖尿病的理论基础为饮食不节、内伤脾胃，情绪失调、七情内伤，劳逸失度、气血失和，脾虚失养、脏腑失和。少阴病导致糖尿病的理论基础为心肾阳虚、血脉瘀滞，君火失充、神明失养，心火独亢、热扰神明，禀赋不足、肾精失充，少阴寒化，阳虚水泛，真阴虚衰、水热互结。厥阴病导致糖尿病的理论基础为风火相煽、故生消渴，真火沸腾、病之根本，气血失和、厥阴逆乱，厥阴体质，郁而消渴。

各论部分以"病证结合，经方新用"为主线，将经方理论与现代疾病认识和方药研究成果紧密结合，分别介绍六经病与糖尿病的病理生理相关内容、方证与糖尿病的关系和临床应用、对应经方治疗糖尿病的现代研究进展等。其中，重点论述方证的组成、现代方药研究进展和典型医案。

本书是《伤寒论》理论在糖尿病临床应用领域的创新之作，其主要特色是建立糖尿病六经辨证的理论体系和临床应用架构，突出方证对应，体现古今接轨，理论联系实际，展示经方疗效。

本书为临床各科应用经方构架专业病种辨证论治体系提供了思路。可供从事中医工作的临床医生、教师和科研人员参考。

前　言

　　"伤寒钤百病"，传承重守正。如何在现代医学背景下，理解应用仲景学说？如何看待六经的本质、六经六病、三部六病、厥阴胜复等学术问题？各层级医师怎样结合自己的专长，便捷学习《伤寒论》，快速步入经方殿堂？古方今病如何有机结合，推陈出新？这些问题是学者们日常讨论、共同挂碍的话题。一般认为，《伤寒论》是外感热病的专论，从六经角度，详细论述外感病的发生、发展、传变规律及结局，涉及急性传染病从发生到结局的全过程；其中，包含了八纲、经络、脏腑、病位、气化、运气、脉学等多种辨证方法。临床应用《伤寒论》理论，应遵循中医特有的诊疗规律，综合利用临床有效信息，采用合理的中医临床诊疗信息获取方法，灵活辨证论治，以提高临床疗效。

　　方证对应遵循的原则是"有是证用是方"。简单地将临床所见症状、证候与《伤寒论》条文对应，找到契合的方药，即"但见一证便是，不必悉具"，而不寻求症、证、舌、脉信息采集，望、闻、问、切四诊合参，实际上是重复《伤寒论》中的治病情景，仅是学习方证的入门方法。临床工作中，不能将此法片面、刻板地用于疾病的诊断与治疗。临床实践需要科学理论的指导，尊经崇古而不能食古不化，治病实践须执简驭繁，知常达变。

　　"古今接轨论"是著名中医学家刘渡舟教授提出的将古方（经方）与今方（时方）合用的一种理论，对当今传承《伤寒论》理论和后世医家的学术经验具有重要指导意义。刘渡舟教授提倡以提高临床疗效为目标，经方与时方结合使用，治疗当代不同系统的疾病，适用于当代疾病谱，是传承以《伤寒论》为代表的中医临床精华的较好路径。融汇中西医理论精华，结合现代药理学研究成果推广应用经典名方，是中医现代化的必由之路。

　　《伤寒论》是令人百读不厌的中医学经典之一，其内容涵盖了伤寒论辨证学、伤寒论脉法、伤寒论药物学、伤寒论方剂学、伤寒论养生学等知识，需要不同门类的专家倾心研究、皓首穷经。作为临床医生，应以临床为导向，在实践中应用《伤寒论》理论，要从经典中来，到临床中去，把实践所得，再反哺临床，这种"理论→临床→验证理论→回归临床"的模式是学习运用伤寒理论的基本思路。学海无涯，探索永无止境，吾辈自当孜孜以求，奋进不息。

伤寒论六经辨证是《伤寒论》的核心部分，它首先把脏腑的生理功能概括为阴阳两大类，五脏属阴，六腑属阳。然后根据各个脏腑不同的生理功能和经络分布的不同部位再分为三阴三阳，即太阳、阳明、少阳、太阴、少阴、厥阴，反映了疾病由浅入深、由实至虚的一般规律。病在三阳经，为实证或以实证为主；病在三阴经，为虚证或以虚证为主。三阴三阳的生理病理状态既与所属的脏腑功能相关，又与循行于经络脏腑中的气血营卫相关，还与脏腑所化生的六气相关，它们既各自独立又相互联系着。根据"一阴一阳之谓道""阴阳对立"及"阴阳互根"的原则，每一类病都包含着病位在表、病位在里以及病位在半表半里这三种不同的疾病定位情况和严重程度，即构成了三阴三阳六病。六经辨证用三阴三阳概括了脏腑、经络及与之相关的气血津液的生理功能和病理变化。"六经钤百病"，用柯韵伯的话说就是"仲景之六经，为百病立法，不专为伤寒一科，伤寒杂病，治无二理，咸归六经之节制"。

糖尿病是一种以血糖升高为主要特征的代谢紊乱综合征。随着经济发展和人民生活方式的改变，其发病率逐年上升，严重危害人类健康。糖尿病是致病机制复杂的终身性疾病，随着病程进展，可导致多种并发症，涉及人体多个脏器、组织，是一种全身性疾病。从六经理论进行糖尿病辨证，能体现糖尿病病-症-证复杂性的特点，糖尿病病程从初期向晚期发展的过程与六经传变规律间具有相通性，且六经辨证体系下产生的经方已被广泛用于糖尿病的临床治疗中，疗效显著。

本书以"病证结合，经方新用"为核心，将糖尿病纳入六经辨证体系进行论治。通过整合经方理论与现代糖尿病研究成果，系统阐述六经病与糖尿病病理生理的关联、方证对应的临床应用，以及经方治疗糖尿病的现代研究进展，从而构建糖尿病六经辨证的理论体系和实践框架。全书注重方证对应，强调古今融合，以理论指导实践，充分展现经方的临床疗效；全面展现《伤寒论》理论在糖尿病临床治疗中的具体应用方案，为临床各科应用经方构架专业病种辨证论治体系提供借鉴。

书中存在很多不足之处，恳请读者批评指正！学生谈钰濛、庞晴、张美珍、杨亚男、张月颖、李晓文、周扬在编写工作中付出大量的时间和精力，在此表示感谢！

本书引用大量文献资料，限于篇幅未在参考文献中逐一列出，谨对原作者及所在单位表示衷心感谢！

中国中医科学院广安门医院　倪 青

2024 年 4 月 8 日

目 录

总 论

各 论

总　论

　　《伤寒论》以六经辨证为主，融合了中医学表里、寒热、虚实、气血、脏腑、营卫、经络、八纲等辨证方法，高度概括阴阳，审察病性，分析病势，推测病程，确定证候，立法处方。它是中医学认识疾病的多概念综合体，是多种辨证方法的相互补充及兼容。如许叔微言："伤寒六经者，阴阳、表里、寒热、虚实之代名词也。"六经之病离不开阴阳、表里、寒热、虚实，但又必须与脏腑、经络、气化相结合。因此，六经辨证用三阴三阳概括了脏腑、经络及与之相关的气血津液的生理功能和病理变化。

　　"六经钤百病"，仲景之六经，为百病立法，不专为伤寒一科，伤寒杂病，治无二理，咸归六经之节制。糖尿病是一种以血糖升高为主要特征的代谢性疾病，其发病率逐年上升，严重危害人类健康。从六经辨证论治糖尿病，能体现糖尿病"病 - 症 - 证"特点，糖尿病病程与六经传变规律相通，六经辨证体系下产生的多首经方已被广泛用于糖尿病的临床治疗中，且疗效显著。现就六经病与糖尿病相关内容论述如下。

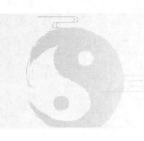

第一章
太阳病与糖尿病

　　柯韵伯言："凡条中不冠伤寒者，即与杂病同义。""六经分证皆兼伤寒杂病也……其书不独为伤寒设，伤寒之外皆杂病……伤寒之中最多杂病。"太阳主表，阳气作用于体表而卫外，营行脉中，卫行脉外，营为卫之守，卫为营之使，两者共同温养、濡润、保护体表。太阳病即外来风寒邪气损伤体表阳气，亦会伤及营卫。太阳阳气气化生于下焦，膀胱在肾阳的温煦作用下，通过气化作用化生阳气，通过膀胱经脉和三焦向体表输布。太阳阳气补充于中焦，赖中焦脾胃所摄入的水谷精微之气的充养。太阳阳气通过肺气作用宣发于上焦。太阳主表功能是多脏腑协同作用的结果。当太阳受邪后，脏腑功能亦会受到影响，出现功能失调，可进一步引起消渴。太阳病导致糖尿病的理论基础可以概括为以下几点。

一　营卫失调，五脏逆乱

　　"太阳主表而统营卫"，营卫二气皆源于脾胃产生的水谷精微。营行于脉中，"营者，水谷之精气也。和调于五脏，洒陈于六腑，乃能入于脉也。故循脉上下，贯五脏，络六腑也""营气者，泌其津液，注之于脉，化以为血"。营气为全身脏腑组织提供生理活动的物质基础，滋养五脏六腑、四肢百骸。卫行于脉外，"卫者，水谷之悍气也，其气慓疾滑利，不能入于脉也。故循皮肤之中，分肉之间，熏于肓膜，散于胸腹""卫气者，所以温分肉，充皮肤，肥腠理，司开合者也"，卫气具有温养全身作用，内而脏腑，外而肌肉皮毛都得到卫气的温养，以保证脏腑肌表生理活动的正常进行，同时卫气还能调控腠理、防御外邪。营卫二气在生理上互根互用、协调运行。营卫和调，人体才能有旺盛的抗邪力量，脏腑维持正常的生理功能。

　　若营卫失和，则五脏失于温养，"五脏皆柔弱者，善病消瘅"。五脏之功能失调，极易导致邪热内生，消烁耗竭阴津阳气。燥热伤肺，则津液不能正常输布而向下行,故见小便频数;燥热伤脾,使脾阴不足,口渴喜饮;肾阴亏虚则虚火内生,上灼心肺,中灼脾胃。心阴耗伤,内生燥热,则为消渴。情志抑郁,肝气郁结,郁而化火生热,从而导致肝失疏泄,人体气血津液输布失调等。营卫失调,五脏逆乱是引起消渴的内因。

 外邪侵袭,气血失和

张景岳说:"太阳为开,谓阳气发于外,为三阳之表也。"太阳作为三阳之表,即机体之表,是机体防御外邪的首要屏障,易受到外邪的侵袭。若太阳受外邪侵犯,卫气受损或郁闭,进而影响营气,日久气病及血,邪气深入血分,最终导致气血失和。

气血既是脏腑功能活动的物质基础,又是脏腑功能活动的产物。气血充和则脏腑调和,百病不生;反之,各种致病外因最终均会损伤脏腑气血,进而影响五脏功能使五脏柔弱,代谢失常,精液外泄发为糖尿病。刘完素《三消论》提出消渴"补肾水阴寒之虚,而泻心火阳热之实,除肠胃燥热之甚,济一身津液之衰,使道路散而不结,津液生而不枯,气血利而不涩",强调消渴治疗以气血津液为要。

 表阳被遏,水津失调

经腑间相互联系,太阳经对应在里脏腑为膀胱,若太阳经受邪,表阳郁遏,太阳之邪不解,随经入腑,影响膀胱功能。膀胱者,州都之官,津液藏焉,气化则能出矣。肾与膀胱相表里,与三焦气化相通,三焦者,决渎之官,水道出焉。表阳被遏,可进一步影响三焦气化,导致水液失常。三焦气化功能正常则气血津液生化有源、气机升降有序,脏腑功能正常;若三焦气化失常,水液代谢紊乱,气机不畅,湿浊痰瘀弥漫三焦,郁久生热,耗气伤阴,进而引发消渴。

 津气失宣,玄府不固

"所谓玄府者,汗孔也",位于体表属于太阳范畴。刘元素认为"皮肤之汗孔者,谓泄气液之孔窍也……一名玄府者,谓玄微府也。然玄府者,无物不有,人之藏府、皮毛、肌肉、筋膜、骨髓、爪牙,至于世之万物,尽皆有之,乃气出入升降之道路门户也"。玄府是气液运行之腠理门户,五脏六腑皆有玄府。生理状态下，玄府通畅，则机体气血、津液运行正常，脏腑、经络等组织才能发挥其正常功能；玄府不固，气液运行失调，机体则产生一系列的病理状态。

血糖、血脂等为机体所需之水谷精微，从微观结构分析，其运行需经玄府这道气液运行"门户"，若玄府的开合功能失司，气液水谷代谢失常，日久积滞变浊酿毒，成为糖毒、脂毒等，可致口渴多饮、多食易饥、多尿，而出现消渴。

五　经络循行，直达病所

经络是运行气血、联系脏腑和体表及全身各部的通道，是人体功能的调控系统。中医把经络的生理功能称为"经气"。其生理功能主要表现在沟通表里上下、联系脏腑器官、通行气血、濡养脏腑组织等方面。

足太阳膀胱经，起于目内眦，上额交颠，入脑下项，夹脊抵腰，络肾属膀胱，主行人体之背，背部属阳为表。足太阳膀胱腑，与肾互为表里，《灵枢·本脏》曰："肾合三焦膀胱，三焦膀胱者，腠理毫毛其应。"故膀胱秉承元阳之气，内主持气化而通利小便，外通过经络敷布于表，体现主一身之表气的特点，故《灵枢·营卫生会》指出："太阳主外。"

太阳主外的功能，具体又表现在卫气（阳）和营血（阴）的协调上，而且取决于卫阳的盛衰。《灵枢·本脏》云："卫气者，所以温分肉，充皮肤，肥腠理，司开合者也。"尤其卫气的温分肉和司开合的功能，与太阳为病紧密相关。说明太阳营卫是人体维持肤表功能、防止外邪入侵的重要因素。所以说太阳主肤表，统营卫，为一身之藩篱。

小肠手太阳之脉，起于小指之端，循于外侧上腕，出踝中，直上循臂骨下廉，出肘内侧两骨之间，上循臑外后廉，出肩解，绕肩胛，交肩上，入缺盆，络心，循咽，下膈，抵胃，属小肠。

有学者通过穴位艾灸治疗糖尿病神经源性膀胱，研究证实通过经络、腧穴的传导能促进水液的运行及膀胱的气化。有学者通过经络调理和中药导入相结合治疗糖尿病，证明经络调理法治疗糖尿病疗效确切。经络调理通过电针仪对太渊、合谷、冲阳、太白、神门、腕骨、京骨、太溪、大陵、阳池、丘墟、太冲等穴位进行调理，用时 60min；使用"降糖五号敷剂"（主要由西洋参、黄芪、知母、葛根、天花粉等组成）通过治疗仪对神阙、肾俞、脾俞、大肠俞等穴位进行纯中药离子导入。每4周为一个疗程,共三个疗程加巩固疗程。第一疗程,连续5日(周六、周日不治疗);第二疗程,隔日1次,每周一、三、五治疗;第三疗程,一周治疗1次,每周三或周四进行治疗。巩固疗程,连续5日。经络调理法治疗糖尿病的痊愈率为10%,总有效率为93.33%。

 ## 体质因素,外感易伤

体质是由先天遗传和后天获得所形成的,人类个体在形态结构和功能活动方面所固有的、相对稳定的特性,与心理性格具有相关性。个体体质的不同,表现为在生理状态下对外界刺激的反应和适应上的某些差异性,以及发病过程中对某些致病因子的易感性和疾病发展的倾向性。所以,对体质的研究有助于分析疾病的发生和演变,为诊断和治疗疾病提供依据。

《灵枢·通天》提出阴阳五态人的体质分类。"盖有太阴之人,少阴之人,太阳之人,少阳之人,阴阳和平之人,凡五人者,其态不同,其筋骨气血各不等"。对五态人的不同性格特征进行了详细的描述:"太阴之人,贪而不仁,下齐湛湛,好内而恶出,心和而不发,不务于时,动而后之,此太阴之人也。少阴之人,小贪而贼心,见人有亡,常若有得,好伤好害,见人有荣,乃反愠怒,心疾而无恩,此少阴之人也。太阳之人,居处于于,好言大事,无能而虚说,志发于四野,举措不顾是非,为事如常自用,事虽败而常无悔,此太阳之人也。少阳之人,谛谛好自责,有小小官,则高自宜,好为外交而不内附,此少阳之人也。阴阳平和之人,居处安静,无为惧惧,无为欣欣,婉然从物,或与不争,与时变化,尊则谦谦,谭而不治,是谓至治。"阴阳五态之人的提出,提示了各种人格类型中的共性。

太阳体质之人,具体可分为卫阳充实之人、卫阳虚弱之人、卫阳亢盛之人。卫阳充实之人,体质壮实,腠理致密,卫阳充实,机体抗邪能力较强,感受外邪,易表现为发热、恶寒、身痛、无汗等表实证——太阳病伤寒;卫阳虚弱之人,体质虚弱,腠理疏松,卫阳不足,平素易感,感受外邪,易表现为发热、恶风、汗出等表虚证——太阳病中风;卫阳亢盛之人,体质较强,阳气过盛,或素有内热,感受外邪,则表现为发热重、恶寒轻、头痛、咽痛、汗出不畅、口渴等表热证——太阳病温病、风温。

《伤寒论》桂枝汤证对应气虚质太阳病患者,麻黄汤证对应平和质太阳病患者,大青龙汤证对应阳盛的太阳病患者,小青龙汤证对应痰湿质太阳病患者,葛根汤证及桂枝加葛根汤证对应阴虚质太阳病患者。从体质角度研究糖尿病,在理论和临床应用上都具有重要意义。韩国的"四象医学",即根据机体脏腑阴阳之盛衰变化,将人分为太阳人、少阳人、少阴人、太阴人四象人。糖尿病患者的六经体质类型以太阴体质、少阳体质、少阴体质、厥阴体质为主,阳明体质、太阳体质较少见。

早在《黄帝内经》时代,中医学就对体质与糖尿病及其并发症发生发展的关系有较深的认识。"肾脆则善病消瘅易伤""肝脆善病消瘅易伤",说明糖尿病的发生与体质因素有关,发展到后期的并发症也与体质相关。有学者总结糖尿病患者以阳明胃热、少阴阴虚体质较为多见,也可见于厥阴肝旺体质、少阳气郁体质、太阴脾虚体质。不同致病因子,作用于不同体质的人,导致了糖尿病发病后表现为不同的证候,出现不同的舌脉症征,同时因为体质"从化"不同,才导致了糖尿病进一步发展,发生不同并发症,并表现为不同证候。

有学者对 92 例糖尿病患者进行了体质研究,发现单一体质类型者 54 例,两种体质类型相兼者 38 例。具体来看,92 例糖尿病患者中单纯太阳体质 6 例。这与上述糖尿病患者太阳体质少见相应。尽管太阳体质的糖尿病患者少见,但是仍然存在,在临床实际治疗过程中,也应重视太阳体质的患者,根据其发病特点,辨证施治,才能达到治疗效果。

第二章

阳明病与糖尿病

阳明主燥,多气多血,为三阳之里,其阳气亦盛,邪入阳明,多从燥化,其证候以胃肠燥热实为特点,燥热偏盛是糖尿病发病的关键,热盛伤津耗气,消烁津液,如刘完素所言"三消者,其燥热一也"。特别在 2 型糖尿病初期,常常由于胰岛素抵抗及高胰岛素血症的原因,患者多见体型肥胖,表现为多食易饥、口干多饮等内热炽盛为主的阳明证。阳明病导致糖尿病的理论基础可以概括为以下几点。

 一 饮食自倍,肠胃乃伤

现代生活节中高糖、高脂的饮食结构增加了糖尿病发生的概率,正如《素问·奇病论》中所言:"此肥美之所发也,此人必数食甘美而多肥也,肥者令人内热,甘者令人中满,故其气上溢,转为消渴。"长期过食肥甘厚腻之品,损伤脾胃,积热内蕴,耗伤津液,引发消渴。肥甘厚腻之品进入体内,形成膏脂,又因脾胃功能失常,无法正常输布代谢,停留体内,成为"浊毒",影响脏腑气血的运行。而肿瘤坏死因子(tumor necrosis factor,TNF)、白细胞介素(interleukin,IL)、脂联素、C 反应蛋白(C-reactive protein,CRP)等炎症因子可看作机体"内生之毒"——系因脏腑功能和气血运行失常,代谢产物未能及时、有效排出并停留于体内,对机体造成损害的一类毒性物质,既是致病的因素,又是机体的病理性产物。

若患者素体阳盛,或饮食不节,宿食停留胃中,积热内蕴,致使阳明燥结,耗伤津液,影响机体的正常代谢,导致气机、水液代谢失常,脏腑阴阳平衡功能被破坏,则会导致内生毒邪的产生,内生毒邪则会进一步损害脏腑功能,造成机体阴阳失衡,引起多种疾病的发生。《黄帝内经》云:"大肠者,传道之官,变化出焉。"粪便的形成及传导主要在于胃肠,若中满内热,脾胃功能运化失调,湿热、瘀浊阻滞于肠道,阳明热盛,腑气不通,宿食内结,大便干结难以排出，久成粪毒，且燥屎内结，耗伤阴液，致使火愈盛，津液耗伤愈重。胃肠积热也会造成胃肠道环境发生改变，出现胃肠道微生物功能和类型改变，破坏肠道微环境，引发"内生毒邪"的产生，引起一系列的连锁反应，诱发疾病。现代研究显示高糖高脂会使胃肠激素分泌紊乱，即"浊毒"引起脏腑阴阳失衡，脾胃功能失常，大肠传导功能失司，从而引起便秘的发生，便秘反过来又会导致机体代谢产物无法及时有效地排出，积聚于肠腑，火热内生，耗伤津液。若火热炽盛，可上扰心神，阳盛阴衰，阴阳失交，发为不寐；或脾胃受损，酿生痰热，壅遏于中，痰热上扰，胃气失和，而不得安寝。正如《张氏医通·不得卧》所言："脉滑数有力不得卧者，中有宿滞痰火，此为胃不和则卧不安也。"

 ## 二　阳明燥结，津液耗伤

《伤寒论》说："太阳病，若发汗，若下，若利小便，此亡津液，胃中干燥，因转属阳明。"提示津液耗伤是阳明病变的关键所在。《素问·阴阳别论》指出"二阳结，谓之消"，"二阳"为阳明，阳明燥结，耗伤津液，消渴症起。刘完素在其《三消论》中认为"二阳结"是胃与大肠俱为热结，肠胃菀热而善消水谷；李东垣《兰室秘藏·消渴门》则直接指出"二阳者，阳明也。手阳明大肠主津，病消则目黄口干，是津不足也；足阳明胃主血，热则消谷善饥，血中伏火，乃血不足也。结者津液不足，结而不润，皆燥热为病也"。说明阳明燥热、津液不足是消渴病因病机的重点之一。由于阳热内盛，或虚火内生，怫郁生火，火势内炎，阳明燥实，津液灼伤，发为消渴，此即是阳明消渴。《丹溪心法·消渴》言："酒面无节，酷嗜炙煿……于是炎火上熏，脏腑生热，燥热炽盛，津液干焦，渴饮水浆，而不能自禁。"《素问·气厥论》指出"大肠移热于胃，善食而瘦，又谓之食亦"，大肠邪热，逆行于胃，胃中热盛，消谷善饥；《金匮要略·消渴小便不利淋病脉证并治》指出"趺阳脉浮而数，浮即为气，数即消谷而大坚，气盛则溲数，溲数即坚，坚数相搏，即为消渴"，张仲景之论揭示消渴具有多食、便坚、多饮、溲数等胃肠热结症状，治法早在《伤寒论》中便多有论述："热结在里，表里俱热，时时恶风，大渴，舌上干燥而烦，欲饮水数升者，白虎加人参汤主之。""服桂枝汤，大汗出后，大烦渴不解，脉洪大者，白虎加人参汤主之。"李东垣也说："阳明经渴，其脉长，有汗者，白虎汤、凉膈散之类。"清代程文囿于《医述·杂证汇参》中云："除肠胃燥热之盛，济身中津液之衰，使道路散而不结，津液生而不枯，血气和平，其病自愈。"

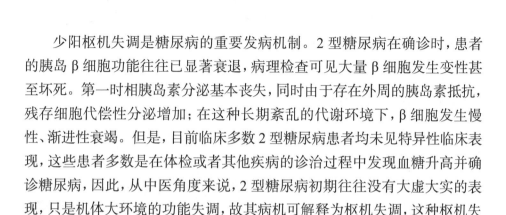

第三章 少阳病与糖尿病

少阳枢机失调是糖尿病的重要发病机制。2 型糖尿病在确诊时,患者的胰岛 β 细胞功能往往已显著衰退,病理检查可见大量 β 细胞发生变性甚至坏死。第一时相胰岛素分泌基本丧失,同时由于存在外周的胰岛素抵抗,残存细胞代偿性分泌增加;在这种长期紊乱的代谢环境下,β 细胞发生慢性、渐进性衰竭。但是,目前临床多数 2 型糖尿病患者均未见特异性临床表现,这些患者多数是在体检或者其他疾病的诊治过程中发现血糖升高并确诊糖尿病,因此,从中医角度来说,2 型糖尿病初期往往没有大虚大实的表现,只是机体大环境的功能失调,故其病机可解释为枢机失调,这种枢机失调以新发的 2 型糖尿病、中青年 2 型糖尿病居多。

此种情况或是疾病新发,正气未衰,与邪抗争,胶着于半表半里所致,虽病程迁延三阴病为趋势,但却必经少阳枢机;或是社会、环境、情绪因素造成的气郁、痰郁、水饮等病理产物影响着少阳枢机的开合,造成少阳失枢,胆火内郁所致。少阳病导致糖尿病的理论基础可以概括为以下几点。

 一 禀赋不足,枢机不健

《灵枢·五变》云:"五脏皆柔弱者,善病消瘅。"肾为先天之本,若先天不足,遗传了"糖尿病易感基因",则患病概率明显增大;脾胃为后天之本,如脾胃不足,无力生化气血,则枢机失健,又脾胃为土,五味为甘,升降转输失度,无力枢转体内甘味,积于脉络而为剩糖,发为消渴。

 二 嗜食肥甘,枢机壅遏

《素问·奇病论》说:"此肥美之所发也,此人必数食甘美而多肥也,肥者令人内热,甘者令人中满,故其气上溢,转为消渴。"长期过食肥甘,醇酒厚味,辛辣香燥,损伤脾胃,致脾胃运化失职,积热内蕴,脾不得升清,胃不得通降,枢机壅遏,影响水谷精微分散输布而致壅遏,最终糖脂聚积,发为消渴。

　劳逸失调,枢机失用

劳欲过度,肾精亏损,虚火内生,则火因水竭益烈,水因火烈而益干,终致肾虚肺燥胃热俱现,发为消渴,如《外台秘要·消渴消中》曰:"房室过度,致令肾气虚耗,下焦生热,热则肾燥,肾燥则渴。"古人云:"流水不腐户枢不蠹。"现代脑力劳动者比例增高,久坐少动,运动时间明显不足,长此以往气血不畅,枢机转动减慢,气化及调节作用减弱,致使水谷精微利用下降而成脂膏或痰湿水饮瘀血等有形的病理产物而致病。

　情志失调,枢机郁滞

《临证指南医案·三消》说:"心境愁郁,内火自燃,乃消症大病。"长期过度的精神刺激,如郁怒伤肝,肝气郁结,或劳心竭虑,营谋强思等,致使气机失调,可使枢机郁滞,气血阴阳郁滞不通。足少阳失枢则气机内外出入障碍,阳气内郁而化热;手少阳失枢则决渎障碍,津、液等精微物质运行受阻,不能正常利用,积滞为瘀,发为消渴。

第四章

太阴病与糖尿病

太阴本经生理功能可以简单地概括为脾脏的功能及其所产生的变化，脾主要的生理功能是主运化，统摄血液。脾胃同居中焦，是人体对饮食进行消化、吸收并输布其精微的主要脏器。人出生之后，生命活动的继续和精气血津液的化生和充实，均赖于脾胃运化的水谷精微，故称脾胃为"后天之本"。脾气的运动特点是主升举。脾为太阴湿土，又主运化水液，故喜燥恶湿。脾在体合肌肉而主四肢，在窍为口，其华在唇，在志为思，在液为涎。足太阴脾经与足阳明胃经互相络属于脾与胃，相为表里。脾在五行属土，为阴中之至阴，与长夏之气相通应，而旺于四时。《素问·玉机真藏论》所谓："脾为孤脏，中央土以灌四傍。"脾脏在消渴的发病过程中发挥着关键的作用，太阴本经病变导致糖尿病的产生可以从病因和病机两个方面理解，太阴病导致糖尿病的理论基础可以概括为以下几点。

一 饮食不节，内伤脾胃

在2型糖尿病病情的发展过程中，多种因素可引起内伤脾胃，进而引发太阴病证候。具体而言：过食肥甘厚味、嗜食生冷之品可导致脾阳受损；或在治疗过程中长期使用双胍类、α糖苷酶抑制剂等降糖西药，损伤脾阳；或长期应用胰岛素导致体重增加，进而增加胰岛素抵抗的发生率，致脾虚失运，痰湿内生；或长期、过度应用苦寒、清降之品。这些因素共同作用，最终造成脾阳亏虚，从而发生太阴病。《古今图书医部全录·渴门》注曰："肥甘厚味令人内热，甘味属土，主于留中，津液不能输布于五脏，而独留于脾，脾气上溢，发为口甘，内热不清，转为消渴。"《医学法门·续论》曰："脾气不濡，胃气乃厚之意，为消渴之源，精矣微矣。"说明饮食不节制，过食肥甘厚腻之品，而致脾胃之气虚弱，运化无力，阴虚内热转为消渴。

现代人耗伤阳气的生活方式之一为饮食不节，喜食生冷冰冻食物，多食夜宵,造成脾胃长期负担过重,脾胃阳气受损,失于运化,饮入之水谷不能转化为精微物质,反而转为浊阴之物,浊阴阻塞三焦,"精微"内注于五脏六腑的能力不足,从而出现了血糖(中医学认为属于"精微"之一)水平高的症状。中医学虽无糖尿病胃轻瘫之说,但根据其临床表现将其归于"痞满""呕吐""反胃""腹痛""胃痛""泄泻"等病证范畴,其中又以"痞满"多见。《诸病源候论》记载:"诸痞者,营卫不和,阴阳隔绝,脏腑痞塞而不宣,故谓之痞。"《外台秘要》中有:"病源夫荣卫俱虚,气血不足,停水积饮……气逆而成胃反也……"糖尿病胃轻瘫与痞满的病机也有相似之处,患者久病损伤脾胃,脾胃之气虚弱,则见食少纳呆,脘腹胀满,食后尤甚;胃失和降,胃气上逆则恶心呕吐,呃逆嗳气;脾胃为气血生化之源,脾胃虚弱,气血生化无源则出现体重减轻,神疲乏力等;脾胃功能受损运化失常,则水湿不化湿邪积于中焦,亦可出现厌食、呕吐等症。

 情绪失调,七情内伤

肝失疏泄,木气乘土,则见情志失调、食后饱胀、嗳气、呕吐等症状。《景岳全书•痞满》曰:"痞者,痞塞不开之谓;满者,胀满不行之谓。盖满则近胀,而痞则不必胀也。"认为发生由"脾脆之消渴"到"痞满",主要是由于消渴患者之久病,脾胃之气虚弱,或复因内伤饮食以及情志失调,致脾胃气机升降失常,脾不升清,胃不降浊,出现餐后饱胀、嗳气、恶心、呕吐之虚实夹杂的症状。

 劳逸失度,气血失和

少动多逸是现代人的生活方式特点之一,由于活动量的减少致使气血流动不畅,阳气生化不足,则更易致中气虚馁,水谷无以化,精微不能生,而致使2型糖尿病的病情由三阳证发展为太阴病。总的来说,病机包括以下内容。一为起居失常:睡眠是阳归于阴,阴阳交媾、阳气封藏的过程。若人不顺应天时,该眠时不眠,大量的夜生活,则阳气得不到蓄养与化生而日渐耗损。二是缺少应有的活动:《吕氏春秋》言"流水不腐,户枢不蠹,动也,形气亦然,形不动则精不流,精不流则气郁"。人体适量活动可生气,过度运动则耗气。现代人缺乏人体应有的适当活动,少动多逸则气血流动不畅,阳气无以化生。三是由于劳倦内伤:阳气者,烦劳则张。现代人工作烦劳、思虑过度必使阳损阴耗，导致肾元阴元阳不足。社会压力大，五志过极，情志不调，使人体气机紊乱，易耗损相关脏腑阳气，尤伤脾肾肝之阳气。

太阴病中阳不足，运化失职寒湿内停，升降失常致中焦阳虚寒凝气滞；或因运化失职，寒湿内阻，气机不畅，故见腹满；或因中阳不足，升降失职，浊阴上逆则呕吐，中气下陷，寒湿下渗则见自利；或因脾胃虚弱，受纳腐熟运化功能失职，故食不下。脾升胃降是人体气机升降的枢纽，如果脾胃过劳，这种升降功能就会下降，从而出现脾气不升，胃气不降的情况，阳明不降，就会产生气机的郁滞，进而化热而产生内热，脾失健运，水谷不化，湿气丛生而出现中满。由于内热中满的出现，2型糖尿病患者在太阴病阶段脾阳虚弱、寒湿内盛、痰浊阻滞的情况持续存在。患者一方面存在形体肥胖，腹满少动的情况，进一步加重了2型糖尿病患者胰岛素抵抗的发生；另一方面由于脾阳虚弱，运化失司，谷气下流导致了机体营养物质的亏虚，从而引起发生2型糖尿病周围神经病变及大血管病变。部分患者既存在腹部胀满、畏寒、便溏的表现，又存在舌苔白腻或黄腻、脉沉细滑的脾阳亏虚、内有蕴热的现象；治疗上可通过温中散寒，健脾燥湿之法，使脾运恢复，升降复常，则中满内热自消，胰岛素抵抗改善，病情得到缓解而使血糖下降。

四　脾虚失养，脏体失和

在病机方面，胃主腐熟水谷，脾主运化，为胃行其津液。脾胃受燥热所伤，胃火炽盛，脾阴不足，则口渴多饮，多食易饥，此为病始，一旦脾胃损伤，脾主运化功能障碍，脾气虚不能传输水谷精微，则水谷精微下流注入小便，故小便味甘；水谷精微不能濡养肌肉，故形体消瘦。

消渴日久，一则阴损及阳，阴阳俱虚，其中以脾阳虚及肾阳虚最为多见；二则脾虚气滞，失于统摄，血脉瘀阻，是导致糖尿病多种并发症的主要因素。对脾虚型大鼠的胰腺进行组织化学研究发现，脾虚组胰腺泡细胞的核糖核酸（ribonucleic acid，RNA）、琥珀酸脱氢酶、乳酸脱氢酶、腺苷三磷酸酶、葡萄糖 -6- 磷酸和硫胺素焦磷酸含量和活性均低于对照组，苏木精 - 伊红染色标本中脾虚组胰腺泡细胞中酶原颗粒比对照组减少，说明胰腺泡细胞能量代谢降低。胰腺泡细胞在合成消化酶的过程中，要消耗大量的能量，而能量供应不足，势必影响消化酶的合成，导致消化酶的合成减少。这些研究表明脾虚证时，胰腺外分泌功能减弱可能是导致消化吸收障碍的重要原因之一,此与脾虚证出现一系列消化功能减退和失常有密切关系。

研究发现,太阴病(脾阳虚证)模型大鼠脾脏和胰腺组织结构有明显的病理变化,用具有温阳健脾作用的理中汤干预 12 日后,胰腺组织中胰岛数及岛内细胞数无明显变化,少数空泡状细胞消失,细胞分布均匀,核大小基本相等,无核固缩,胰岛未见毛细血管扩张,与正常组比较,无明显病理改变,说明理中汤干预对太阴病(脾阳虚证)胰腺组织的病理变化有明显改善作用;且实验结束后干预组大鼠脾小梁静脉血管无明显扩张充血,与正常组比较,无明显病理改变,说明理中汤干预对太阴病(脾阳虚证)脾脏组织的病理变化有明显改善作用。

第五章
少阴病与糖尿病

糖尿病晚期，以阴阳两虚证为主，与少阴病病证特点相应。从少阴脏腑辨治糖尿病，其中重要的切入点即为辨主证论治：口渴属五脏虚寒，肾气不化，津液失调，治应温养五脏，鼓动肾气；多尿或小便不利与少阴肾脏相关，治应滋阴益肾、补肾填精；大便溏泄属心之君火失充，小肠主津功能失司，治以温肾阳助心阳；"诸寒收引，皆属于肾""诸痛痒疮，皆属于心""痛者，寒气多也，有寒故痛也"，糖尿病并发症伴有身体诸疼痛亦可从少阴经辨证论治。少阴病导致糖尿病的理论基础可以概括为以下几点。

 一 心肾阳虚，血脉瘀滞

心主血脉，心气、心血的正常运行维持脉道通利，若心气不足，无力化生心血，则血脉运行不利。糖尿病以慢性高血糖和细胞内稳态的改变为特征，最终导致弥漫性血管损伤和多器官功能障碍，糖尿病诸多并发症如糖尿病血管病变、神经病变，均以脉络瘀滞为基本病机。糖尿病常合并高血压，因其相同的发病机制均有血管内皮病变，若因高血糖引起的高血压，其重要机制之一为持续高血糖可与体内结构蛋白和功能蛋白发生非酶促糖基化反应，形成晚期糖基化终末产物（advanced glycation end product，AGE），通过改变细胞内信号转导、诱导炎症反应、增强氧化应激等作用，引起血管内皮细胞功能紊乱，导致血管收缩增强并加重血管动脉粥样硬化。

在糖尿病及其并发症的治疗过程中，证属心肾阳衰，心气不足，血脉瘀滞者，治以温补心阳、益气活血，方选四逆汤、五福饮加减。心阳根于肾阳，肾中所藏精气化生元阳不断滋养君火，使"心主血脉"功能得以正常发挥，气血顺畅则脉络通畅。

君火失充，神明失养

心脉以通畅为本，心神以清明为要。心阳必须与心阴相协调，才能维持心藏神的正常功能，若心阳不足，失于温煦、鼓动，则表现为精神委顿、神志恍惚。

糖尿病脑血管疾病为大血管病变之一，其中有一种临床表现为血管性认知障碍，又称"卒中性痴呆"，以既往卒中病史及认知障碍为诊断要点。研究表明，随着年龄增大，伴有糖尿病的患者其痴呆患病率高于正常人，脑动脉硬化为其根本原因，结合临床表现，糖尿病合并脑血管病变，证属少阴里虚、心阳不足证的患者可通过温补肾阳以助心阳的方式改善症状。

心与小肠相表里，小肠与胃相连，主受盛化物。心火下移温煦小肠，生理状态起温煦作用，病理状态下，若心火旺盛，外加肝火胃火等邪热助之，下移小肠，则表现为便秘、大便坚硬；若心火失充，不能温煦小肠，小肠主津功能受损，尿液化生障碍，水液从后阴而出，临床表现为便溏，此为脏有寒之故也。

 心火独亢，热扰神明

"诸痛痒疮，皆属于心"，其中痛痒皆为使人不舒服且较为敏感即可察觉的症状，反映在临床中与糖尿病神经病变相关。其中以周围神经病变为主要表现者，感觉障碍一般为对称性，多从足趾开始，可从少阴肾经论治；以自主神经病变为主要表现者，多表现为心血管、胃肠、泌尿生殖及体温调节等系统症状。心阴失于肾阴滋养，无力制约心火，神明受扰，出现心率异常、出汗异常等情况，"少阴病，心中烦，不得卧"。治疗糖尿病自主神经病变症见心悸不寐者，可辨证以黄连阿胶汤扶阴散火，交通心肾。因阴虚火炽者，可以滋肾阴、清邪热、安心神之法治疗。

四 禀赋不足，肾精失充

"肾者作强之官，伎巧出焉"，肾主骨生髓，主生长发育与生殖，故肾气充盛则筋骨强健，动作敏捷，精力充沛，生殖功能正常，胎孕得以化生，以先天不足为主因的男性糖尿病患者常伴勃起功能障碍。有文献报道，糖尿病伴勃起功能障碍的主要病因之一为垂体 - 性腺轴功能紊乱，中医辨证属先天禀赋不足，肾精失充，治以填肾精，温肾阳，鼓动肾气。

"肾者作强之官"中"强"亦可理解为骨骼,意为肾主骨,肾精充盛则骨骼发育正常,先天肾精不足糖尿病患者常合并骨质疏松症,西医学认为糖尿病对骨代谢的影响主要是成骨细胞功能减退,骨形成减少与缓慢,骨转化水平降低,骨量减少,致病机制主要为胰岛素缺乏、胰岛素样生长因子(insulin-like growth factor, IGF)减少。因此临床辨证属肾精不足证者可以补肾健脾、益精填髓为法,加减治疗。

三阴为体,三阳为用,体阴用阳,若把三阳病变看作是阳用发生障碍,则三阴病变则危及阴体,因此阴经病变更加引起重视。《素问》所描述的三阴经中太阴为开,使人体阳气由外泄转为闭藏状态,潜藏至一定程度,随着春季的来临,阳气收藏的门户要关闭,关闭作用由厥阴实现,因此称作太阴开,厥阴合,而少阴的作用是枢转开合,这是三阴的关系。少阴枢机作用承接二阴,主导水与火的枢转,有举足轻重的地位,倘若少阴枢机不利,疾病表现即为寒化与热化。

 五 少阴寒化,阳虚水泛

糖尿病肾病的发生多是建立在糖尿病长期血糖控制不理想的情况下,一般病程较久,尤其是糖尿病肾病发展到较晚期时,人体正气不断亏损,邪气乘虚而入,发生水肿、尿浊等不适。少阴火衰者,水液运化与排泄失司,张仲景以真武汤温阳化气行水。根据现代药理学研究,真武汤可降低糖尿病肾病患者血清血管内皮细胞生长因子水平,同时降低尿蛋白排泄率,是其保护肾功能的可能作用机制之一。真武汤温肾利水,可有效改善糖尿病肾病患者泡沫尿、周身浮肿等症状,从少阴寒化论治糖尿病肾病可获得满意的疗效。

六 真阴虚衰,水热互结

少阴真阴虚衰,阴虚可致火盛,邪热与水气互结,亦可导致水气证。张仲景言"少阴病,下利六七日,咳而呕渴,心烦不得眠者,猪苓汤主之",本条文所述猪苓汤证主症为心烦不得眠、小便不利,或见下利、咳、呕、渴等,虽无水肿等,但以方测证,可有水肿之表现。猪苓汤具有清热养阴,利水渗湿之功,可有效改善糖尿病肾病患者口干、烦躁、尿少、浮肿等症状,从少阴热化论治糖尿病肾病可获得满意的疗效。

第六章

厥阴病与糖尿病

糖尿病临床表现以多饮（烦渴）、多食（善饥）、多尿及体重减少（"三多一少"）为特征，早在《黄帝内经》中就把它归属为"消渴"范畴。《伤寒论》厥阴病篇首条云："厥阴之为病，消渴，气上撞心，心中疼热，饥而不欲食，食即吐蛔。下之利不止。"厥阴病条文提纲中所列第一证即是消渴。按照六经辨证考虑，消渴病位可定于厥阴。

需要注意的是阳明病中阳明经证中的临床表现有身大热，大汗出，大渴引饮，脉洪大。消渴泛指以多饮、多食、多尿、形体消瘦，或尿有甜味为特征的疾病。其中消渴应均为肝胃之热耗伤津液所致，本属阳明，为何将消渴定位在厥阴呢？《医学心悟·消渴》中论述："问曰，消渴何以属厥阴热证？答曰，消渴者，热甚能消水也。邪传太阴，则嗌干，未甚渴也；至少阴，则口燥舌干而渴；至厥阴则消渴矣。"也就是说邪在太阴、少阴均仅有渴症，至厥阴则渴与消并见，也就是典型的消渴。著名医家黄元御在《四圣心源·消渴根源》开篇即道："消渴者，足厥阴之病也。"其所指的消渴并非为症状，而是指以消渴为主症的疾病消渴。厥阴肝在六气为风木，在五行属木，少阳胆在六气为相火，在五行属火，木为火之资，木旺则火盛，木得温则藩秀，若木郁风动，则风助火势，生阳火而烁阴津，津虚火实，脏燥无液，因此消渴按六经论治应从厥阴入手。有学者提出"消渴四经传变"规律：首犯阳明，次传太阴，显于厥阴，甚于少阴，其中厥阴之上热下寒证为该病传变的关键环节。厥阴病导致糖尿病的理论基础可以概括为以下几点。

一 风火相煽，故生消渴

《医理真传》是清代名医郑寿全所著，开篇点名"消症生于厥阴"，与张仲景《伤寒论》厥阴病之提纲证"厥阴之为病，消渴……"所述一致。其中卷四《杂问》篇详细阐述了三消症的病位病性、病因病机和治则治法，认为消渴"生于厥阴",包括足厥阴肝和手厥阴心包,从"风火相煽""先天真火浮游"两方面,分上、中、下"三消"及"阳虚阴盛"论其病因病机。

"风火相煽,故生消渴诸症"道明消渴之病因系肝风、心包之火,病机为"风借火势,火借风威,潡上潡下",即心包之火夹肝风作乱于上、中、下三部。郑寿全认为上消为病,乃心包之火夹肝风上刑于肺,火为金之所胜,木为金之所不胜,火旺而金为之所刑,木亢而金为之所侮,使肺金热且竭其"水之上源",故出现口渴而多饮。中消为病,乃心包之火夹肝风而刑于胃,土为火之子,心包之火燔灼中焦戊土,母病及子也,使阳明胃腑热盛,胃中风火相煽,故出现多食而易饥,灼伤津液,同经大肠腑因失于润养而燥结不通。下消为病,乃心包之火夹肝风而搅动海水,肾为水脏,主司二便,心包之火夹肝风直趋与下,耗伤肾阴,使其封藏失司,故出现"饮一溲二"。

 ## 二　真火沸腾,病之根本

消渴之病机乃阴虚为本、燥热为标。对于"虚火"的理解,亦大多认为是肾中元阴匮乏,无以敛阳而致阳亢于上,即所谓"水浅龙不潜",故出现阴虚阳亢或者虚火上炎之证。郑寿全却另辟蹊径,认为坎为水,属于阴,亦为血,寓藏真阳,而真阳即为"坎中之一阳",在生理上称为"相火""命门火""龙雷火""无根火""阴火""虚火"。金生水,故其本乃先天之金所化生,落于二阴而化为水且立水之极,以水为家、为性,安其在下之位且俯首于下,"是阳为阴根也",促进阴阳之互生与转化,阐明了"相火以位"的根源及其生理特性。据此,郑寿全认为虚火上炎的本质为"水盛(水即阴也)",又有"水盛一分,龙亦盛一分,水高一尺,龙亦高一尺(龙即火也)",认为龙是因为水盛而上游,非龙不潜于水而反其常。因此,提出"凡阳虚之人,阴气自然必盛",佐证了《黄帝内经》"阴盛则阳病"之说。此等真阳不在其位者,称之为"元气不纳""元阳外越""真火沸腾""气不归源""孤阳上浮""虚火上冲"。

 ## 三　气血失和,厥阴逆乱

气和血都是构成人体和维持人体生命活动的最基本物质,气是具有很强活力的精微物质,气具有推动、温养、防固气化作用;血是人体内极富营养作用的红色液态物质。简而言之,其关系为血蓄气,气行血,共同维持人体的生理活动。

从中医角度来讲，气血正常流行是维持人体生命基本运动的重要因素，气血离合周行之乖是人体重要的病理表现之一。人体某处气血异常，会导致整体气血运行发生变化，从而在面、舌、脉等各方面表现异常，医者能否正确认识和治疗这种气血的异常，某种程度上决定了其治疗有无效果及疗效明显与否。

有学者提出"脏腑不过气血所养所成"，即所谓脏腑功能实际是气血功能，"气血表里输布乖戾、虚实见而寒热之象随之"，指的就是人身所病即是气血病。据此，消渴之病机也可以归结为人体全身气血运行不畅。认识人身疾病要从病位、病性、病态着眼，即是辨别表里、虚实、寒热因而辨别厥阴病，也就是辨气血的表里输布。辨气血在人身的离合聚散，不是脱离《伤寒论》而自造的理论，而是基于对原文反复强调的"津液和""胃气和"的理解。

四 厥阴体质，郁而消渴

中医体质学说作为中医"治未病"理论的重要组成部分，近年来已逐渐被人们所重视。早在《黄帝内经》中就有体质的论述，"盖有太阴之人，少阴之人，太阳之人，少阳之人，阴阳和平之人。凡五人者，其态不同，其筋骨气血各不等"。《伤寒论》第 7 条"病有发热恶寒者，发于阳也；无热恶寒者，发于阴也。发于阳，七日愈；发于阴，六日愈。以阳数七，阴数六故也"，其中"发于阴""发于阳"的含义后世医家争论颇大，但多数医家都承认体质是人体在同样的致病因素作用下是否发病，及发病后证候如何演变的重要影响因素。厥阴体质患者平素性急易怒，气郁化火，耗伤肝肾之阴，在体质和疾病的共同作用下，容易出现阴虚于内、阳亢于外的证候。而阳明体质患者平素胃肠功能亢盛、饮食不节，容易导致胃肠结热，在体质和疾病的共同作用下，常出现壮火食气、热伤阴液的证候。

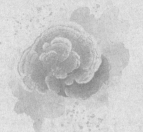

各

论

第一章
太阳病与糖尿病

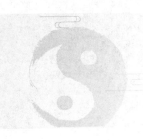

第一节 太阳病概述

一 太阳的定义

从字面意义来看，太与大同义，大之极也。阳，扬也，气发扬于外。阳气充满体表，温煦肌肤，固护腠理，《黄帝内经》曰："阳者卫外而为固也。"人体以体表面积为最大，所以肌表之阳称为太阳。在《黄帝内经》称为巨阳。从经络关系来看，太阳包括足太阳膀胱、手太阳小肠经两腑，且与足少阴肾、手少阴心为表里。从《伤寒论》六经病欲解时图可以看出，主上半年春夏阳仪系统的三经是太阳、少阳、厥阴，经言：太阳之气，寒气主之；少阳之上，相火主之；厥阴之上，风气主之。

二 太阳病的定义

太阳病为《伤寒论》六经病之一，是太阳所主肤表与经络感受外邪，正邪交争于体表，如皮毛、腠理、肌肉等部位，营卫功能失调而发生的疾病，分太阳伤寒、太阳中风、太阳温病三大类。因病变主在太阳，故称"太阳病"；又因脉症见于肤表，故亦称"太阳表证"。

太阳病具有如下性质：①属阳证，因病在阳经，有发热表现。如原文第七条："发热恶寒者，发于阳也……"太阳病发生于卫表部位，是卫阳受邪。②属表证，病邪侵犯在表，邪正相争在表，临床可见一派表证。从太阳病性质来看，《伤寒论》有关太阳病的主要论述是足太阳膀胱所主的肤表病变。

三 太阳病发生的原因

太阳病一般为外感病的初期阶段，主要是由于外邪侵入。就病性而言，则有实有虚。外邪侵袭太阳肤表,直中太阳经络,正邪交争,营卫失调,经输不利而致太阳病的发生。

 太阳病的证候分类

由于感邪性质的不同、体质强弱的差异,所以太阳发病分为三种类型:①太阳中风证,以发热汗出、脉象缓弱为特点。②太阳伤寒证,以身病无汗、脉象紧实为特点。③太阳温病,以发热而渴、不恶寒为特点。因《伤寒论》详于寒而略于温,故以太阳中风与伤寒证为重点。另外,还有太阳病轻证。太阳温病,在此并不论述。从病邪传入部位的不同,太阳病分为经证和腑证。经病包含太阳中风和太阳伤寒;腑病包含太阳蓄水证和太阳蓄血证。

 太阳病发生的病机

太阳经证:其人营卫不和,卫失固外开合之权,肌表疏泄者为中风,即伤风;其人卫阳被遏,营卫郁滞不通,肌表致密者为伤寒。

太阳腑证:邪气内入膀胱,影响膀胱气化功能失调,以致气结水停,小便不利,为蓄水证;热结下焦,瘀血不行,以致硬满如狂,小便自利为蓄血证。

 太阳病的临床表现

《伤寒论》曰:"太阳之为病,脉浮,头项强痛而恶寒。""太阳病,发热,汗出,恶风,脉缓者,名为中风。"太阳病,或已发热,或未发热,必恶寒,体痛,脉阴阳俱紧者,名为伤寒。总的来说,太阳病常出现恶寒发热、头痛项强、脉浮等反映太阳肤表、经络、气化方面病变的脉症。经证为邪在肌表的病变,主要的临床表现如上所述;腑证是太阳经邪不解而内传于膀胱所引起的病变,太阳蓄水证表现为小便不利、小腹胀满急迫、微发热、汗出、口渴,或水入即吐。苔薄,脉浮数;太阳蓄血证表现为少腹急结、硬满疼痛而拒按、神情烦躁、萎靡,或神志狂乱,月经中断、小便自利、形体消瘦、肌肤甲错、脉沉涩或沉结,或表证未解,身体发黄。

 太阳病的治疗

根据《黄帝内经》"其在皮者,汗而发之"的治疗原则,太阳病当治以"汗"法。其中太阳中风证,宜调和营卫,解肌祛风,方药以桂枝汤为主;太阳伤寒证,宜辛温发汗,祛风散寒,方药以麻黄汤为主;太阳轻证,宜辛温小发其汗。若有兼证,则灵活参用其他治法。太阳蓄水证宜化气行水,兼以解表,方用五苓散;太阳蓄水证,宜活血化瘀,通下瘀热,方用桃核承气汤。

太阳病兼证治法:兼气逆而喘,用桂枝汤加厚朴、杏仁治之;兼项背强几几,虚证用桂枝加葛根汤;实证用葛根汤;兼热郁于内,虚证用桂枝二越婢一汤;实证用大青龙汤;兼水饮,治宜小青龙汤。

第二节 ｜ 太阳膀胱的理论基础

 一　太阳膀胱的生理基础

膀胱系是以足太阳经脉、经表、筋膜、体窍及其内属的膀胱为核心的气化系统。

膀胱的性能:《素问·灵兰秘典论》对十二脏腑的功能特点分别进行了论述,其中对膀胱的论述为"膀胱者,州都之官,津液藏焉,气化则能出矣"。《灵枢·本输》也说"膀胱者,津液之腑也",认为膀胱是一个可以贮存津液,与津液关系密切的脏腑。人体的津液通过肺通调水道、脾主运化和肾的气化等作用,布散全身,发挥其滋养机体的作用。一部分浊液经肾的蒸化作用,升清降浊,清者回流体内,重者参与水液代谢,浊者下输于膀胱,变成尿液,由膀胱储存;尿液的排泄,需要膀胱和肾的蒸腾气化和固摄作用来调节。

 二　太阳膀胱的病理基础

膀胱的贮尿和排尿功能,依赖于肾气与膀胱之气的协调,肾气蒸化,激发尿液的生成并控制其排泄;膀胱之气通降,推动膀胱收缩而排尿。若肾气和膀胱之气的激发和固摄作用失常,膀胱开合失权,既可出现小便不利或癃闭,又可出现尿频、尿急、小便失禁等临床表现。

糖尿病神经源性膀胱是糖尿病自主神经病变的一种临床表现,开始尿流变弱,尿频点滴而下,继而闭塞不通,属中医淋证、癃闭范畴。其病机为消渴日久,肾阴亏损,病久"无阴则阳无以化"致阴损及阳,肾阳虚不能化气行水,膀胱气化无权,而出现尿频量少,甚至癃闭不通,故而膀胱功能直接影响糖尿病神经源性膀胱的发生发展。

| 第三节 | 太阳小肠的理论基础

 一 太阳小肠的生理基础

小肠系是以手太阳经脉、经表、筋膜、体窍及其内属的小肠为核心的气化系统。

《黄帝内经》中指出小肠的主要功能是主受盛和化物，《素问·灵兰秘典论》曰："小肠者，受盛之官，化物出焉。"小肠的受盛功能主要表现在小肠接受经胃初步消化的饮食食物，这些食物在小肠内必须有相当时间的停留，以利于进一步消化吸收。小肠的化物功能主要表现将水谷转换为精微物质，经脾运化传输，以营养全身，如《类经·脏象类》中就有相关描述："小肠居胃之下，受盛胃中水谷而分清浊，水液由此而渗入前，糟粕由此而归于后，脾气化而上升，小肠化而下降，故曰化物出焉。"

 二 太阳小肠的病理基础

小肠在饮食消化吸收中的作用非常重要，生理功能正常，则饮食物得以充分地消化吸收，清浊各走其道；在病理上，若小肠的受盛功能失常，则可见腹部胀闷疼痛，如化物功能失常，可致消化吸收障碍，出现消化不良、腹泻便溏，甚或完谷不化等；泌别清浊病理功能异常，则引起消化吸收功能失常，可出现腹胀、腹痛、消化不良，还可导致二便排泄的异常。

中医早在古代就已经认识到肠道与五脏关系密切，且肠道功能的紊乱亦可导致许多疾病的发生。现在越来越多的研究证实了古人的观点，认识到了疾病与肠道菌群密切联系。肠道菌群紊乱不仅与肠道疾病有关，与很多代谢性疾病以及免疫性疾病也有密切的关系，如心血管病、肥胖、糖尿病、高血压，甚至类风湿关节炎。尤其在糖尿病领域，相关研究越来越多。早在《黄帝内经》时期，我国就有"二阳结谓之消"的论述，认识到消渴与肠道的密切联系。近年来，随着研究的不断深入，肠道菌群紊乱导致 2 型糖尿病的发生机制不断得到阐释，总结起来主要有三个方面：内毒素机制、短链脂肪酸机制及胆汁酸机制。

肠道菌群紊乱很有可能是众多疾病和证候形成的重要环节，但绝不是唯一环节。例如2型糖尿病,胰岛素抵抗才是其发病的核心病机,肠道菌群紊乱最终还是因为导致了胰岛素抵抗,进而对糖尿病的发生发展产生影响。

第四节 方证与糖尿病

 一 桂枝汤证与糖尿病

(一) 方证研究

【原文记载】

1. 太阳病,发热,汗出,恶风,脉缓者,名为中风。(《伤寒论·辨太阳病脉证并治》)

2. 太阳中风,阳浮而阴弱,阳浮者热自发,阴弱者汗自出,啬啬恶寒,淅淅恶风,翕翕发热,鼻鸣干呕者,桂枝汤主之。(《伤寒论·辨太阳病脉证并治》)

3. 太阳病,头痛,发热,汗出,恶风,桂枝汤主之。(《伤寒论·辨太阳病脉证并治》)

4. 病常自汗出者,此为荣气和。荣气和者,外不谐,以卫气不共荣气谐和故尔。以荣行脉中,卫行脉外,复发其汗,荣卫和则愈,宜桂枝汤。(《伤寒论·辨太阳病脉证并治》)

【组成】

桂枝三两(去皮)、芍药三两、甘草二两(炙)、生姜三两(切)、大枣十二枚(擘)。

【功效和主治】

功效:解肌祛风,调和营卫。

主治:外感风寒表虚证,营卫失和证。证见外感风寒,发热恶风,头痛项强,身痛有汗,鼻鸣干呕,苔白不渴,脉浮缓或浮弱。

徐彬云:"桂枝汤,外证得之,为解肌和营卫,内证得之,为化气和阴阳。"柯韵伯指出:"此为仲景群方之魁,乃滋阴和阳,调和营卫,解肌发汗之总方也。凡头痛发热恶风恶寒,其脉浮而弱,汗自出者,不拘何经,不论中风、伤寒、杂病,咸得用此发汗。若妄汗妄下而表不解者,仍当用此解肌。如所云头痛、发热、恶寒、恶风、鼻鸣干呕等病,但见一症便是,不必悉具，惟以脉弱自汗为主耳……愚常以此汤治自汗、盗汗、虚疟、虚痢，随手而愈。"刘渡舟认为桂枝汤在外能够调和营卫，在内能调和气血、调和脾胃，归根到底是能调和阴阳。

【辨证要点】

以发热、汗出、恶风、头痛为辨证要点。

《伤寒来苏集》中认为"此条（即 13 条）是桂枝汤主证，辨证为主，合此证便用此方汤，不必问其伤寒、中风杂病也……四症中头痛是太阳本证，头痛发热恶风与麻黄证同，本方重在汗出，汗不出者，便非桂枝证"。

【制方详解】

原文关于桂枝汤证的病因病机的论述主要有"阳浮而阴弱"，即卫强营弱、卫气不共营气谐和即营卫失调。生理上，卫为阳，行于脉外，有温分肉，肥腠理，司开合的功能；营为阴，行于脉中，有生血化津，营养五脏六腑、四肢百骸的作用。二者相互为用，营卫调和，保持生理上的动态平衡，则为无病。病理上，"卫强"是卫气与风寒之邪相争于表，出现以发热、恶风为主要症状；而"营弱"，是指卫气不能固护于外，致使营阴不能内守，出现汗出、脉缓等症状。根据方证分析，桂枝汤证还可伴有经气不利、肺失宣降的病机。足太阳膀胱经上额，交颠，从颠入络脑，还出别下项，夹脊抵腰中，头、项、背为太阳经所过之处，"伤于风者，上先受之"，太阳经受邪，经气不利，很容易出现头痛，严重者甚至可连及项背。而肺失宣降，进一步影响胃气肃降，则可出现 12 条中"鼻鸣干呕"症。

桂枝辛甘温，解肌祛风发散卫分邪气，温通卫阳，助阳解表。芍药酸苦微寒，养血敛阴和营，与桂枝相配一散一收，发汗之中寓敛汗之意，共同调和营卫。生姜辛温发散，助桂枝解除表邪；大枣甘平，补益中气的同时助芍药益阴和营；如《伤寒明理论》中所言："姜枣之用，专行脾之津液，而和营卫者也。"炙甘草甘平，既可调和诸药，又能合桂枝、生姜、大枣辛甘化阳，合芍药、大枣酸甘化阴。五药共奏解肌祛风、调和营卫、滋阴和阳之效。

【桂枝汤方证与糖尿病的联系】

桂枝汤虽非为糖尿病专设，但是根据方证对应，有是证用是方的思想，当糖尿病患者出现营卫不和的病机，或临床表现符合桂枝汤证时，该方便可事半功倍：①糖尿病患者合并外感，特别是风寒型感冒，患者伴有汗出症者可用该方；或夏季汗出大风或空调温度过低，风寒侵袭的夏季感冒也可用该方；②糖尿病泌汗异常，临床表现为时自汗出，周身汗出或以头部胸部汗出为主，或仅头汗出，兼见肢体酸楚或身体微热，舌质淡、苔薄白、脉浮缓，可用桂枝汤调和营卫，自汗严重时，可酌加煅龙骨、煅牡蛎、麻黄根、浮小麦；③糖尿病心脏自主神经病变，在消渴的过程中热毒、瘀血等病理产物损伤心阴心阳，进一步导致营卫失和，血脉不能正常运行，出现消渴心病时，如《难经》所言"损其心者，调其营卫"，治疗上可用桂枝汤调和营卫。有学者通过对糖尿病心脏自主神经病变患者进行临床随机对照试验发现，桂枝汤加减不仅能显著改善糖尿病心脏自主神经病变患者的临床症状，还能改善炎症状态，纠正心脏自主神经失衡；④糖尿病合并胃肠功能紊乱，临床患者以脘腹不适或疼痛时作，纳呆，舌质淡，苔白，脉弱为主要表现时，也可应用桂枝汤调和脾胃。

（二）现代药理学研究

1. 抗病毒、抗菌 体外试验证明，桂枝汤水煎剂对金黄色葡萄球菌、甲型溶血性链球菌、枯草杆菌、变形杆菌和铜绿假单胞菌均有一定的抑制作用，且比较了桂枝汤中各药物发挥抑菌作用的强弱，以甘草最为明显。此外桂枝汤水提液可不同程度地抑制对呼吸道合胞病毒、I型单纯疱疹病毒、Ⅱ型单纯疱疹病毒等。

2. 解热、镇痛、抗炎 桂枝汤煎剂对角叉菜胶性足肿胀、二甲苯所致的皮肤毛细血管通透性增加均有明显的抑制作用，组方分析显示，全方合煎抗炎作用最强，方中桂枝是抗炎的主要药物。动物实验还表明桂枝汤灌服对白细胞介素、干扰素等所致的动物实验性发热有明显的解热作用。桂枝汤能使小鼠的自主活动减少，并能增强戊巴比妥钠对中枢的抑制作用；热板法和醋酸扭体法实验表明，桂枝汤能延长痛反应时间和减少扭体次数，明显提高痛阈值，且有明显的量效关系。

3. 调节体温 桂枝汤对体温调节具有双向作用，既可以降低体温，又能够升高体温。相关研究表明桂枝汤调节体温的机制与中枢发热介质前列腺素E2（prostaglandin E2，PGE2）及其相关因子、中枢发热介质环腺苷酸（cyclic adenosine monophosphate，cAMP）及其相关因子、下丘脑组织蛋白质的表达及修饰有关。

4. 调节汗腺 通过采用动物后肢足跖部汗点着色试验，发现桂枝汤对正常大鼠有显著发汗作用；对汗腺分泌进行性受抑的流行性感冒病毒感染小鼠，有促进发汗、并使之趋向正常；对阿托品所致汗腺分泌抑制的造型大鼠，也能提高汗腺的分泌；对复方氨林巴比妥注射液诱发汗腺分泌亢进的造型大鼠，能降低其发汗，使之恢复到正常水平。

5. 调节胃肠运动 桂枝汤能抑制实验小鼠新斯的明引起的肠蠕动亢进，又能兴奋由肾上腺素引起的肠蠕动减慢，使异常活动的肠蠕动恢复正常，表明桂枝汤对胃肠运动亦有双向调节作用，但对正常动物的胃肠运动无明显影响。进一步的研究发现，桂枝汤能降低新斯的明性肠蠕动亢进大鼠下丘脑、血液、胃窦、十二指肠和空肠中胃泌素、胃动素、P物质含量的升高程度，使生长抑素、血管活性肠肽含水量降低；相反，也可使阿托品性胃肠功能受抑大鼠的胃泌素、胃动素、P物质水平升高，生长抑素、血管活性肠肽水平降低，使之恢复正常。

6. 改善心功能，调节心脏自主神经 桂枝汤可降低高脂心肌缺血大鼠血清中CRP的含量，升高一氧化氮（nitric oxide，NO）水平；升高血浆和心肌组织超氧化物歧化酶（superoxide dismutase，SOD）水平、降低丙二醛（Malondialdehyde，MDA）水平，还可降低高脂心肌缺血大鼠心肌组织肿瘤坏死因子-α（tumor necrosis factor-α，TNF-α）表达程度，桂枝汤可能对高脂心肌缺血大鼠炎症及氧化应激反应具有抑制作用，从而保护心血管。丁炜等研究发现，桂枝汤能增加家兔心肌血流量，直接兴奋心脏，增加心肌功能。此外，研究还证实桂枝汤对糖尿病大鼠右心房自主神经重构起调节作用，能够抑制交感神经的异常重构，促进心脏迷走神经恢复，保护自主神经平衡。

（三）案例

王某，男，63岁。2016年5月10日就诊。患者3年前体检时发现血糖升高，空腹血糖为8.4mmol/L，餐后血糖为13.6mmol/L，诊断为"2型糖尿病"，于当地医院住院治疗，出院后用药为二甲双胍0.85g口服（p.o.）1日2次（b.i.d.）治疗至今。4月前无明显诱因出现时时汗出，常因饮食或紧张加重，且上半身汗出异常，下半身少汗或无汗，伴眠差易醒，舌黯苔薄白，脉沉细。查空腹血糖为5.7mmol/L，餐后血糖为6.9mmol/L，糖化血红蛋白5.6%。西医诊断：2型糖尿病，糖尿病泌汗功能异常。中医诊断：消渴，消渴病汗证（营卫不和、瘀血阻络证）。中医治疗以调和营卫、活血化瘀为法。处方：桂枝汤加减。药用：桂枝15g、白芍30g、生牡蛎10g、生龙骨10g、酸枣仁10g、当归6g、桃仁6g、生姜3片、大枣6枚(掰开)、甘草9g。14剂,水煎服,日1剂,早晚温服。嘱停服二甲双胍。

2016年6月1日复诊,诸症皆消。嘱停汤药,以中医生活方式调理善后。随访至今未复发。

按语:营卫者,"阴阳相随,外内相贯",营卫失和,不相贯通,营独行,卫不固,则汗出多,卫独行,肌表闭,则无汗出。故以调和营卫之代表方桂枝汤加减。桂枝解肌发表,白芍酸敛和营,且白芍用量大于桂枝,意在敛阴止汗。营不外泄,卫不独行,则汗多者减少,无汗者汗出。生姜、大枣助桂枝、芍药以和营卫,甘草调药和中。桂枝汤加龙骨、牡蛎重镇固涩、潜阳入阴;加酸枣仁养心安神;加当归、桃仁活血化瘀通络。

 二　桂枝加附子汤证与糖尿病

(一) 方证研究

【原文记载】

1. 太阳病,发汗,遂漏不止,其人恶风,小便难,四肢微急,难以屈伸者,桂枝加附子汤主之。(《伤寒论·辨太阳病脉证并治》)

2. 太阳病,下之后,脉促,胸满者,桂枝去芍药汤主之。(《伤寒论·辨太阳病脉证并治》)

3. 若微寒者,桂枝去芍药加附子汤主之。(《伤寒论·辨太阳病脉证并治》)

【组成】

桂枝三两(去皮)、甘草二两(炙)、生姜三两(切)、大枣十二枚(擘)、附子一枚(炮,去皮,破八片)。

【功效和主治】

功效:解肌祛风,调和营卫,扶阳益阴固表。

主治:胸阳不振,肾阳虚损。

【辨证要点】

桂枝去芍药加附子汤辨证要点:胸满、脉微、恶寒。

桂枝加附子汤辨证要点:汗出不止、恶风。有学者收集桂枝加附子汤临床医案119例,对症状进行了统计,发现出现频次前五位的症状依次为:汗出、恶风寒、肢体凉冷、神疲体倦、面色不华。其中汗出、恶风寒的频率最高。

胸为阳位似天空，胸是心肺之宫城，营卫的开发皆从胸中而来，太阳之表和胸邻近，邪气入里首先侵袭胸，太阳病误用下法后出现的胸满，提示邪气已到胸中，但临床上胸满并非都因误下所致。脉促，提示人体正气仍能奋起抗邪，正邪相争，阳气欲求向上向外伸展之势，说明心阳受损不重。"微寒"注家多认为是脉微、恶寒两个症状，说明除了胸阳不振外，阳气已经虚衰，但不言畏寒肢冷单言微寒者，说明阳损程度较轻，但已暴露心肾阳虚之端倪，与桂枝去芍药汤相比，桂枝去芍药加附子汤阳气受损程度更重。肾阳虚损，无力鼓动气血，故见脉微；肾阳虚而表阳不足，温煦失司则恶寒。

【制方详解】

"阳加于阴谓之汗"，汗生于阴而出于阳，太阳病桂枝汤证汗出恶风，采用和调营卫之法，助以热粥，使之微汗，若误服发汗之药，汗出过多，不仅伤津液，亦损卫阳。卫阳不固则肌肤腠理毛孔大开，汗漏不止而恶风。过汗伤阳又耗阴，"膀胱者，州都之官，津液藏焉"，汗出则津液不足则小便短少。且"四肢者，诸阳之本也"，"阳气者，精则养神，柔则养筋"，阳气虚和津液耗伤均会导致经脉失濡，四肢拘挛，难以伸屈。

桂枝去芍药汤，取辛甘发散，通阳解表之义。芍药为酸苦阴柔之品，恐敛邪而不散，有碍胸满，且会妨碍桂枝等辛甘之品宣发，故撤而不用，"所以去芍药者，乃躲阴以救阳也"，张仲景用药，胸为阳，凡胸阳不利出现胸满，都去芍药。只取桂枝、甘草辛甘化阳，温振心阳；桂枝配生姜宣阳解表，生姜、大枣调和营卫。加附子温经扶阳，《伤寒论浅注》"若脉不见促而见微，身复恶寒者，为阳虚已极……恐姜、桂之力微，必助之附子而后可"，桂枝去芍药汤为通阳剂，桂枝去芍药加附子汤则为复阳剂。

方用桂枝汤解肌散邪，调和营卫，加附子复阳固表。《伤寒缵论》云："用桂枝汤者，和在表之营卫，加附子者，壮在表之元阳。本非阳虚，是不用四逆也。"卫阳根植于肾阳，所以加附子温肾固卫。《绛雪园古方选注》曰："桂枝加附子，治外亡阳而内脱液。熟附子虽能补阳，终属燥液，四肢难以屈伸，其为液燥，骨属不利矣。仲景以桂枝汤轻扬力薄，必藉附子刚烈之性直走内外，急急温经复阳，使汗不外泄，正以救液也。"本证虽为阴阳两伤，但因本证重点在阳虚不固，阴伤源于阳虚汗泄，且有形之阴液不能速生，无形之阳气所当急固，故方中助阳固表之力较强，扶阳固表，则汗止阴复。

【桂枝加附子汤方证与糖尿病的联系】

消渴的基本病机是阴虚为本，燥热为标，然久病阴损及阳，阴阳俱虚，阳虚卫外失固，腠理失司而汗出不止，此时可见糖尿病伴见多汗。若阴损及阳，胸阳不振，可出现胸满、脉微、恶寒等心肾阳虚证，见于糖尿病合并冠状动脉粥样硬化性心脏病、心绞痛等病症。

（二）现代药理学研究

目前缺少关于桂枝加附子汤全方的药理学研究，可参考后文桂枝汤和附子的药理学研究内容。

（三）案例

白某，男，60岁。2019年8月7日初诊，有2型糖尿病病史10余年。患者因劳累，住潮湿房屋发生恶寒、汗出恶风，全身酸痛，动则气短汗出，口渴不欲多饮，经20余天治疗服治感冒西药、中药汤剂10余剂不效，病情有增无减。时值三伏，患者身着上衣两件，皮背心一件，出户时还要增加衣着始觉舒适。刻下症：汗出如珠，肤冷透骨，气短懒言，疲乏欲卧，舌淡，苔薄白，脉缓滑重按无力。证属：寒湿伤表，阳气被遏。治以解表散寒，温阳益气。方用桂枝加附子汤加减，药用：桂枝18g，白芍12g，附子、红参、白术、生姜各10g，炙甘草6g，大枣7枚，3剂水煎服，日1剂，分2次温服，药后进热粥温服，避风。

8月11日二诊：患者自述服药后症状明显缓解，就诊时只穿两件上衣，脉证如前，守方加炙黄芪15g、五味子6g，再进3剂。

按语：患者阳气受损不能温煦固摄则汗出恶风，寒湿留滞肌表，四肢拘急，全身酸痛，气随津脱则气短懒言。桂枝加附子汤为太阳病治疗不当损伤表阳，津液不固而设。此例虽发病在三伏盛夏，然病因、症状、病机与太阳表阳受损相似。用桂枝加附子汤扶阳固表，不滋阴养液，乃阳病而阴不固守，复其阳津自不再损，不同于温病阴液耗损阳无化生之源，是阴病及阳，复其阴而阳自生。

 三 麻黄汤证与糖尿病

（一）方证研究

【原文记载】

1. 太阳病，或已发热，或未发热，必恶寒，体痛，呕逆，脉阴阳俱紧者，

名伤寒。(《伤寒论·辨太阳病脉证并治》)

2. 太阳病,头痛发热,身疼,腰痛,骨节疼痛,恶风,无汗而喘者,麻黄汤主之。(《伤寒论·辨太阳病脉证并治》)

3. 太阳病,脉浮紧,无汗,发热,身疼痛,八九日不解,表证仍在,此当发其汗。服药已微除,其人发烦,目瞑,剧者必衄,衄乃解。所以然者,阳气重故也,麻黄汤主之。(《伤寒论·辨太阳病脉证并治》)

4. 脉浮者,病在表,可发汗,宜麻黄汤。(《伤寒论·辨太阳病脉证并治》)

5. 脉浮而数者,可发汗,宜麻黄汤。(《伤寒论·辨太阳病脉证并治》)

【组成】

麻黄三两(去节)、桂枝二两(去皮)、甘草一两(炙)、杏仁七十个(去皮尖)。

【功效和主治】

功效:发汗解表,宣肺平喘。

主治:外感风寒表实,卫闭营郁证。

【辨证要点】

头痛、发热、身疼、腰痛、骨节疼痛、恶风、无汗、气喘八个症状是典型的伤寒病表现,也被称为"麻黄八症"。可分为三类:一是卫闭营郁,表现为恶寒发热、无汗;二是太阳经气不利,表现为诸身疼痛;三是肺失宣降,表现为气喘。

太阳主一身之表,为卫阳生理功能活动之区域。生理状态下,肺气宣散卫气以皮毛,以温分肉,充皮毛,肥腠理,司开合。病理状态下,寒邪其性凝滞收引而主痛,太阳受邪,卫气因邪而闭,营气因邪而郁。卫阳郁闭,不得宣泄则发热,寒为阴邪易伤阳气,卫阳受损,温煦肌肤功能失司则见恶寒。寒邪侵袭经脉,经气不利,脉气不和,足太阳经(循行上至颠顶下连腰足)经脉凝滞,阳气不伸,故一身尽痛(身疼腰痛,骨节疼痛),《注解伤寒论》曰:"寒则伤荣,头痛、身疼、腰痛,以至牵连骨节疼痛者,太阳经荣血不利也。"皮毛腠理收引闭塞则肌肤无汗;肺主皮毛,寒邪袭表,肺失宣降则咳喘上逆。

【制方详解】

太阳为开,以麻黄汤开之,柯韵伯曰:"此为开表逐邪,发汗之峻剂也。"《医宗金鉴》称其为"仲景开表逐邪发汗第一峻药"。中医认为人本一体,表里同气,表气闭塞则里气逆乱,表气通则里气和。麻黄汤证虽为解表而设,但亦有双向调节效能,通过调理整体气机而治疗局部疾病。汗法之奥妙,并不单在一个"汗"字,更在通利九窍,宣通脏腑之气。所以除了外感病外,内伤疾病也可应用麻黄汤。

麻黄苦温,开腠理,散风寒,解表发汗,《长沙药解》载:"麻黄发表出汗,其力甚大,冬月伤寒,皮毛闭塞,非此不能透发。一切水湿痰饮,淫溢于经络关节之内,得之霍然汗散,宿病立失,但走泄真气,不宜虚家。"又入肺家行气分,专疏肺郁,宣肺平喘为君。桂枝辛甘温,善行肌腠,透达营卫,既助麻黄发汗解表,又通经脉之凝而散寒为臣。杏仁苦温,宣肺降气,助麻黄宣肺平喘为佐;炙甘草甘平,一则可缓麻黄、桂枝之性,防止过汗伤正,二则调和诸药,其中麻黄、桂枝、甘草用药剂量比例为3:2:1。如《长沙药解》载:"甘草保其中气,桂枝发其营郁,麻黄泄其卫闭,杏仁利其肺气,降逆而止喘也。"四药合用,可使表寒散,营卫通,肺气宣。

【麻黄汤方证与糖尿病的联系】

麻黄汤虽为外感风寒表实证所创立,但随着对该方研究的深入,目前麻黄汤已广泛运用于内外妇儿各科,具有显著疗效。针对糖尿病患者,只要抓住了该方风寒外束、卫闭营郁、肺气郁闭、宣降失司的病机,亦可灵活应用,充分体现中医"异病同治"的思想。麻黄汤在糖尿病患者中运用情况如下:①糖尿病患者合并呼吸系统疾病,如急性呼吸系统感染、急性支气管炎、支气管哮喘等,以恶寒发热、无汗、气喘等外感风寒表实证为主要临床表现时,急则治其标,可服用麻黄汤祛风散寒解表,宣肺平喘。②糖尿病合并周围神经病变,如出现不同程度的疼痛、麻木及感觉异常,符合麻黄汤证病机者可用该方治疗。有研究者观察用麻黄汤加减治疗周围神经病(其中51例患者为糖尿病周围神经病),发现用药3周后,麻黄汤组的临床总有效率为68.75%,疗效远高于对照组。③糖尿病患者合并有外科疾病,如腰痛、肩周炎、荨麻疹属于卫阳被遏,营阴郁滞,以无汗、脉浮紧为特点的病证时也可以参考麻黄汤应用,此时唯有用辛温之剂才能使气血趋向于外,汗出而表解,恢复机体一气周流。

(二)现代药理学研究

1. 解热发汗 由耳静脉注射麻黄汤药液,观察麻黄汤对发热家兔肛温的影响,结果提示给药后30min,降低升高温度的63.8%,到120min时温度下降最明显。在观察麻黄汤对小鼠正常体温影响的研究中也发现麻黄汤可降低小鼠体温，且作用迅速，30min可达到最高值。此外刘国清等通过观察灌服麻黄汤及腹腔注射硫酸阿托品注射液后大鼠腋窝部皮肤汗腺组织形态，研究麻黄汤的发汗作用机制与受体的关系，结果显示麻黄汤具有发汗作用，且发汗作用与激动受体有关。进一步研究显示麻黄汤及其所含效应成分麻黄碱、伪麻黄碱及桂皮醛对小鼠腋窝部皮肤汗腺导管内径均有扩张作用。

2. 抗病毒、抗炎 麻黄汤体外抗甲型H1N1流感病毒的作用机制研究表明，麻黄汤发挥抗甲型H1N1流感病毒的作用，可能与其抑制细胞内甲型H1N1流感病毒的复制以及TLR4和TLR7信号通路中的相关基因有关。

3. 止咳平喘 有学者研究发现麻黄汤各组对乙酰胆碱致豚鼠离体气管痉挛均有解痉作用。用氨水刺激法或机械刺激法等诱发动物咳嗽实验表明，麻黄汤及麻黄的水溶性提取物均有明显的延长咳嗽潜伏期及镇咳作用。

4. 抗炎抗过敏 研究表明麻黄汤各拆方配伍组的抗炎作用，对二甲苯致小鼠耳肿胀和中性粒细胞释放白三烯具有抑制作用，且麻黄汤整方的抗炎效果最佳。麻黄汤对卵清蛋白致敏的小鼠哮喘模型气道炎症的影响研究显示，麻黄汤治疗组小鼠炎症明显减轻，证实麻黄汤能够改善哮喘小鼠的支气管炎症，可能通过调节Th1/Th2比例发挥其抗过敏作用。

5. 调节血糖 对链脲佐菌素（Streptozotocin，STZ）所诱发的糖尿病小鼠研究，发现了麻黄中的成分（Alkaloid、L-ephedrine）对糖尿病小鼠高血糖有抑制作用，进一步研究发现这两种成分可促进变性胰岛再生，从而增加胰岛素分泌。

（三）案例

丁某，男，56岁，2018年9月17日就诊，患者半年前因口干多饮就诊于当地医院，查空腹血糖为7.2mmol/L，餐后血糖为12.6mmol/L，诊断为2型糖尿病。1个月余前患者外出淋雨，回家后即发热恶寒，头身疼痛，腹部胀满，恶心欲吐，呃逆。自行服用感冒药后，除呃逆症状外，余症悉减。又治呃逆1周，反有加剧之势。患者表情痛苦，面㿠神疲，呃逆频频，声音响亮，胃内食物常因呃逆而涌出，脘腹时痛，厚衣裹体，身困头昏，舌淡，苔薄白，脉浮稍紧。此乃太阳表寒未解，郁闭肺卫，经输不利使然。治宜发汗解表，宣肺止呃法。予麻黄汤加味治疗，药用：麻黄9g、桂枝9g、杏仁9g、炙甘草6g、柿蒂6g。1剂，水煎服。药后周身出汗少许，厚衣尽去，呃逆缓解。原方再进 1 剂, 呃逆间或发作。减麻黄量至 6g, 坚持服完 3 剂, 呃逆消失。

按语: 本案呃逆屡治不效, 因非麻黄汤证之典型症状, 但《伤寒论》云: "太阳病, 或已发热, 或未发热, 必恶寒, 体痛, 呕逆, 脉阴阳俱紧者, 名为伤寒。" 风寒邪气犯表, 人体正气抗邪, 呃逆亦可看作邪正交争的表现。盖感冒一证, 虽曰易治, 但当典型症状消失后, 却因病因未除, 呃逆又成了主要矛盾, 此时仍当治病求本。该患者厚衣裹身, 呃逆声响亮, 脉浮紧有力, 说明表寒实之病机仍在。手太阳经贯肠络胃, 风寒束表, 肺卫闭遏, 太阳经输不利, 故膈动呃逆, 脘腹疼痛。以麻黄汤发散风寒, 重加柿蒂治标, 标本同治, 而顽症霍然消除。

四 葛根汤证与糖尿病

(一) 方证研究

【原文记载】

1. 太阳病, 项背强几几, 无汗, 恶风者, 葛根汤主之。(《伤寒论·辨太阳病脉证并治》)

2. 太阳与阳明合病者, 必自下利, 葛根汤主之。(《伤寒论·辨太阳病脉证并治》)

【组成】

葛根四两、麻黄三两 (去节)、桂枝二两 (去皮)、生姜三两 (切)、甘草二两 (炙)、芍药二两、大枣十二枚 (擘)。

【功效和主治】

功效: 发汗散寒, 升津舒经。

主治: 风寒外袭, 经气不利证。

【辨证要点】

以颈背拘急、发热恶寒、无汗为辨证要点。

柯韵伯认为: "此开表逐邪之轻剂也。其证身不疼, 腰不疼, 骨节不痛, 是骨不受寒矣。头项强痛, 下连于背, 牵引不宁, 是筋伤于风矣。不喘不烦躁不干呕, 是无内症。无汗而恶风, 病只在表。"《医宗金鉴》云: "太阳脉, 下项循肩挟背, 阳明脉循喉咙, 入缺盆, 贯膈、下乳内廉。太阳主后, 前合阳明; 阳明主前, 后合太阳, 今邪壅于二经之中, 故有几几拘强之貌也。太阳之强, 不过颈项强; 此痉之强, 则不能俯仰, 项连胸背而俱强, 故曰, 项背强几几也。无汗恶风,实邪也,宜葛根汤发之,即桂枝汤加麻黄葛根,两解太阳、阳明之邪也。"

【制方详解】

成无己在《伤寒明理论》中云:"以太阳感受风寒,则经脉不利……伤寒颈项强急者,太阳表证也。"张璐认为"仲景以所显证全似太阳,间略兼项背几几为阳明之候……实乃合病之初证也"。方有执认为"又言太阳经病未罢,汗转出不已,然仍有恶风,以太阳病尚在,用桂枝汤为主方,又以初有阳明,加葛根为引用"。葛根汤证的病机一方面为外感风寒,邪客于太阳经输,导致经气不利;另一方面为太阳、阳明两经同病,在外邪束表同时兼有里气升降失常。

王晋三认为"葛根汤,即桂枝汤加麻黄、倍葛根,以去营实,小变麻桂之法也。独是葛根、麻黄治营卫实,芍药、桂枝治营卫虚,方中虚实互复者,其微妙在法"。葛根味甘气凉,能起阴气而生津液,滋筋脉而舒其牵引,故以为君。麻黄、生姜能开玄府腠理之闭塞,祛风而发汗,故以为臣。寒热俱轻,故少佐桂枝、芍药,同甘草、大枣以和里。此于麻黄汤、桂枝汤二方之间,衡其轻重,而为调和表里之剂也。

【葛根汤方证与糖尿病的联系】

通过葛根汤相关文献研究,梳理了该方应用涉及的主症,有颈背拘急、发热恶寒、无汗、偏头痛、眩晕、背痛、肩痛、头项强痛等。在现代应用中痹证、头痛、痉病、眩晕是葛根汤主治的中医疾病谱。在糖尿病中该方除了用于合并有颈椎病患者的治疗外,还可用于糖尿病合并高血压的治疗,糖尿病属于中医消渴范畴,阴虚贯穿了消渴的整个病程,病机为久病消渴,阴虚阳亢生风,肝风内动或因外感风邪引动内风,上扰清窍。时振声曾认为葛根汤证是"风寒外束,又兼化燥,邪入太阳经输……而见项背强几几的紧张拘急感,因燥热而致津伤,为阴虚风动的前兆"。

研究者通过对照实验发现在西药治疗的基础上加用葛根汤治疗糖尿病合并高血压危象,治疗组在空腹血糖水平、收缩压、舒张压方面均低于对照组,可显著改善患者的临床治疗效果。有研究证实对糖尿病合并高血压危象患者应用葛根汤治疗比单纯西药治疗的降压效果更显著,同时有改善中医证候,减少明显血糖波动的作用。药理学研究证实,葛根汤可增加脑部血流量,扩张脑血管,降低脑血管阻力,具有明显改善心脑血管功能和治疗相关疾病的作用，可有效对抗血小板聚集。有学者运用葛根汤辅助治疗糖尿病合并高血压危象患者，结果显示治疗后中药组患者的血压、血糖水平均低于对照组，差异有统计学意义，且中药组总有效率93.75%高于对照组总有效率79.17%。有随机对照试验发现葛根汤加减联合疏经通络手法可显著提升糖尿病合并椎动脉型颈椎病患者椎动脉血流速度，改善临床症状，提高临床总有效率。

（二）现代药理学研究

1. 抗炎镇痛 葛根汤对佐剂性关节炎大鼠的原发性和继发性足肿胀均有抑制作用，其作用机制可能与下调足关节组织炎性因子水平有关。葛根汤灌胃给药，可显著抑制醋酸所致小鼠腹腔毛细血管通透性升高，其作用与阳性对照药吲哚美辛相当，但对角叉聚糖引起的大鼠足肿胀作用不明显。颈椎病相关的动物实验也显示，葛根汤可下调颈椎病模型大鼠退变椎间盘组织中 PGE2 水平，降低环氧合酶（cyclooxygenase，COX）和磷脂酶 A2（phospholipaseA2，PLA2）活性，减少多种炎性介质的合成。葛根汤还可以下调风寒湿型颈椎病模型家兔颈椎间盘组织中 Fas 基因表达水平，上调 B 淋巴细胞瘤 -2 基因（B-cell lymphoma-2，Bcl-2）表达水平，延缓椎间盘退变。

2. 抗病毒 葛根汤能抑制鼻腔感染流感病毒小鼠白细胞介素 -1（interleukin-1，IL-1）的生成，缓解细胞浸润和肺炎程度，延长小鼠的生存期。另有研究也证实，葛根汤干预具有减轻流感病毒肺炎病情的功效，中药组小鼠肺炎轻微、肺部炎症面积明显减小、存活时间长，而对照组小鼠肺炎严重，死亡率高。

3. 抗过敏 研究表明葛根汤通过抑制抗原与免疫球蛋白 E（immunoglobulin E，IgE）的结合，能阻止肥大细胞脱颗粒及释放过敏介质，从而减轻或消除过敏症状。葛根汤能显著抑制小鼠耳异种及同种被动性皮肤过敏反应（passive cutaneous anaphylaxis，PCA），阻止大鼠腹腔和颅骨骨膜肥大细胞脱颗粒，拮抗组胺所致离体豚鼠回肠收缩。还有研究证明葛根汤具有抗过敏和免疫抑制作用，能够在致敏阶段使抑制性 T 细胞活化。葛根汤抗 I 型过敏反应的作用机制是通过升高血中嗜碱细胞、肥大细胞内 cAMP 浓度，抑制过敏性化学介质的释放。

4. 抗血栓形成 动物实验表明静脉注射葛根汤不仅能抑制体内血栓形成，还能在体外抑制腺苷二磷酸（adenosine diphosphate，ADP）诱导的家兔血小板聚集。此外，葛根汤还能扩张脑血管，增加脑血流量。

5. 增强机体免疫功能　实验发现健康雌性犬给予葛根汤 0.5h 后体温明显升高，持续 5h 以上后逐渐下降，同时巨噬细胞的吞噬颗粒数和吞噬率显著提高，说明葛根汤可提高机体的天然防御能力。葛根汤还能使巨噬细胞的异物吞噬功能活化，使感染初期状态下的异物排除功能增强，并通过活化的巨噬细胞影响细胞免疫。

（三）案例

王某，45 岁，男，2019 年 9 月 18 日初诊。患者有 2 型糖尿病病史 3 年，颈肩部胀痛 2 月余。患者于 2 月前因天气热夜间吹空调冷风后晨起出现颈肩部疼痛不适，曾于当地医院就诊，经治疗后疼痛症状稍有减轻但未明显缓解，近日来疼痛逐渐加重。刻下症：颈项部胀痛伴头部沉重疼痛，胸脘痞闷不舒，饮食欠佳，喜热饮，二便可，舌淡红，苔薄白，脉弦滑。颈椎正侧位 X 线检查示：颈椎退行性改变。西医诊断：2 型糖尿病、颈椎病；中医诊断：消渴，项痹，证属风寒湿阻证。治宜祛风除湿、散寒止痛；选用葛根汤加减，药用：葛根 30g，麻黄 6g，白芍 15g，桂枝、羌活、防风、独活、紫苏叶、大枣各 9g，川芎 6g，甘草 3g，生姜 3 片，14 剂。日 1 剂，水煎，分早晚 2 次温服。患者 2 周后复诊诉服药后颈肩部疼痛不适等症状逐渐减轻。现头痛、胸脘痞闷、饮食不佳等症状较前明显改善，未出现其他不适，遂予原方 14 剂，以巩固疗效。后电话随访，患者颈肩部疼痛不适症状基本缓解，饮食可，头痛、胸脘痞闷等症状消失。

按语：患者因吹空调冷风而感受风寒湿邪，出现颈项部胀痛伴头部沉重疼痛不适，并伴胸脘痞闷不舒，饮食欠佳，故可辨证为风寒湿阻。方中葛根、麻黄、桂枝发汗解肌、散寒止痛，辅紫苏叶以增强发汗解表之功效；羌活、防风、独活祛风胜湿止痛；白芍合甘草以缓急止痛；川芎活血行气、祛风止痛，为治头痛要药；生姜、大枣健脾安中。

 五　桂枝麻黄各半汤证与糖尿病

（一）方证研究

【原文记载】

太阳病，得之八九日，如疟状，发热恶寒，热多寒少，其人不呕，清便欲自可，一日二三度发。脉微缓者，为欲愈也；脉微而恶寒者，此阴阳俱虚，不可更发汗、更下、更吐也；面色反有热色者，未欲解也，以其不能得小汗出，身必痒，宜桂枝麻黄各半汤。（《伤寒论·辨太阳病脉证并治》）

【组成】

桂枝一两十六铢（去皮）、芍药、生姜（切）、甘草（炙）、麻黄（去节）各一两、大枣四枚（擘）4枚、杏仁二十四枚（汤浸，去皮尖及两仁者）。

【功效和主治】

功效：解表散邪，小发其汗。

主治：邪微表郁证。病程日久，邪气杜微，不得从外解，正气欲复，微邪久羁肌表而不解，病属太阳轻证。其人"面色反有热色"，为当汗失汗，邪郁营卫，阳气不得伸故也，身痒乃微邪不得从汗解而游走皮肤间。后世医家多称本证为表郁轻证，因其"寒少"非麻黄汤所宜，因其"热多"又非桂枝汤所胜。只能用桂枝麻黄各半汤治疗。

【辨证要点】

以发热微恶寒、微汗不彻、身痒为辨证要点。

【制方详解】

桂枝麻黄各半汤，取桂枝汤、麻黄汤原剂量的三分之一而合方，因其剂量比为1∶1，故名各半汤，意在小发其汗。许宏云："桂枝汤治表虚，麻黄汤治表实，二者均曰解表，霄壤之异也，此二方合用之者，乃解其表不虚不实者也。"两方相合，变大剂为小剂，且芍药、甘草、大枣之酸收甘缓，配麻黄、桂枝、生姜之辛甘发散，刚柔相济，小汗解邪，而无过汗伤正之弊端。

【桂枝麻黄各半汤方证与糖尿病的联系】

桂枝麻黄各半汤在临床可用于感冒，外感高热，咳嗽，过敏性鼻炎等属太阳表郁轻证的治疗。对变态反应性疾病及皮肤肌表疾病，该方亦显现出其独特的疗效，如各种类型的荨麻疹、过敏性紫癜、湿疹、神经性皮炎、皮肌炎等。特别在糖尿病合并皮肤瘙痒症的治疗中该方也有广泛应用。有研究将46例2型糖尿病皮肤瘙痒患者，随机分成两组，治疗组在降糖治疗同时给予桂枝麻黄各半汤煎服，对照组仅控制血糖。结果显示治疗组总有效率为91.30%，对照组总有效率为56.52%，差异有统计学意义（$P < 0.01$）。

（二）现代药理学研究

1. 解热　通过内毒素复制家兔发热模型，研究发现桂枝麻黄各半汤有解热作用，根据解热作用趋势推断合方的解热作用不仅仅是麻黄汤和桂枝汤功效相加，两方存在着协同、拮抗关系。通过酵母菌致大鼠发热模型也证实桂枝麻黄各半汤有发汗解热作用，但其作用强度应介于麻黄汤与桂枝汤之间。

2. 镇痛 通过乙酸致小鼠扭体反应实验发现，桂枝麻黄各半汤的镇痛作用不如麻黄汤，但强于桂枝汤；小鼠热刺激（痛阈）实验证实，桂枝麻黄各半汤镇痛作用强度只是在药后 180min 时间点高于桂枝汤，其余时间均较桂枝汤镇痛作用弱。有研究认为，桂枝麻黄各半汤对小鼠及日本大耳白兔有明显的镇痛作用，其镇痛作用可能与降低血浆中的 PGE2 水平、减少内源性致痛物质的产生有关，桂枝麻黄各半汤同时能降低 cAMP 水平，提高对痛觉耐受性，减少痛觉冲动的上传。

3. 抗病毒，免疫调节 桂枝麻黄各半汤可提高感染甲 1 型流感病毒、甲 3 型流感病毒后小鼠外周血中白细胞介素 -2（interleukin-2，IL-2）、T 淋巴细胞 $CD3^+$、$CD4^+$ 水平，以及 $CD4^+/CD8^+$ 值，提高免疫功能。通过体内抗流感病毒实验显示，桂枝麻黄各半汤对小鼠甲 3 型流感病毒肺炎有效，能减轻肺实变、降低肺指数、改善病毒性肺炎的病变程度，且能调节病毒感染小鼠免疫功能，减轻病毒感染导致的免疫炎症损伤。将流感病毒感染的小鼠作为研究对象，发现桂枝麻黄各半汤、麻黄汤和桂枝汤对黏膜免疫屏障具有干预作用，能改善小鼠气管黏膜上皮的病理损伤。但三方作用的侧重点不同，其中麻黄汤、桂枝汤增加支气管肺泡灌洗液和肠灌洗液中糖胺聚糖（glycosaminoglycan，GAG）含量，麻黄桂枝各半汤增加肠灌洗液中 GAG。

4. 抗炎平喘 桂枝麻黄各半汤对过敏性哮喘豚鼠模型具有抑制动物气道炎症和改善哮喘的作用，能明显延长哮喘豚鼠的引喘潜伏期，其平喘作用介于麻黄汤与桂枝汤；组织学检查证实，桂枝麻黄各半汤可减少气道局部细胞浸润，抑制或拮抗炎症介质的释放，减轻肺组织充血、水肿，修复黏膜上皮的损伤。

5. 抗过敏 研究证实桂枝麻黄各半汤对低分子右旋糖酐所致的过敏性小鼠模型具有抗过敏作用，抑制小鼠皮肤瘙痒症状。与桂枝汤和麻黄汤相比较，桂枝麻黄各半汤的止痒效果更显著（$P < 0.05$），这也说明桂枝汤和麻黄汤合方的作用是两方剂间的相须作用。

6. 降糖 对糖尿病小鼠降糖作用的研究发现，桂枝麻黄各半汤降糖作用随煎煮时间延长增强，且该方中桂枝汤与麻黄汤的作用呈相加关系。

（三）案例

黄某，女，59岁，2019年10月7日就诊。患者有2型糖尿病病史5年，自诉皮肤瘙痒反复发作3个月，曾使用地塞米松、氯雷他定、赛庚啶等药物抗过敏治疗无效，故来就诊。刻下症：全身散发淡红色风团，皮肤瘙痒但无丘疹，颜面稍红肿，恶寒怕风，无汗，纳可眠差，二便调，舌淡红，苔薄白，脉浮紧。证属卫外不固，风寒束表，阳气不伸。治宜解表散寒，小发其汗。予桂枝麻黄各半汤加减治疗，药用：桂枝12g、炙麻黄12g、白芍12g、杏仁10g、炙甘草10g、蝉衣10g、大枣5枚、生姜3片，3剂，日1剂，水煎服。

2019年10月10日二诊：服3剂后周身微汗，瘙痒明显减轻，效不更方，守方继服，3剂，诸症俱消。

按语：患者久病消渴，正气亏虚，虚卫外不固，感受风寒之邪，邪郁皮毛肌腠，营卫失和而发病。证属风寒外束，卫阳郁滞，同时患者又有颜面红肿、无汗、身痒等症状，与《伤寒论》原文第23条"太阳病……面色反有热色者，未欲解也，以其不能得小汗出，身必痒，宜桂枝麻黄各半汤"吻合，故遵张仲景之法，疏风透邪，使邪畅达外出而不郁滞，选用辛温轻剂桂枝麻黄各半汤，合二方为一方，变大剂为小剂，小发其汗而解，配伍蝉衣以加强其祛风透疹之力。

 六 桂枝二越婢一汤证与糖尿病

（一）方证研究

【原文记载】

太阳病，发热恶寒，热多寒少。脉微弱者，此无阳也，不可发汗，宜桂枝二越婢一汤。（《伤寒论·辨太阳病脉证并治》）

【组成】

桂枝（去皮）、芍药、麻黄（去节）、甘草（炙）各十八铢、大枣四枚（擘）、生姜一两二铢（切）、石膏二十四铢（碎，绵裹）。

【功效和主治】

功效：微发其汗，兼清郁热。

主治：治太阳病，发热恶寒，热多寒少，脉微弱，属外感风寒，内有郁热之轻证。

桂枝二越婢一汤为解表清里之轻剂。刘渡舟认为："此方辛以透表，凉以清热,因此带有一定的辛凉解表之意。"本方证与大青龙汤证相类似,功效亦与大青龙汤相同。但本方所用麻黄剂量只抵大青龙汤的八分之一,桂枝只有四分之一,因此证候有轻重之异,剂量有天壤之别,为解表清里之轻剂。

本方证一直以来存在众多争议,其病因主要有三方面观点:①为外感风寒,如曹颖甫《伤寒发微》云:"此节为风寒两感治法……则风重而寒轻。"郑钦安云:"热多寒少者,风邪之盛而寒邪之轻也。"②为外寒内郁,张志聪云:"今热多寒少,乃寒已化热,阳热多而本寒少。"陈亦人云其病机为风寒都表,郁而化热;陈慎吾认为此为表证兼里热,阳虚而轻兼里热;刘渡舟认为此证为表郁生热轻证。③为外感风热,如王付认为"太阳温病,应当辛凉解表,宜桂枝二越婢一汤",认为桂枝二越婢一汤为治疗太阳温病之方。陈明也认为桂枝二越婢一汤证,既非太阳中风、又非太阳伤寒,而是太阳温病证。

对于条文中"无阳"的理解也有众多观点:如喻嘉言《尚论篇》云:"无阳二字,仲景言之不一……不知乃亡津液之通称也。"王琥云:"无阳则津液少耳。"成无己认为:"表证罢为无阳。"认为"无阳"乃是无伤寒表实证。也有医家认为"无阳"为真阳衰少,如钱横认为"无阳者,命门真阳之气衰少也"。还有观点认为"无阳"为脾气不发或阳已虚。

另外,如丹波元简《伤寒论述义》指出:"脉微弱者不可发汗者,盖戒此方之不可轻用,与桂枝麻黄各半汤之脉微而恶寒,大青龙汤之脉微弱同例,乃系倒笔法。"此条为古汉文究转法,宜桂枝二越婢一汤应接在太阳病、热多寒少之后。若在上证的基础上出现了脉微弱,代表邪气入里化热伤津耗气,此无阳也,不可发汗。并根据柯韵伯注解"有不烦不躁,何得妄用石膏"之语,认为"热多寒少"之后,还应加"烦躁"二字,"烦躁"是热郁于里的征象。

【辨证要点】

以发热微恶寒、热多寒少、无汗烦躁为辨证要点。

舒诏注曰:"热多寒少四字,是条中关键,必其人平素热盛津伤,故方中用石膏以保其津液。"

【制方详解】

桂枝二越婢一汤,取桂枝汤原剂量的四分之一,取越婢汤原剂量的八分之一而合成复方,同剂量比为2:1。桂枝二越婢一汤用桂枝汤外散表邪,调和营卫;用越婢汤清透里热,发越郁阳。本方重用石膏二十四铢(一两),

而桂枝、麻黄用量为十八铢,石膏用量重于麻黄。石膏性辛、大寒借桂枝、麻黄以宣散营卫中邪热,石膏与酸寒之芍药相合,清泄营卫之热而益阴生津,芍药与甘草、大枣、生姜相配以调和营卫,并使营中之热因生姜辛散而外越。辛温之品以寒凉之品以制之,使辛温有宣达开散之功而无助热之用,改辛温发汗为辛凉解表。

【桂枝二越婢一汤方证与糖尿病的联系】

该方非为糖尿病专设,但对于糖尿病患者证属表郁里热之轻证,有发热微恶寒、热多寒少、无汗烦躁、舌苔薄白、脉浮数症状者皆可用此方。糖尿病患者合并外感发热、荨麻疹、鼻炎等均可运用此方。

（二）现代药理学研究

1. 解热 以干酵母复制大发热模型,随机分为模型组、桂枝汤组、越婢汤组、桂枝二越婢一汤组,分别给药进行研究,检测药后体温。结果显示,桂枝汤、越婢汤、桂枝二越婢一汤均有解热作用,且桂枝二越婢一汤解热作用优于桂枝汤、越婢汤组。

2. 其他 桂枝二越婢一汤不仅有消炎的作用,还有类似抗风湿药的作用。

（三）案例

夏某,男,49岁,2017年10月12日就诊,患者有糖尿病病史5年,因反复发热1月就诊,2017年8月30日饮用2瓶冰啤酒加淋雨,当天晚上体温达39℃以上,无汗怕风,纳可,大便偶不成形,于当地医院诊治,体温降至正常。近1月反复发热,每于下午发热,体温可达38℃,咳嗽,无汗心烦,头昏,小便稍色黄,大便偶不成形,舌淡红有齿痕,苔薄黄,双侧脉浮数,重按无力,尺脉沉。诊断为感冒,方用桂枝二越婢一汤加减治疗,药用:麻黄5g、肉桂10g、白芍10g、炙甘草10g、生姜10g、大枣15g、石膏20g、杏仁5g、滑石30g,3剂,水煎服,日1剂。

2017年10月16日二诊:患者诉10月12日中午服药第1次、晚上服药第2次后全身出少许汗,但汗出不透,10月14日运动后出现发热,晚上回家服用1次药、饮热水、盖被子后全身汗出,衣服湿透,此后至今未发热,咳嗽、心烦、头昏症状消失。舌淡,尖稍红,有齿痕,苔白腻微黄。嘱其继服上次剩余2剂中药,不需盖被子、服热稀饭,观其舌苔变化,待舌苔消失后停止服药。

2017年10月20日三诊：患者诉上述症状消失，苔薄白。嘱继服自备降糖药，以中医生活方式调理。

按语：《素问·生气通天论》言"阳气者，若天与日，失其所，则折寿而不彰"。指出阳气是人体之根本，患者因饮用冰啤酒、损伤中焦阳气而致太阴虚寒水饮，淋雨受凉，感受风寒之邪后出现发热、怕风、体温升高等症状，且近1月反复发热，近日下午发热，体温可达38℃，咳嗽，欲汗出不出，心烦头昏，小便稍色黄，此乃风寒郁表，日久不解，寒将化热之轻证，患者舌边有齿痕，提示体内兼具水饮为患，阳明热损津液，治用桂枝二越婢一汤加杏仁、滑石，桂枝二越婢一汤微汗解表，微清里热，表里双解，清利湿热。古代桂枝、肉桂不分，统称为桂枝，现代肉桂所治的范围与《伤寒论》《金匮要略》桂枝使用的范围基本一致，故使用肉桂。《神农本草经》言："杏仁，味甘温，主咳逆上气雷鸣，喉痹下气……"故加杏仁止咳；《神农本草经》言："滑石，味甘寒，主身热泄澼…荡胃中积聚寒热，益精气。"滑石寒能除热，荡胃中积聚寒热，滑利大肠，凡积聚寒热由蓄饮垢腻成者，皆能除之。益精气，邪去则津液自生，通利之药，皆益胃气，胃气利，则其效如此。

 七 五苓散证与糖尿病

（一）方证研究

【原文记载】

1. 太阳病，发汗后，大汗出，胃中干，烦躁不得眠，欲得饮水者，少少与饮之，令胃气和则愈。若脉浮，小便不利，微热消渴者，与五苓散主之。（《伤寒论·辨太阳病脉证并治》）

2. 发汗已，脉浮数，烦渴者，五苓散主之。（《伤寒论·辨太阳病脉证并治》）

3. 伤寒汗出而渴者，五苓散主之。不渴者，茯苓甘草汤主之。（《伤寒论·辨太阳病脉证并治》）

4. 中风发热，六七日不解而烦，有表里证，渴欲饮水，水入则吐者，名曰水逆。五苓散主之。（《伤寒论·辨太阳病脉证并治》）

【组成】

茯苓十八铢、桂枝半两（去皮）、泽泻一两六铢半、猪苓十八铢（去皮）、白术十八铢。

【功效和主治】

功效：化气利水，兼以解表。

主治：太阳病，发热恶寒，热多寒少，脉微弱，属外感风寒，内有郁热之轻证。

关于本证病机，多数医家认为是"饮停不散"，该观点又可分为两派：一派以《医宗金鉴》为代表。吴谦等认为："若脉浮，小便不利，微热消渴者，则是太阳表邪未罢，膀胱里饮已成也……用五苓散者，以其能外解表热，内输水府，则气化津生，热渴止、而小便利矣。"即是所谓的"水蓄膀胱"。另一派则提出"脾不转输"说，以张隐庵等为代表。张隐庵认为："大汗出而渴者，乃津液之不能上输……盖发汗而渴，液竭于胃，必藉脾气之转输，而后能四布也。"用五苓散取"其四散之意，多饮暖水汗出者，助水津之四布"。张令韶更明确提出："以脉在表，故微热；以脾不转输，故小便不利而消渴。宜五苓散布散其水气。散者，取四散之意也。"

现代医家认为五苓散方证的病机为"水蓄于胃、三焦气化不利"，根据《伤寒论》第 74 条说："……渴欲饮水，水入则吐者，名曰水逆。五苓散主之。"此条论述的是水蓄于胃，饮入之水为停蓄之水格拒而上逆之证治。水蓄于胃导致渴欲饮水、水入则吐的证治在《金匮要略》中亦有描述，如"胃反，吐而渴欲饮水者，茯苓泽泻汤主之"。而如果是水蓄膀胱，那么发生"饮入之水为停蓄之水格拒而上逆"的可能性就微乎其微了。

【辨证要点】

以小便不利、口渴为辨证要点。

大多数医家认为"小便不利"为主症，但该观点值得商榷。吴谦等认为五苓散主证有二："一治水逆，水入则吐；一治消渴，水入则消。"纵观《伤寒杂病论》中论述五苓散证的条文中涉及最多的症状莫过于"渴欲饮水"，其次为"小便不利"，可以看出五苓散所治疗的"饮停不散"之水液代谢失常证以渴欲饮水为主兼有小便不利。柯雪帆认为："五苓散证的各个症状中，口渴最为重要，小便不利居第二位。"如 73 条所言："伤寒汗出而渴者，五苓散主之。不渴者，茯苓甘草汤主之。"此条以"渴与不渴"为运用五苓散和茯苓甘草汤辨证的关键。在五苓散方后张仲景提到"多饮暖水，汗出愈"，并没有说"小便利则愈"。但总的来说，小便不利，口渴都反映机体水液代谢障碍的状态。

【制方详解】

方中茯苓、猪苓、泽泻淡渗利水，通利小便，导水下行；白术助脾气转输，水精四布，配茯苓健脾利水；桂枝辛温，通阳化气，又可外散表邪。

但关于本方君药仍存在争议：①以成无己为代表认为"五苓之中，茯苓为主"；②以汪昂为代表认为以茯苓、猪苓为君，"二苓甘淡入肺而通膀胱为君"；③以矢数道明为代表，认为"本方名五苓散之苓者，即猪苓之苓，以此为主药"；④以吴谦为代表，认为"君泽泻之咸寒，咸走水府，寒胜热邪"。后世也有医家认为泽泻为君，方中泽泻剂量明显大于茯苓、猪苓，泽泻甘寒淡渗，被称为"利水第一良品"，方中重用泽泻，可直达肾与膀胱以淡渗利湿，其利水作用明显强于茯苓、猪苓；⑤以沈金鳌为代表，虽未明言以白术、桂枝为君，却将其作为重点讨论，认为"其人必真火衰微，不能化生脾土，故水无所摄，泛溢于肌肉间。治惟助脾扶火，足以概之。而助脾扶火之剂，最妙是五苓散。肉桂以益火，火暖则水自流；白术以补土，土实则水自障"。

【五苓散方证与糖尿病的联系】

五苓散为津液代谢障碍，气化不利而设。糖尿病属于气血津精液代谢障碍类疾病，该方在糖尿病及其并发症的治疗中应用广泛。血糖属于精微物质，源于饮食水谷，参与人体代谢，只有在气化正常的情况下才能转化为人体的精微物质，布散周身，滋养五脏六腑、四肢百骸。而各种原因引起的气化失常，不仅导致水液代谢失常，也会使血糖在人体利用受到障碍，成为毒邪，产生糖毒性，日久可引起血管、神经及脏腑的并发症。五苓散通过恢复人体正常的气化功能，调节血糖代谢，而且方中茯苓、泽泻都经证实具有降糖作用。

有研究观察五苓散联合二甲双胍肠溶片治疗肥胖型 2 型糖尿病疗效，中药组患者的血糖水平及身体质量指数（body mass index，BMI）较对照组显著下降，且总有效率优于单纯西药治疗。有研究观察五苓散对糖尿病神经源性膀胱的临床疗效，结果显示中药组总有效率为 97%，对照组总有效率为 75%，中药组优于对照组。对五苓散治疗糖尿病肾病（diabetic nephropathy，DN）的 meta 分析结果表明，五苓散治疗 DN 在总有效率、24h 尿量、24h 尿蛋白量、血清肌酐、血尿素氮、空腹血糖、白蛋白（albumin，ALB）以及血脂情况上均有明显效果，治疗组的疗效均优于对照组，差异有统计学意义。

（二）现代药理学研究

1. 降压　有研究发现五苓散药物组代谢性高血压模型大鼠的血压升高受到抑制，特别是高剂量组大鼠的平均压、收缩压、舒张压和模型组比较均明显减低，差异有统计学意义；同时实验大鼠的血糖、血脂和胰岛素抵抗水平均出现下降。五苓散提取液对肾性高血压大鼠的实验治疗效果及其对大鼠尿量和血清 Na^+、K^+、Cl^- 浓度的影响研究结果显示，五苓散提取液对肾性高血压大鼠有利尿降压作用，且不造成电解质紊乱。研究者推测五苓散的降压作用除与利尿和扩血管有关之外，尚有其他机制参与，有待进一步深入研究。有研究观察五苓散和柴苓汤对肾性高血压模型大鼠的作用，结果显示两方均有效，且五苓散对机体内水液分布、代谢改善作用较柴苓汤强。

2. 调节血脂　实验证明，五苓散预防及治疗给药均能降低高脂模型大鼠血清中总胆固醇、甘油三酯、低密度脂蛋白胆固醇含量，明显降低血脂。在进行相关研究后指出五苓散降脂机制可能与干扰外源性胆固醇吸收、脂化及影响内源性胆固醇代谢，调节脂质转运障碍有关。

3. 抗动脉粥样硬化　研究茵陈五苓散对动脉粥样硬化大鼠蛋白质组学的影响时发现，它能够维持细胞结构的完整性、功能，血管内膜光滑、完整，血管平滑肌细胞（vascular smooth muscle cell，VSMC）梭形排列有序，并有可能通过调控蛋白质的表达而抑制动脉粥样硬化的生成；进一步研究证实，茵陈五苓散抗动脉粥样硬化作用机制可能与调节 VSMC 相关基因 c-myc 信使 RNA（messenger RNA，mRNA）表达有关。研究同时发现茵陈五苓散通过抑制大鼠细胞凋亡来实现抗动脉粥样硬化的作用。

4. 改善肾功能　有研究探讨五苓散提取液对大鼠肾病综合征的治疗作用，结果发现五苓散提取液具有消除水肿、降低尿蛋白、降血脂、提高血清白蛋白以及减轻肾脏损害的作用，与泼尼松联合用药有协同作用。通过建立多柔比星肾病大鼠模型，观察显示五苓散可以减少其足突的宽度和体积密度，增加其表面积密度以及比表面，增加其基底膜的阴离子位点；说明五苓散对多柔比星肾病大鼠的足细胞形态及基底膜电荷屏障有一定保护作用，这是其减轻多柔比星肾病大鼠蛋白尿症状的作用机制之一。

5. 保护肝功能　用茵陈五苓散干预酒精性肝损伤模型大鼠，结果显示五苓散能有效预防和治疗大鼠酒精性肝损伤，模型组血清丙氨酸转氨酶（alanine transaminase，ALT）、天冬氨酸氨基转移酶（aspartate transferase，AST）水平明显升高，预防组、治疗组血清 ALT、AST 水平均明显低于模型组，且肝组织病理学改变较模型组显著减轻。研究加味茵陈五苓散对免疫性肝损伤的保护作用，结果证实加味茵陈五苓散能显著降低免疫性肝损伤小鼠血清中升高的 ALT、AST 水平，且加味茵陈五苓散中剂量降酶作用优于阳性对照组；组织病理检查结果显示本品中、高剂量可减轻肝组织坏死范围及程度，减少炎细胞浸润，有明显的保肝作用；同时中剂量药物可显著降低肝匀浆中升高的 MDA 水平，提高肝匀浆 SOD 水平，显著降低血清中升高的 NO 水平和 TNF-α 水平。

6. 改善胰岛素抵抗　用五苓散对胰岛素抵抗模型大鼠进行干预，结果证实五苓散具有降低大鼠血糖、血清胰岛素水平，明显改善胰岛素指数敏感性的作用。

（三）案例

医案一

女，65 岁，2019 年 1 月 1 日就诊。患者有糖尿病病史 10 余年，平素畏风寒，易感冒。因外感 1 周后，口干口渴加重，伴关节肿胀疼痛就诊。刻下症：口干口渴，发热恶寒，关节肿胀疼痛加重，甚则掣痛，不能屈伸，舌淡胖大，苔白厚腻而干，脉沉弱两尺甚。辅助检查：空腹血糖 10.7mmol/L，餐后血糖 14.2mmol/L；尿糖 ++；类风湿因子阳性，链球菌溶血素 O 600IU/ml，红细胞沉降率 26mm/h。西医诊断：糖尿病，类风湿性关节炎。中医诊断：消渴，痹证（证属阳虚外感，气滞津停）。治宜温阳化气，健脾祛湿。方用五苓散加味，药用：桂枝 6g、茯苓 15g、白术 15g、泽泻 10g、猪苓 15g、麻黄 5g、附子 10g、细辛 3g，3 剂，水煎服，日 1 剂。

二诊：热退，口润，关节肿痛缓解。辅助检查：空腹血糖 7.8mmol/L，尿糖 -。上方减麻黄、附子、细辛，加防己 10g、黄芪 30g。服药 6 剂，病情基本得到控制。

医案二

男，54 岁，2018 年 12 月 3 日就诊。患者有糖尿病病史 5 年，平素形体消瘦、乏力，时有腹泻，长期服用二甲双胍，血糖控制欠佳。本次因口干口渴伴肢体乏力加重 1 周就诊。刻下症：口干口渴，肢体酸乏，腹泻日

4～5次,时有水样便,舌胖大淡嫩,苔白腻,脉滑。辅助检查:空腹血糖14.5mmol/L,尿糖++,大便常规:白细胞1～3/HP,红细胞阴性。西医诊断:糖尿病,肠炎。中医诊断:消渴,泄泻;辨证为阳气不足,水湿内停。治宜健脾温阳,除湿止泻。方用五苓散加味,药用:桂枝6g、茯苓15g、白术20g、泽泻10g、猪苓15g、煨葛根20g、盐炒车前子15g,3剂水煎服,日1剂。因有粪便稀薄及泄泻等胃肠道不良反应停服二甲双胍,予格列吡嗪片5mg p.o.1日3次(t.i.d.)(餐前30min)。

二诊:口干渴缓解,肢体渐觉轻快有力,大便每日2～3次,无水样便,舌胖大苔白,脉缓。辅助检查:血糖8.2mmol/L。原方减车前子加干姜10g、白扁豆20g,5剂后病情基本缓解。

三诊:为巩固治疗,在二诊方基础上加山药20g,14剂,日2次,腹泻未复发。

按语:两例医案中患者均以口干口渴为主症,医案一患者兼有关节肿胀疼痛,医案二患者兼有泄泻。但病机均以阳气不足,水湿停蓄为主,符合五苓散方证,故治以温阳化气,健脾渗湿。所不同者,前者内有阳气不足,水湿内停,津不上承,外有新感寒邪,寒湿停滞,流注关节。故用五苓散与麻黄附子细辛汤合方,五苓散内利外输,内可健运脾阳以利湿,外可输布阳气以治痹,参以麻黄附子细辛汤温阳解表,发越水气,针对关节肿胀疼痛、低热而设。如《伤寒论》曰:"少阴病,始得之,反发热,脉沉者,麻黄细辛附子汤主之。"两方合用,温阳化气,祛湿解表,表里兼顾。

后者上有津不上承之口干口渴,下有水湿内停之泄泻,故用五苓散加葛根、车前子升阳利水止泻。葛根升发清阳,鼓舞脾胃之阳气,可引清气上朝于口,治疗口干口渴,又可发越水湿,治疗泄泻。车前子利水渗湿,分清浊而止泄泻,利小便以实大便。按阴阳升降相因理论,车前子利湿浊的同时应有促进清气上承的作用。两药合用,一升一降,一疏一利,相因相承,治疗糖尿病之口渴、泄泻效佳。五苓散能利水渗湿,温阳化气,为利水之主方,治疗水湿内停诸证。水液能在体内正常地升降出入,有赖于肾阳的蒸化,脾气的转输,肺气的宣降。外感风寒,内停水湿,则头痛发热,渴欲饮水,水入即吐。脏腑功能失调,水湿内停,则水肿、身重、泄泻。亦有水湿停滞三焦,下见小便短少,脐下动悸,中见吐涎,上见眩晕。凡此种种,皆是水液失调之象,究其水液失调之机制,不外乎肾失气化,脾失健运,肺失宣降。

肺脾肾功能失调，水湿为患，法当温肾阳以助气化，健脾运以助输津，宣肺气以达布散。故用辛热温散的桂枝，内而直达下焦，温命门之火，恢复肾的气化功能，外而温经通阳，发散表邪，促进气化，使津化为气。白术健脾运化水液，恢复脾胃运化功能，脾能输津是助脾气散精上归于肺，且白术得桂上升，气腾津化，通阳之效甚捷。茯苓、猪苓、泽泻利水渗湿，通调水道，令水津下归膀胱。如此则水精四布，诸证悉除。

八　桃核承气汤证与糖尿病

（一）方证研究

【原文记载】

太阳病不解，热结膀胱，其人如狂，血自下，下者愈。其外不解者，尚未可攻，当先解其外。外解已，但少腹急结者，乃可攻之，宜桃核承气汤。（《伤寒论·辨太阳病脉证并治》）

【组成】

桃仁五十个（去皮尖）、大黄四两、桂枝二两（去皮）、甘草二两（炙）、芒硝二两。

【功效和主治】

功效：泻热逐瘀。

主治：瘀热蓄于下焦证。证见少腹急结，大便色黑，小便自利，甚则谵语烦渴，其人如狂，至夜发热，及血瘀经闭、痛经，产后恶露不下，脉沉实或涩。

【辨证要点】

以少腹急结、其人如狂、舌质紫斑、脉沉涩为辨证要点。

刘渡舟认为该方证的主要症状有两个："其人如狂""少腹急结"。唐建明等搜集了历代医家运用桃核承气汤的医案，对其进行整理、归纳和分析，初步概括桃核承气汤的证治规律，认为临床辨证时应注意"瘀""热"见症。主要抓住四个方面症状：第一是少腹急结、便秘、如狂或发狂；第二是热的表现，如发热、口干、烦躁不寐、目赤、小便黄赤等；第三是闭经或月经色紫黯夹瘀块；第四是舌红紫黯、瘀斑瘀点，脉沉或弦数或沉涩。少腹急结和舌脉表现更为辨证关键，可用于内、外、妇、五官等多科疾病辨证论治中。

本证由于邪热不解，却随经入腑，内陷下焦血分，形成瘀热互结于下焦，出现以少腹急结、其人如狂为主症的下焦蓄血证。"其人如狂"，乃血热互结，浊热上扰心神所致。"急结"是指疼痛、胀满、拘急不舒，"少腹急结"，此为瘀热互结于下焦，气血凝滞不通所致。

关于该方蓄血证的病位问题历来有诸多争议，主要有以下几种观点：①血蓄膀胱，如成无己云："太阳，膀胱经也。太阳经邪热不解，随经入腑，为热结膀胱……热在膀胱，必与血相搏。"②血蓄少腹，如柯韵伯云："阳气太重，标本俱病，故其人如狂……此少腹未硬满，故不用抵当。"③血蓄胞宫，陈修园认为："热结于膀胱而血蓄于胞宫。"唐容川、张锡纯也同意该观点。④血蓄下焦，汪苓友认为，太阳为多血之经，腑有结热，则经中之血与热相搏，蓄于下焦。⑤其他如黄煌教授认为经文中的"膀胱"是一个功能系统，抽象的概念，与西医学的膀胱不同，有别于其他承气汤证所在的"胃"。

如王付教授所言，应用桃核承气汤的核心不在于辨病变部位，而是突出审明病机，桃核承气汤证病机为瘀热互结，只要审明病机是瘀热，即可以法用之。

【制方详解】

桃核承气汤由调胃承气汤减芒硝用量加桃仁、桂枝组成。方中桃仁为君，性辛润，辛能破血，有去瘀生新之功；润能濡肠，有开结通滞之力。大黄为气血两界之上品，既能荡涤热结，又能凉血破瘀。桃仁、大黄相配伍，逐瘀泻热。芒硝软坚润燥，助大黄清热通泄。桂枝一举三用：大黄得桂枝辛甘，不致直泻肠胃，能使之深入血分；苦寒之药加入桂枝辛热之品，才能够有效地通其瘀滞；芒硝、大黄得桂枝，则无苦寒败胃之忧。方中用甘草益胃护中，调和诸药。五药配伍精妙，寓化瘀于泻热之中，集逐邪于行血之际，以桃仁为君而冠以承气之名，意在借通下之法以达到逐瘀泻热之目的。

【桃核承气汤方证与糖尿病的联系】

随着对糖尿病病机研究的深入，痰瘀互结、胃肠燥热被认为是糖尿病的重要病机，患者常有多饮、多食、多尿、大便干燥、便秘等症状。由于胃肠燥热，灼伤阴血，血脉涩滞不行，经脉瘀阻，导致瘀血、燥热相互搏结，瘀血一旦形成，即成为新的致病因素，如血瘀气滞可影响水津的输布和吸收，使水液停蓄成痰，痰瘀互结，从而使糖尿病多种慢性并发症发生。治宜泻热通下、活血化瘀，而桃核承气汤正是泻热逐瘀的主方。

近年来桃核承气汤临床运用日益广泛，适应范围不断扩大，该方在糖尿病及其并发症中的应用日益受到重视。有研究者根据糖尿病患者多见疲倦、口渴便秘、肢麻等症状，抓住气阴不足、燥热内结、血脉瘀阻的病机，用桃核承气汤加益气养阴之品治疗 2 型糖尿病 106 例，结果显示总有效率为 79%，且疗效与西药降糖组相当。

有学者进行加味桃核承气汤对老年糖尿病患者的临床疗效研究，结果发现在口服磺酰脲类与双胍类药物的同时加用加味桃核承气汤可降低血糖水平及改善胰岛素抵抗，部分逆转肾小球滤过率逐步下降，并明显改善老年糖尿病患者临床症状。加味桃核承气汤对糖尿病肾病患者的治疗作用评价，表明治疗组在改善血糖、肾功能等多项指标上较对照组均有显著优势，认为该方能改善糖尿病肾病患者糖脂代谢紊乱，逆转肾小球滤过率逐步下降的趋势，减少尿蛋白排出量。

（二）现代药理学研究

1. 抗凝血、抗血小板聚集　有学者进行对桃核承气汤活血化瘀相关功效的研究，分别测定桃核承气汤对大鼠血栓形成及对家兔 ADP 诱导的血小板聚集和凝血酶原时间的影响，结果显示桃核承气汤具有抑制血栓形成和血小板聚集的作用，其中大黄酸为桃核承气汤在体内产生活血化瘀作用的重要药效成分。通过大鼠内毒素性热瘀证模型检测桃核承气汤对血液流变学和凝血指标的影响，结果证实该方能明显改善血液流变学的异常变化，同时具有缩短抗凝血酶原时间和部分凝血酶原时间、减少纤维蛋白原含量的作用。

2. 调节血脂　实验证实加味桃核承气汤对纠正糖尿病大鼠脂质代谢紊乱有一定作用，在降低糖尿病大鼠血糖的基础上，还能降低血清甘油三酯和总胆固醇，降低动脉硬化指数。

3. 降血糖　多项研究证实桃核承气汤能降低糖尿病及正常大鼠的空腹血糖水平，促进胰岛 β 细胞分泌内源性胰岛素，抑制胰及胰外组织分泌胰高血糖素，对胰岛内分泌细胞有一定的修复功能及增加 β 细胞分泌能力，抑制肝糖原分解。还有研究报道本方可提高 2 型糖尿病鼠靶细胞对胰岛素的敏感性和反应性，可使受体和受体后胰岛素抵抗减轻；改善胰腺微循环障碍，恢复破坏的胰腺微血管结构，减少其出血，提高胰腺的功能。

4. 保护血管　通过有研究观察该方对糖尿病大血管纤维病变的干预作用，发现桃核承气汤能有效降低致转化生长因子 -β（transforming growth factor-β, TGF-β）表达水平，升高胰岛素样生长因子 -1（insulin-like growth factor, IGF-1）在糖尿病鼠大血管纤维病变中的表达水平，改善糖尿病大血管纤维病变。有研究报道加味桃核承气汤通过调控纤维蛋白溶酶原活化物抑制剂 -1 来改善糖尿病损伤的血管内皮功能。有研究发现加味桃核承气汤有助于保持血管平滑肌增殖与凋亡的平衡。

5. 改善肾功能 研究发现桃核承气汤能纠正慢性肾衰竭大鼠的贫血状态，降低其血清肌酐、血尿素氮水平，改善肾功能，降低 Wnt4、p-GSK-3β、β-catenint 蛋白表达水平；该方可能通过调节 Wnt4/β-catenin 信号通路发挥作用。研究证实桃核承气汤能改善肾小球硬化大鼠的肾功能，降低肌酐、尿素氮水平，延缓肾小球硬化的进程。

6. 增强免疫功能 有研究者对桃核承气汤调节免疫低下模型小鼠免疫功能的作用进行观察，发现桃核承气汤能升高免疫低下小鼠 T 细胞亚群的数值，促进白细胞介素 -2 的分泌，全面增强小鼠免疫功能。桃核承气汤对小鼠体液免疫、细胞免疫及细胞因子影响的观察，也证实桃核承气汤能增强模型小鼠体液免疫和细胞免疫功能，同时能促进细胞因子 γ 干扰素（interferon-γ, IFN-γ）的产生。

7. 其他 实验证实桃核承气汤可预防结石形成，对动物膀胱结石有较好的溶石作用。研究发现，桃核承气汤具有抗心律失常作用，能对抗氯化钡、乌头碱、氯仿及结扎冠状动脉引起的心律失常，可能通过对抗儿茶酚胺类物质对心脏的影响，产生抗心律失常作用。有研究报道加味桃核承气汤对四氯化碳诱导的肝纤维化有治疗作用，其作用机制与抑制肝星状细胞（hepatic stellate cell）的活化，调控组织金属蛋白酶抑制物 -1（tissue inhibitor of metalloproteinase-1, TIMP-1）的蛋白表达水平有关。

（三）案例

患者，男，53 岁，2018 年 4 月 3 日初诊。患者有糖尿病病史 6 年，未控制饮食及规律应用降糖药物、胰岛素治疗，现测空腹血糖 18.6mmol/L，尿糖 ++。刻下症：口干渴，心烦健忘，纳可，眠差，小便略黄，大便干结如球，数日一行，舌质黯苔黄，脉沉涩。腹诊：少腹按之有抵抗感伴有疼痛。运用桃核承气汤加减治疗，药用：桃仁 12g、大黄 10g（后下）、甘草 6g、桂枝 6g、芒硝^{冲服} 6g。7 剂，水煎服，日 1 剂，嘱其控制饮食。

2018 年 4 月 10 日二诊：患者自述症状均有明显改善，近几日排便已正常，辅助检查：空腹血糖 10.7mmol/L。处方：在上方的基础上加鬼箭羽 30g，继服 7 剂。

按语：患者口干渴心烦、小便黄、大便干结如球、苔黄，均为里有郁热证表现。健忘、少腹按之有抵抗感伴有疼痛、舌质黯、脉沉涩为瘀血证表现。可见本案符合郁热和瘀血的病机，故方用桃核承气汤以泻热逐瘀。

第五节 ｜ 太阳变证与糖尿病

"百病之始生也，必先于皮毛"，故变证最多，是太阳病的特点之一，也最能体现辨证论治的精髓。太阳变证分为以下几大类，有阳虚证、阴阳两虚证、热证、寒热带杂证、虚烦证、结胸证及痞证。对于变证的治疗，应遵循"观其脉证，知犯何逆，随证治之"的基本原则。

太阳病以表证为主，糖尿病合并皮肤、肺部或尿路感染，或并发周围神经病变者，病在表、在皮毛，可归属于太阳病。但太阳病还涉及太阳病兼证、变证、太阳病合病与并病，及太阳病类似证，只要符合方证对应的思想，即可异病同治，对太阳病及其并发症、合并症采用经方治疗。

 一　白虎加人参汤证与糖尿病

（一）方证研究
【原文记载】

1. 服桂枝汤，大汗出后，大烦渴不解，脉洪大者，白虎加人参汤主之。（《伤寒论·辨太阳病脉证并治》）

2. 伤寒病，若吐、若下后，七八日不解，热结在里，表里俱热，时时恶风，大渴，舌上干燥而烦，欲饮水数升者，白虎加人参汤主之。（《伤寒论·辨太阳病脉证并治》）

3. 伤寒无大热，口燥渴，心烦，背微恶寒者，白虎加人参汤主之。（《伤寒论·辨太阳病脉证并治》）

4. 伤寒脉浮，发热无汗，其表不解者，不可与白虎汤。渴欲饮水，无表证者，白虎加人参汤主之。（《伤寒论·辨太阳病脉证并治》）

5. 若渴欲饮水，口干舌燥者，白虎加人参汤主之。（《伤寒论·辨阳明病脉证并治》）

【组成】

石膏一斤（碎，绵裹）、知母六两、甘草二两（炙）、粳米六合、人参三两。

【功效和主治】

功效：清热止渴，益气生津。

主治：伤寒或温病，里热盛而气阴不足证。证见发热，烦渴，口舌干燥，汗多，脉大无力；暑病津气两伤，汗出恶寒，身热而渴。

《注解伤寒论》曰："……与白虎汤和表散热，加人参止渴生津。"汪苓友曰："渴欲饮水，口舌干燥者，此热邪伤气耗液之征也，故用白虎加人参汤，以清热补气润津液"。柯韵伯曰"此方乃清肃气分之剂。"

【辨证要点】

以表里俱热、大汗出、大烦渴不解、脉洪大为辨证要点。

白虎加人参汤方证的成因主要有两方面：一是伤寒发汗太过或用吐、下误治后，邪入阳明，或者伤寒邪气自传入阳明。热结于里，阳明胃热炽盛，里热外蒸，邪热弥漫，充斥内外，表里俱热，虽言"伤寒无大热"，说明证候在阳明，另外里热迫津外泄，大汗出，亦可使表热得以暂时宣散。上述条文均提到了口渴的症状，"大汗后，大烦渴不解""口燥渴""渴欲饮水"等，说明主症不在大热，而以大汗、大渴、舌干燥为主。热伤津液，津伤引水自救，故见口渴，热盛耗气，气伤则不能将水化为津液，故饮不解渴。且汗出肌疏，汗孔大开，不胜风袭，患者轻则出现时时恶风，重则背微寒。脉象洪大，但来盛去衰，也提示虽里热邪气亢盛，但人体正气和津液已有所耗伤。

白虎汤证与本方证共同的病机都是热炽阳明，都有大热、大汗、大渴、脉洪大四大症状。白虎汤以大热为主；本方却以大渴为主。伤津程度有所不同，两者主症有所偏重。白虎汤证邪热炽盛先于前，本方证热伤气津继于后，在病情发展上有先伤后损之辨。

【制方详解】

方中生石膏辛甘大寒，能清阳明气分热盛，并能除烦止渴，柯韵伯曰"辛能解肌热，寒能盛胃火，寒性沉降，辛能走外，两擅内外之能，故以为君"。知母苦寒质润，苦寒泻火，既可助石膏清胃热，又可清下焦肾经浮游火，润以润燥，助石膏以生津，下可润肾燥以滋阴。石膏知母相须为用，加强清热生津的作用。但关于本方的君药仍存在争议，少数医家认为君药当是知母，如成无己认为知母味苦寒，其《注解伤寒论》载："《内经》曰：'热淫所胜，佐以苦甘。'""《内经》曰：'热淫于内，以苦发之。'"欲彻表热，必以苦为主。故以知母为君。方中粳米、甘草和中益胃，防君臣药之大寒伤中，同时甘草又能调和诸药。人参甘温，补中益气而生津，协助甘草、粳米之补，承制石膏、知母之寒，在石膏清除热邪时顾护气阴，"挽回造化"。四药共奏清热益气生津之效。

此外，张锡纯还认为白虎加人参汤方中粳米作用仅是调和胃气，主张用山药代替粳米，因为山药不仅益气养阴，而且兼能收摄下焦元气，使得元气虚者不至于因为服用知母石膏而滑泻，并且说山药含有蛋白质，最善滋阴。

【白虎加人参汤方证与糖尿病的联系】

白虎加人参汤由张仲景创立，是治疗消渴的经典方剂，《伤寒论》和《金匮要略》均有相应病症，如"渴欲饮水，口干舌燥者，白虎加人参汤主之"。后世许多医家也倡导张仲景的理论并在消渴中运用此方，《医林绳墨》提道："消渴初起，用人参白虎汤。"喻嘉言亦用白虎加人参汤治疗膈消。但其病机为肺胃热盛，故可作为中上焦同治之方。

现代医家在糖尿病的治疗中也广泛应用白虎加人参汤。吕仁和国医大师在临床中针对阳明体质，胃热内盛的患者，常用白虎加人参汤以清热泻火、益气生津，屡见奇效。其典型处方为：生石膏 30g、知母 15g、粳米 1 把、人参 6g（另煎）、炙甘草 6g。若加用天花粉 30g、生山药 20g、葛根 30g、玄参 25g、仙鹤草 30g，则疗效更佳。

熊曼琪教授在治疗糖尿病初期血糖控制不良时，患者常出现烦渴多饮、多食易饥、口干舌燥、舌红、苔黄等症，属于阳明胃腑燥热炽盛、热盛伤津耗气。临床用药在以石膏、知母为主药的同时，她常以淮山药代之粳米，以太子参或西洋参代人参。并合玉泉散之意，常加天花粉、葛根、生地黄、玄参等药。若患者饥饿感甚，乃胃火炽盛，须黄连与生地黄、玄参相配；若口渴甚者，为上焦燥热，灼伤肺阴之象，加黄芩配石膏、知母，清泻肺热。

仝小林院士治疗糖尿病患者有明显"三多一少"症时，常选用白虎加人参汤方治疗。根据阴伤轻重酌情配伍天花粉、南沙参、细生地黄等养阴清热药，根据肺、胃热盛之轻重酌情选用黄芩、黄连和大黄。并且注重还原经方本源剂量，根据《金匮要略》原书中白虎加人参汤中石膏用量一斤、知母六两、人参三两的记载，在临床中常用石膏 30～60g、知母 30～60g、党参或太子参 30g。

此外，多项临床研究也证实白虎加人参汤治疗糖尿病患者疗效显著。如有学者用加味白虎人参汤治疗胃热型糖尿病患者，其中一组单纯服加味白虎加人参汤（单纯组），另一组患者则在服格列苯脲片一月不能改善症状的情况下，再服加味白虎加人参汤（混合组），结果证实单纯组有效率为 87.50%，混合组有效率为 84.38%，两组疗效相似，可见加味白虎人参汤对糖尿病患者有较明显的降糖作用。有用白虎人参汤加减方治疗胃热炽盛，气阴亏虚证的 2 型糖尿病患者，4 周后患者在血糖、血脂，身体质量指数及胰岛素敏感指数方面治疗前后的差异均具有统计学意义，结果提示白虎人参汤能有效地改善 2 型糖尿病患者的胰岛素抵抗，且具有降糖、降脂以及减重的作用。研究通过随机对照临床观察发现，白虎加人参汤联合短期胰岛素强化治疗 2 型糖尿病（火热炽盛证）患者，与单纯短期胰岛素强化治疗比较有显著优势，不仅可以改善临床症状，还能调节血糖波动，平稳控制血糖，减少胰岛素总用量，缩短强化治疗天数，节省患者医疗费用。

（二）现代药理学研究

1. 降糖　有观察白虎加人参汤对糖尿病大鼠疗效发现，白虎加人参汤水煎液能降低糖尿病大鼠的血糖，且降糖效果与盐酸苯乙双胍无明显差异，同时能提高糖尿病大鼠免疫球蛋白 G、免疫球蛋白 M 的含量。研究发现人参白虎汤可明显降低大鼠血糖水平、糖化血红蛋白与红细胞山梨醇含量，同时升高血清 SOD 活性，降低 MDA 含量，推测该方的降糖作用可能与抗氧化机制有关。另有研究白虎加人参汤对四氧嘧啶所致及遗传性糖尿病小鼠（KK-Cay）的作用发现，白虎加人参汤能够降低糖尿病小鼠的血糖，其降糖作用是 5 种草药的复合效果，而且除粳米外，各药的提取成分均有一定的降糖作用，但以人参和知母降糖效果最为显著。

2. 降脂　对糖尿病模型大鼠进行实验研究，发现白虎加人参汤加减方能够降低糖尿病大鼠甘油三酯和总胆固醇水平至正常，而盐酸苯乙双胍则未显示出降脂作用，人参白虎汤加减方不仅可以降糖降脂，而且可以纠正血液流变异常，降低血液黏稠度，减少血管内皮损伤，从而改善微循环，防止脂质在血管内的沉积。研究发现，加味白虎人参汤能明显降低四氧嘧啶模型大鼠血清中甘油三酯、总胆固醇、低密度脂蛋白胆固醇（low-density lipoprotein cholesterol，LDL-C）水平，使糖尿病大鼠血清高密度脂蛋白（high-density lipoprotein，HDL-C）水平明显上升，改善脂质过氧化物所致的脂代谢紊乱。

3. 抗过敏 研究发现白虎加人参汤能明显抑制由免疫球蛋白 E 介导的 BALB/c 小鼠的皮肤过敏反应，还能抑制组胺导致的雌性 BALB/c 小鼠耳廓水肿，但该方对组胺的释放没有任何影响。白虎加人参汤具有免疫调节和抗炎作用，故在一定程度上可替代糖皮质激素。

（三）案例

医案一

患者，男，40 岁，2007 年 4 月就诊。因汗出恶风 2 年而来诊。自述汗出恶风，无论昼夜，不分冬夏，口渴多饮，大便干结，体倦乏力，舌红少津，脉沉细。空腹血糖 13.4mmol/L，餐后 2h 血糖 17.1mmol/L。辨证属燥热津伤证。治以清泻肺热，生津益气，方用白虎加人参汤加减。药用：石膏 30g，知母、黄芪、太子参、天花粉各 15g，甘草 5g，7 剂，水煎服，日 1 剂。

二诊：患者汗出大减，口渴多饮、大便干结诸症亦减。原方加减又服 20 余剂，诸症皆除。

按语：消渴多因燥热内盛，阴津耗伤而成。燥热内盛，迫津外泄，津随汗泄，津液大伤，津伤而耗气，故成燥热内盛，气阴耗伤之证。此时汗出过多，并非属"气虚自汗"或"阴虚盗汗"。《金匮要略·消渴小便不利淋病脉证并治》篇曰："渴欲饮水，口干舌燥者，白虎加人参汤主之。"《伤寒论》第 170 条言"渴欲饮水，无表证者，白虎加人参汤主之"。从上述原文中可知，白虎加人参汤证的病机系指里热内盛，津液耗伤。消渴之燥热内盛、耗伤阴津证，与白虎加人参汤证的病机甚相吻合。临床上运用白虎加人参汤加减，治疗上消证、中消证，每获良效。此为肺胃燥热已去，无以迫津外泄，故汗出止，汗止则津液内存，上承口唇，滋养全身，故口干便干诸症可除。

医案二

患者，男，64 岁，有糖尿病、原发性高血压病史 20 年，目前血糖、血压平稳。1 月以来自觉烘热汗出，大渴喜饮，冷热均可，大汗出，口干舌燥，口苦，周身关节酸痛，体温正常，双腿乏力，身体质量下降，纳可，二便调，舌红，苔薄白少津，右脉滑数，左脉细滑。曾静脉滴注抗生素月余无效。证属阳明热盛，气阴两伤，予白虎加人参汤加减治疗。药用：生石膏 50g、知母 12g、炙甘草 6g、粳米 1 把、沙参 12g、桂枝 6g，5 剂，水煎米熟汤成温服。

二诊：自觉症状明显减轻，5剂服完，偶有面部烘热，余症消失，继予竹叶石膏汤善后。

按语：《伤寒论》曰"若渴欲饮水，口干舌燥者，白虎加人参汤主之"。此患者有大汗、大渴、脉大等白虎汤脉证，又有乏力、脉细等阴伤之象，故予白虎加人参汤。因有关节酸痛症状，故加桂枝因而又有白虎加桂枝汤之意。

葛根黄芩黄连汤证与糖尿病

（一）方证研究

【原文记载】

太阳病，桂枝证，医反下之，利遂不止，脉促者，表未解也；喘而汗出者，葛根黄芩黄连汤主之。（《伤寒论·辨太阳病脉证并治》）

【组成】

葛根半斤、甘草二两（炙）、黄芩三两、黄连三两。

【功效和主治】

功效：解表清里，升清止利。

主治：外感表证未解，热邪入里，证见身热，下利臭秽，肛门有灼热感，心下痞，胸脘烦热，喘而汗出，口干而渴，苔黄，脉数。

太阳病邪在表，理应解表为法，医者误用攻下，以致表邪内陷阳明而下利，表里俱热。对于"表未解"的认识，一部分医家认为太阳病未罢，阳明里热已生。唐容川曰："风在肌肉，阳明所司之界，本能翕翕发热，若误下之，则热邪内陷，为协热下利……此太阳阳明胁热下利之证。"也有部分医家认为"表未解"是指阳明之表，如陆九芝曰："阳明之有葛根芩连汤也，犹太阳之有大青龙，少阳之有小柴胡也。太阳以桂、麻解表，石膏清里，少阳以柴胡解表，黄芩清里，阳明以葛根解表，芩连清里。"谓此方为邪入阳明，表里双解之剂。关于"脉促"，恽铁樵先生认为"此促脉乃暂局，下药太暴，邪正互争，脉气因乱故也"，另一方面也说明虽然"利遂不止"，阳气有奋起抗邪外达之势，故出现"脉促"。"喘而汗出"为里热内迫，肺气不利所致。

【辨证要点】

以发热、下利、脉促为辨证要点。

该方主症既有在表之发热，又有里热之下利，既为热利，当有大便臭秽、肛门灼热、小便短赤等热证特征。脉促为脉数而急促，为人体阳热亢盛,正邪相争之象。陆九芝言:"葛根芩连一方独见遗于阳明者,以人必见下利始用之,不下利即不用,而不以为是阳明主方也。孰知此方所用者宏,而所包者广也。"即使无表证发热,只要符合肠道湿热证也可应用该方。

【制方详解】

清代王子接认为:"是方即泻心汤之变,治表寒里热,其义重在芩、连肃清里热。虽以葛根为君,再为先煎,无非取其通阳明之津,佐以甘草缓阳明之气,使之鼓舞胃气,而为承宣苦寒之使。"葛根芩连汤重用葛根为君药,以其甘辛而凉,入脾胃经,既能解肌以退热,又可升发清阳之气以止利,使表解里和。柯韵伯谓其"气轻质重",在煎法上先煎葛根,后纳诸药,则"解肌之力优而清中之气锐"。臣以苦寒之黄芩、黄连,苦能燥肠胃之湿,寒能清肠胃之热,肠胃湿除热清而下利自止。如尤怡所言:"盖风邪初中,病为在表,一入于里,则变为热矣。故治表者,必以葛根之辛凉,治里者,必以芩连之苦寒也。"佐以甘草和中缓急,协调诸药。四药合用,外疏内清,表里同治,共成解表清里之剂,以达到清热燥湿,生津润燥的功效。本方为表里同治之剂,从组方原则来探讨,以清里热为先,以解表邪为后,因此临床无论有无外感,符合葛根芩连汤方证者均可用选用本方。

【葛根芩连汤方证与糖尿病的联系】

饮食不节、情志失畅、劳欲过度等因素均可导致消渴,且越来越多的医家认为,湿热贯穿在 2 型糖尿病的病程始终,即长期过食肥甘,醇酒厚味,脾胃受损,运化失职,积热内蕴,停滞中焦,出现胃肠湿热内蕴,化燥伤津,消谷耗液,发为消渴。葛根芩连汤从组方上来说,具有清热生津的功效,正好切中糖尿病胃肠湿热、燥热伤津的病机。

该方在糖尿病的治疗中得到了广泛应用,张发荣教授常将葛根芩连汤作为治疗糖尿病及其并发症的基础方,用于治疗糖尿病的诸多证候,临床应用时葛根常用 20~50g,黄连用量多在 6~12g,黄芩用量常为 15~20g。黄煌教授认为葛根芩连汤用于嗜酒伴有血糖高者最为有效,对糖尿病如伴有项背强痛,或头痛,或腰腿痛,全身乏力者也适用本方,葛根用量通常在 30g 以上,可达 60~100g。

仝小林院士团队通过对 187 例 2 型糖尿病患者进行不同剂量葛根芩连汤干预后发现,随着葛根芩连汤剂量的增加,患者的肠道菌群结构相比治疗前有所改善,差异具有统计学意义,临床疗效明显,且具有剂量依赖性,而安慰剂及低剂量对照组在 12 周时间里肠道菌群结构及临床症状无任何改善。有学者应用葛根芩连汤配合胰岛素强化治疗湿热证 2 型糖尿病，临床试验发现在短期胰岛素强化治疗基础上，联合葛根芩连汤加味治疗，不仅可以减少胰岛素用量，还能提高临床治疗的总有效率。进一步研究显示，葛根芩连汤可在一定程度上改善糖尿病患者的肠道微生态，有效抑制致炎细菌的生长并促进益生菌的生长。有研究通过观察 120 例糖尿病患者，证实运用葛根芩连汤单独治疗 8 周能显著降低患者血糖，同时改善阴虚燥热相关症状。有学者进行葛根芩连汤对新发 2 型糖尿病患者胰岛素抵抗水平影响的研究，结果显示葛根芩连汤可以显著提高机体胰岛素敏感性，改善机体胰岛素抵抗状态，调节机体血糖及血脂水平，减轻机体炎症状态，对新发 2 型糖尿病患者胰岛素抵抗具有较好的改善作用。

（二）现代药理学研究

1. 改善胰岛素抵抗　研究发现葛根芩连汤连续给药 80 日后的高脂饲料联合 STZ 诱发的 2 型糖尿病大鼠模型血清胰岛素指数（insulin index）显著升高，血清空腹胰岛素（fasting insulin）、胰岛素抵抗（insulin resistance，IR）显著降低，推测葛根芩连汤可通过提高细胞的胰岛素敏感性，改善胰岛素抵抗，保护受损胰岛 β 细胞，达到治疗 2 型糖尿病的目的。此外，葛根芩连汤中多种活性成分均被证明具有改善胰岛素抵抗的作用，如葛根素、葛根总黄酮、黄芩苷、小檗碱等。

2. 调节糖脂代谢　研究发现葛根芩连汤可以有效降低 2 型糖尿病大鼠的甘油三酯、LDL-C 水平，提高 HDL-C 水平，降低腹腔内脂肪水平与体质量的比值，证实葛根芩连汤可以显著改善 2 型糖尿病大鼠的脂类代谢紊乱。葛根芩连汤灌胃 4 周后的糖尿病小鼠（KK-Ay），在摄食量、体质量、空腹血糖、甘油三酯、总胆固醇、LDL-C、胰岛素水平等相关指标上均表现出明显降低，而 HDL-C 水平明显升高。

3. 抑制氧化应激　葛根提取物干预能够提高模型大鼠体内肝脏 SOD 活性，降低 MDA 水平，增强糖尿病模型大鼠的抗氧化应激能力，维持糖尿病大鼠血管活性，控制糖尿病及其并发症。研究发现葛根芩连汤对 2 型糖尿病大鼠的降糖降脂作用，可能是通过增强机体抗氧化能力、改善机体炎症状态而实现的，葛根芩连汤各剂量组 2 型糖尿病大鼠血清 SOD 水平升高，MDA 含量降低。研究发现葛根芩连汤及其聚集物颗粒可通过提升 STZ

诱导的 2 型糖尿病大鼠胰腺和肝脏抗氧化能力，促进胰岛素分泌，实现降糖作用。同时方中黄芩苷、小檗碱、黄连碱、甘草黄酮等也被证实具有抗氧化作用。

4. 调整肠道菌群　观察发现葛根芩连汤给药后的变性梯度凝胶电泳（denaturing gradient gel electrophoresis，DGGE）显示高剂量组条带数目明显增多，特别是增加了乳杆菌属的条带数目，证明一定量葛根芩连汤对肠道菌群结构具有明显调节作用。

5. 抗菌　通过细菌体外实验发现葛根芩连汤对感染性腹泻相关细菌有很好的治疗作用，该方剂及其中多数组成药物对大部分试验菌株都有中至强的体外抗菌活性。体外抗菌实验表明，本方对金黄色葡萄球菌、痢疾杆菌、肺炎双球菌的生长均有一定程度的抑制作用；其中对金黄色葡萄球的抑制作用最强，抑制浓度为 1/128；肺炎双球菌、痢疾杆菌作用次之，抑菌浓度分别为 1/6 与 1/32；体内实验结果表明，本方对肺炎双球和痢疾杆菌的抑制作用最强；对金黄色葡萄球菌作用次之。

6. 抗炎解热　研究结果表明葛根芩连微丸对小鼠小肠推进运动、新斯的明引起的小鼠小肠推进功能亢进具有明显的抑制作用，对大鼠离体回肠自发运动及乙酰胆碱（acetylcholine，Ach）所致大鼠离体回肠痉挛性收缩也有明显的抑制作用，说明该药可通过直接抑制肠道过强蠕动及对抗 Ach 等途径而达到止泻目的。研究发现葛根芩连汤灌胃治疗对二甲苯所致小白鼠耳部炎症肿胀，和足跖皮下注射鲜蛋清致炎的足肿胀均有明显抑制作用，同时对注射细菌内毒素诱导的大鼠发热模型有解热作用。对大肠湿热证模型大鼠血清炎性指标的观察发现，葛根芩连汤可降低大鼠血清 IL-1、IL-2、白细胞介素 -6（interleukin-6，IL-6）水平，改善大鼠肠道湿热症状。

（三）案例

李某，男，52 岁。2019 年 8 月 13 日初诊。

患者诉间断口干、多饮 4 年，加重伴发热，腹泻 1 周。体温 38℃，血压 135/94mmHg。身高 171cm，体重 92kg。空腹血糖 9.6mmol/L，餐后 2 小时血糖 14.3mmol/L。大便常规：白细胞 ++。口服二甲双胍、阿卡波糖控制血糖。目前发热，多汗，大便每日 4～5 次，大便黏臭，肛门有灼热感，口干，小便黄，舌紫黯苔黄腻，脉滑数。既往无特殊病史。平素喜肉食，不爱运动，有晚睡的习惯。西医诊断：2 型糖尿病，腹泻。中医诊断：消渴，泄泻，证属肠道湿热证。治法：清热燥湿。方用葛根芩连汤加减，用药：葛根 24g、黄连 9g、黄芩 9g、马齿苋 20g、炙甘草 6g，7 剂，水煎服，日 1 剂。嘱停用二甲双胍和阿卡波糖，配合运用中医综合基础治疗方案。

2019 年 8 月 21 日二诊：患者诉症状消除，无明显不适。舌苔薄黄，脉弦滑。空腹血糖 7.4mmol/L，餐后 2 小时血糖 8.6mmol/L。嘱患者停汤药，改中成药葛根芩连微丸善后，继续配合中医综合基础治疗方案。

2019 年 9 月 12 日三诊：患者无明显不适。查舌苔薄黄，脉弦细。空腹血糖 6.4mmol/L，早餐后 2 小时血糖 7.9mmol/L。体重减至 87kg。嘱停口服药，继续应用中医综合基础治疗方案。

1 年后随访，患者体重为 84kg，糖化血红蛋白为 5.6%。

按语：该腹泻患者同时伴有肥胖、糖尿病、临界高血压，属于西医代谢综合征范畴。中医辨病属于"泄泻""消渴""肥胖"范畴。患者平素喜肉食，胃失和降，脾失健运，中焦积滞，湿热内蕴致病。治疗宜清热燥湿，方选葛根芩连汤加减。结合现代药理学研究，葛根、黄连、黄芩均具有确切的降糖作用，故停用引二甲双胍和阿卡波糖。方中葛根早在《神农本草经》中就有"主消渴"的记载，《伤寒药性赋》记载葛根"阳明之药，脾渴可解而胃热能消"。黄连、黄芩苦寒以清热燥湿，并可以苦制甜，疗效显著。

 三 小建中汤证与糖尿病

（一）方证研究

【原文记载】

1. 伤寒二三日，心中悸而烦者，小建中汤主之。（《伤寒论·辨太阳病脉证并治》）

2. 伤寒，阳脉涩，阴脉弦，法当腹中急痛者，先与小建中汤；不差者，小柴胡汤主之。（《伤寒论·辨太阳病脉证并治》）

【组成】

桂枝三两（去皮）、甘草二两（炙）、大枣十二枚（擘）、芍药六两、生姜三两（切）、胶饴一升。

【功效和主治】

功效：温中补虚，缓急止痛。

主治：虚劳里急，腹中时痛，喜温喜按，按之则痛减，舌淡，苔白，或心中悸动，虚烦不宁，面色无华，或四肢酸痛，手足烦热，咽干口燥。

对此方之功效，医家有不同的意见，吴谦等认为本方可"缓肝和脾"，《医方论》则指出："小建中汤之义，全在抑木扶土。"《伤寒明理论》认为以"温建中脏"为主。《金匮要略心典》曰："此和阴阳调营卫之法也……求阴阳之和者，必于中气，求中气之立者，必以建中也。"

【辨证要点】

本方主治散见于多处，症状表现复杂，基本可分为三类：太阴虚寒，中焦温饱不足所致的绵绵腹痛；中焦化源之力贫乏、气血不足所致的心悸、肢体酸痛、面色萎黄等；气血长期不足，阳损及阴，继而阴阳失调所致的手足烦热、咽干口燥、鼻衄、失精、里急腹痛等。

王永生收集了 136 例小建中汤验案，进行统计分析，得出结论，小建中汤证的主症包括纳呆便溏、脘腹痛、乏力、喜温喜按、心悸气短、面色萎黄。

【制方详解】

小建中汤以桂枝汤倍芍药加饴糖而成，方中饴糖甘温补中，配甘草、大枣补益脾胃，安补中气，中气复则气血生化有源；加倍使用芍药配甘草，酸甘化阴，以养血和营，缓急止痛；桂枝、生姜温通心脾阳气，与甘草相合，辛甘化阳，温阳养心。诸药协同，建中补虚而气血阴阳双补，具有平衡阴阳、协调营卫、缓急止痛等多种作用。

关于本方的君药仍存在争议，一部分医家认为饴糖为君药，如《伤寒明理论》曰："治中焦，生育荣卫，通行津液，一有不调，则荣卫失所育，津液失所行，必以此汤温建中脏，是以建中名焉。胶饴味甘温，甘草味甘平。脾欲缓，急食甘以缓之。建脾者，必以甘为主，故以胶饴为君，甘草为臣，桂辛热，辛，散也，润也。荣卫不足，润而散之。芍药味酸微寒，酸，收也，泄也。津液不逮，收而行之。是以桂芍药为佐，生姜味辛温，大枣味甘温，胃者卫之源，脾者荣之本。"也有医家认为芍药为君药，如《脾胃论》载："《伤寒论》云，阳脉涩，阴脉弦，法当腹中急痛。以芍药之酸，于土中泻木，为君；饴糖炙甘草甘温，补脾养胃，为臣。水挟木势，亦来侮土，故脉弦而腹痛，肉桂大辛热，佐芍药以退寒水；姜、枣甘辛温，发散阳气，行于经脉，皮毛为使。"

【小建中汤方证与糖尿病的联系】

糖尿病早期患者中医证候以本虚标实证为主，随着病情的逐渐发展，糖尿病后期正气亏虚，中医证候以虚证为主，可用小建中汤加人参、地黄治疗,有腰部症状者可用小建中汤加六味地黄丸治疗。

当糖尿病患者出现营卫不足、气血失和的虚性病证,表现为以虚性腹痛、虚劳及其兼证、心悸为主要症状时,均可用小建中汤治疗,如糖尿病合并心悸、胃溃疡、慢性胃炎等。

（二）现代药理学研究

1. 抗幽门螺杆菌（*helicobacter pylori*,HP） 小鼠动物实验发现小建中汤水提组分具有抗 HP、抗感染,改善胃窦部黏膜炎症的作用。

2. 抗炎,抗氧化 小建中汤干预脾胃虚寒大鼠研究发现,高剂量组大鼠胃组织中 SOD 水平升高,MDA 水平降低,中、高剂量组大鼠血浆中 cAMP 水平升高,环磷酸鸟苷（cyclic guanosine monophosphate,cGMP）水平降低,小建中汤具有抗脂质过氧化损伤和改善环核苷酸水平紊乱的作用。进一步研究发现小建中汤大剂量组脾胃虚寒大鼠血清 IL-6 水平降低,小建中汤还具有抗炎、保护胃黏膜的作用。有研究发现小建中汤对二甲苯所致小鼠耳廓肿胀、醋酸诱发小鼠血管通透性增加有明显的抑制作用,与模型组比较差异具有统计学意义。有研究证实小建中汤可增加胃衰老模型大鼠脾、胃和胸腺的脏器指数,升高血清 SOD 活性,降低 MDA 含量,并能通过抗氧化、清除自由基、修复胃黏膜损伤等机制发挥延缓胃衰老的作用。

3. 保护肝细胞 研究发现小建中汤加五味子煎汤有降低急性肝损伤模型大鼠的谷丙转氨酶水平的作用,可保护肝细胞、促进细胞内脂代谢、减少肝细胞变性坏死。

（三）案例

王某,女,74 岁,2018 年 8 月 3 日就诊。有 2 型糖尿病病史 10 年,5 日前患者感冒痊愈后感心悸、胸闷,兼耳穴心反应区痒痛,经西医诊为心肌炎,为进一步治疗前来就诊。刻下症:患者面黄无华,心悸胸闷,活动后加剧,言语低微,脉稍细数无力,舌质淡红,苔薄白。处方为小建中汤加减,药用:桂枝 15g、芍药 30g、生姜 10g、炙甘草 10g、大枣 4 枚、黄芪 15g、党参 15g、麦冬 15g、五味子 15g,7 剂,水煎服,日 1 剂,早晚两次温服。服药 1 周后,患者诉症状消失,不欲再服药。

1 月后,患者因耳穴心反应区痒痛来诊,要求再服原方 7 剂,药后症状好转。

2019 年 9 月随访,患者诉心悸、胸闷症状消除,体检示心电图正常。

按语:《伤寒论·辨太阳病脉证并治》说:"伤寒二三日,心中悸而烦者,小建中汤主之。"患者外感后心悸胸闷,遇劳加重,言语低微,兼面黄无华,可见里气先虚、气血双亏为本,而又复感外邪为标,内虚外扰,气血双亏,心无所主则悸,外邪扰心,中气虚馁,心中气血不畅则胸闷。方用小建中汤外和营卫,内调气血,加党参、黄芪帅气血运行,又脉稍细数加生脉饮复脉止悸,诸药共用得建中补虚益心止悸之功。

四　茯苓四逆汤证与糖尿病

(一) 方证研究

【原文记载】

发汗,若下之,病仍不解,烦躁者,茯苓四逆汤主之。(《伤寒论·辨太阳病脉证并治》)

【组成】

茯苓四两、人参一两、附子一枚(生用,去皮,破八片)、甘草二两(炙)、干姜一两半。

【功效和主治】

功效:温阳益阴、利水除烦。

主治:伤寒,发汗或下后,病仍不解,烦躁者。

茯苓四逆汤证乃先汗病不解,或采用攻下的方法病仍不解而造成的病证。汗下均为祛邪而设,误用则伤人正气。发汗过多,则虚其阳气;妄用攻下,则耗其阴液。陈修园言:"以太阳底面,即是少阴,汗伤心液,下伤肾液,少阴之阴阳水火隔离所致也。"

历代注家关于茯苓四逆汤证的病机,特别是"烦躁"一症有诸多认识,主要有以下四种观点:①汗下伤阳,虚阳上扰。如钱潢所言:"汗之太过,亡其卫外之阳,下之太甚,损其胃脘之阳,致无阳而阴独也。阴盛迫阳,虚阳搅扰则作烦,阴邪纵肆则发躁。"②汗下阴阳俱虚。如成无己《注解伤寒论》中所言:"发汗外虚阳气,下之内虚阴气,阴阳俱虚,邪独不解,故生烦躁。"此外方有执、琴均等均宗此说。③心之血气不足。如张隐庵提出:"心主之血气不足则烦,少阴之神机不转则躁。"④阳虚水气上泛。吴谦在《删补名医方论》中提到茯苓四逆汤主"若病不解,厥悸仍然,骤增昼夜烦躁,似乎阴盛格阳,而实肾上凌心,皆因水不安其位,挟阴邪而上乘,是阳虚有水气之烦躁也。用茯苓君四逆，抑阴以伐水"。徐灵胎也认为："少阴伤寒，虚阳夹水气不化，故内扰而烦，欲脱而躁。"丹波元坚、陆渊雷等也同意此观点。

【辨证要点】

原文条文较简略，没能将该方证相关的症状完整列出，以方测证，本证除心神不安、烦躁外，还当有畏寒蜷缩、下利清谷、手足逆冷、脉微细、口干渴等临床表现。四肢厥逆，脉沉微欲绝或浮弦，面青黑无华，舌白多津等，表现出肾寒、脾湿、正虚、阳弱证候时，本方均可使用。本方主治肾阳虚寒性水肿证。以面色浮白无华或青黑、四肢厥冷浮肿、小便不利、舌淡、苔白滑或灰黑而润、脉微欲绝或浮弦为辨证要点。

【制方详解】

方中生附子与干姜即干姜附子汤，干姜温中焦之阳，生附子破寒消阴，扶下焦之阳。茯苓淡渗利水健脾，甘草补中培土制水，二者合用，则甘能补脾，淡能利水，共起健脾利水之功。人参壮元气，补五脏，安精神，益气生津，于回阳之中有益阴之效，有如《医方集解》所言"人参入心以除烦"，则全方共奏温阳、益阴、利水、除烦之功效。

关于本方重用茯苓也有两种观点：①补益，《注解伤寒论》言："加茯苓人参以益阴。"《伤寒来苏集》中云"茯苓以滋阴"。《伤寒贯珠集》中解释为："茯苓人参甘草之甘所以养正。"《伤寒发微》中道："茯苓、人参，增胃液以濡上燥。"②祛邪，如《医宗金鉴》中道："更加茯苓以抑阴邪……伐水邪而不伤阳。"

【茯苓四逆汤方证与糖尿病的联系】

糖尿病初发阶段常表现为阴虚燥热，随着病情发展，到了糖尿病后期多表现为阴阳两虚，且以阳虚为主，患者常表现一派阳虚征象：若心阳不足可见胸闷心悸；脾阳不足则可见纳差，大便溏薄；肾阳不足则见小便量多或小便不利，下肢浮肿；阳气亏虚，阳不入阴则见入睡困难或睡后易醒。糖尿病后期患者舌质多为淡或淡黯，舌体胖大，脉象多为沉细微或沉弱，尺部重取不足。茯苓四逆汤既包含了四逆汤之温肾回阳，又重用茯苓健脾利水，人参益气健脾生津，"阴在内，阳之守也"，回阳的同时兼顾益阴，利水。

该方在糖尿病及并发症中也应用广泛，有研究通过临床研究发现茯苓四逆汤治疗 2 型糖尿病阴阳两虚偏阳虚证患者，不仅能改善患者的中医证候、脂代谢和微循环水平，还能减少胰岛素的用量，更好地控制血糖，减少并发症的发生。有报道研究了茯苓四逆汤治疗脾肾阳虚型糖尿病肾病的临床疗效观察，结果显示茯苓四逆汤在改善患者症状、肾功能、蛋白尿方面均优于单纯西药治疗。研究探讨茯苓四逆汤治疗肾阳亏虚型糖尿病神经源性膀胱患者的临床疗效，证实茯苓四逆汤能有效缓解神经源性膀胱患者的临床症状，改善尿动力学指标。

此外，根据临床报道该方还可用于心悸、不寐、水肿、泄泻、烦躁等病症，高血压、发热、急性胆囊炎、急性胃炎、风湿性心脏病、慢性肾炎、震颤性麻痹、慢性心力衰竭等疾病，当糖尿病合并有上述疾病或症状时，只要符合该方证病机就可加减使用茯苓四逆汤治疗。

（二）现代药理学研究

1. 保护心肌 有研究发现中药组脓毒血症大鼠 TNF-α、IL-6、心型脂肪酸结合蛋白水平较对照组显著下降，说明茯苓四逆汤对脓毒症大鼠心肌具有良好保护作用，其机制可能与减少炎症释放有关。

2. 其他 茯苓四逆汤整方的药理学研究比较少，但因茯苓四逆汤由四逆汤加人参和茯苓而成，可参考四逆汤、人参、茯苓的药理学研究。目前研究已证实四逆汤具有调节免疫功能、抗动脉粥样硬化、保护心肌细胞、改善脑缺血后损伤、抗休克、降血压以及保护肠黏膜等作用。另外，现代药理学研究显示茯苓的主要有效成分为茯苓糖和茯苓素，具有增强免疫功能，抗衰老，抗肿瘤，利水消肿，保肝护胃，增强胰岛素的分化诱导活性，预防结石，抗菌、抗炎、抗病毒等作用。人参的主要活性成分有人参皂苷、人参多糖、多肽、人参炔醇等，具有抑制食欲和肠道对葡萄糖与脂肪的吸收，影响糖脂代谢通路，调节过氧化物酶体增殖物激活受体 γ 活性和表达，改善胰岛素抵抗，促进胰岛素分泌，抗胰岛细胞凋亡，抗氧化应激和抗炎的作用。

（三）案例

王某，女，67 岁，2018 年 5 月 15 日初诊。患者有糖尿病病史 10 年，主诉为心悸胸闷 3 年加重 1 月就诊。患者 3 年前感冒后出现心悸胸闷，于当地医院就诊，诊断为"心肌病"，具体治疗不详，症状反复加重。刻下症：心悸胸闷，气急气短，动则汗出，肢体浮肿，纳食甚少，形寒蜷卧，烦躁不安，极度疲倦，目光灰黯，舌质淡红，苔白腻，脉细弱无力。诊断为：消渴，证属心肾阳虚，水湿内停证。以茯苓四逆汤加减治疗，药用：茯苓 30g、人参粉^{调冲}4g、干姜 5g、附子（先煎）10g、炙甘草 5g、麦冬 10g、五味子 6g、车前子（包）15g、防己 10g，5 剂，水煎服，日 1 剂。

2018 年 5 月 21 日二诊：服药后患者气短减轻，烦躁稍安，尿量增多，续投原方 5 剂。

2018 年 5 月 27 日三诊：患者浮肿减轻，其余诸证逐渐改善。守方 10 剂，病情缓解。

按语：患者久病消渴，肾阳虚衰，再加上外感后心阳受损，久病不愈，心肾阳虚，水湿泛滥，病情错杂。故以茯苓四逆汤温振心肾阳气，利水伐邪；合用生脉饮，益气养阴敛汗；加车前子通利消肿，防己强心利尿而获效。

 五 小陷胸汤证与糖尿病

（一）方证研究

【原文记载】

小结胸病，正在心下，按之则痛，脉浮滑者，小陷胸汤主之。（《伤寒论·辨太阳病脉证并治》）

【组成】

黄连一两、半夏半升（洗）、栝楼实大者一枚。

【功效和主治】

功效：宽胸散结，清热涤痰。

主治：痰热互结，胸脘痞闷，按之则痛，或咳痰黄稠，舌苔黄腻，脉滑数者。

伤寒表证误下，邪热内陷，痰热结于心下。关于病位"正在心下"，《伤寒来苏集》云："正在心下未及胁腹。"刘渡舟认为"正在心下"就是在胃脘。"按之则痛"，既与痞证"按之自濡"鉴别，本方证热结不重，程度上还未达到大陷胸汤的"痛不可近"或"按之石硬"。

"脉浮滑"，浮者有热而浅，滑者有痰而结，是痰热内结之象。王付还提出小陷胸汤证，临床要审明病机的关键是痰热，而非病位，该方既可辨治上焦痰热证，又可辨治中焦痰热证，更可辨治下焦痰热证。

【辨证要点】

以胸脘痞闷、按之则痛、舌苔黄腻、脉滑数为辨证要点。

《临证指南医案》评："心下痞闷，舌红，苔黄腻，脉滑数。"即可运用本方。《张氏医通》云："凡咳嗽面赤，胸腹胁常热，惟手足有凉时，其脉洪者，热痰在膈上也，小陷胸汤主之。"《丹溪心法》以本方"治食积及痰壅滞而喘急者"。研究通过对现代医家临床运用小陷胸汤的文献资料的分析发现，小陷胸汤的功效所及并非仅限于痰热互结于心下之结胸病，其证候表现涉及的部位可扩大至中、上焦，甚至更广，但以脾胃系、心胸系、肺系的证候表现为多，如胸闷、脘腹痞满、咳嗽、恶心呕吐、胸痛、胁痛等为主要证候，口苦、口干（不欲饮）、倦怠乏力、不寐、吞酸等可作为次要证候，舌色、苔质以红舌、黄腻苔为典型，脉象以弦滑、滑数或者弦滑数为典型。

【制方详解】

方中以瓜蒌之甘寒清润，既清热化痰，润肠通便，又宽胸理气，通痹散结；以黄连之苦寒，清心泻热，苦降开结以除心下之痞；以半夏之辛燥，蠲饮化痰以除心下之结。半夏与黄连合用，一辛一苦，辛开苦降；半夏与瓜蒌相伍，润燥相得。三药共奏，清热涤痰，散结开痞之功。如钱天来所言："夫结邪虽小，同是热结，故以黄连之苦寒主之，寒以解其热，苦以开其结，非比大黄之苦寒荡涤也。邪结胸中则胃气不行，痰饮留聚，故以半夏之辛温滑利，化痰蠲饮而散其滞结也。瓜蒌实之甘寒能降下焦之火，使痰气下降也。此方之制，病小则制方亦小。"

【小陷胸汤方证与糖尿病的联系】

2型糖尿病患者多具有肥胖或超重的特点，而肥胖型2型糖尿病属于中医脾瘅的范畴，主要成因为过食肥甘和多食少动，过（多）食可引起脾胃受损，运化升降失常，饮食壅聚中焦，郁久化热，日久则中满内热，胃热则增消谷善饥，热伤津液，炼液成痰，最终导致中焦痰热搏结。治疗宜清热涤痰，兼消膏降脂化浊，方用小陷胸汤加减。

仝小林院士运用小陷胸汤治疗2型糖尿病，经6个月的治疗临床总有效率达66%，50例患者空腹血糖（fasting blood glucose，FBG）、餐后2小时血糖、糖化血红蛋白和症状积分均有显著改善。同时仝小林院士还总结了小陷胸汤治疗2型糖尿病的辨证要点，提出小陷胸汤的主要辨证指征是形体肥胖，同时以舌苔、脉象为主，参考临床症状进行适当加减，且糖尿病患者见痰热互结证者，则均可使用小陷胸汤治疗。

有研究认为小陷胸汤证临床多见于中青年患者，诱因多为饮食不节、感受外邪、情志不调，而消渴患者肺、脾、肾等多脏腑功能失调，在这些诱因的作用下较常人更易出现小陷胸汤证，证候特点为以心下部位为中心，心胸窒闷不舒，可自觉疼痛或无痛感而按之疼痛，舌质红，苔多黄腻，脉象多滑。

有研究通过观察加味小陷胸汤对湿热困脾型糖耐量受损患者的疗效发现，在二甲双胍的基础上联合加味小陷胸汤（小陷胸汤加苍术、佩兰、泽泻、柴胡、桃仁）与对照组相比，能显著改善患者中医临床症状，降低患者血糖积分，提高胰岛素敏感性，减轻体质量，减小腰围，且无不良反应。用小陷胸汤治疗 2 型糖尿病痰热互结证患者，临床总有效率达 91.2%，该方降糖效果明显，抗炎作用突出，能显著提高糖尿病患者的生存质量。

此外，在糖尿病并发症方面小陷胸汤也有一定疗效，如有学者用小陷胸汤化裁治疗糖尿病周围神经病变，结果显示该方能降低糖尿病周围神经病变患者的血糖、血脂水平，修复神经损伤，提高神经传导速度，疗效显著。研究发现在西医治疗基础上联合加味小陷胸汤治疗，糖尿病皮肤瘙痒症患者的总有效率明显高于对照组，能有效缓解和消除糖尿病患者的皮肤瘙痒症状，且复发率低。

（二）现代药理学研究

1. 改善血液流变学各指标　有学者通过大鼠高脂血症模型研究发现，小陷胸汤能明显降低模型大鼠总胆固醇、甘油三酯、LDL-C 水平，升高 HDL-C 水平，调节载脂蛋白水平。研究通过加味小陷胸汤干预动脉粥样硬化模型大鼠证实，小陷胸汤加味方能降低动脉粥样硬化大鼠的血脂及血液流变学各指标，且能明显抑制动脉粥样硬化大鼠主动脉内皮细胞高敏 CRP 表达，减少细胞间黏附分子 -1（intercelluar adhesion molecule-1，ICAM-1）和血管细胞黏附分子 -1（vascular cell adhesion molecule-1，VCAM-1）mRNA 的表达，在降低炎性因子表达方面优于辛伐他汀。上述研究表明，小陷胸汤能有效地改善血脂、血液流变学各指标、血清炎性因子的异常，对高脂血症、动脉粥样硬化具有防治作用。

2. 保护心肌细胞　研究发现用加味小陷胸汤干预家兔心肌缺血再灌注模型，可降低血清肌酸激酶活性和 TNF-α 含量，保护心肌缺血再灌注损伤。有学者通过兔心肌缺血再灌注损伤模型实验证实，小陷胸汤加味方能提高血清 SOD 活性，增强 SOD 对氧自由基的清除能力，降低血清 MDA 的水平，增强心肌细胞膜抗氧化作用，维持细胞膜的通透性及细胞内外离子的稳定，减轻急性心肌缺血再灌注损伤的程度。研究发现，小陷胸汤加味方通过提高心肌缺血再灌注损伤模型兔的一氧化氮合酶（nitric oxide synthase，NOS）活性、升高心肌 NO 水平，减轻心肌缺血再灌注损伤的程度。胡忠民等还发现，小陷胸汤加味可以通过减少血清 CRP 和升高 NO 水平对抗心肌缺血再灌注损伤。

3. 保护血管内皮细胞 有学者以牛主动脉内皮细胞为研究对象，发现加味小陷胸汤可通过促进牛主动脉内皮细胞增殖和内皮型一氧化氮合酶（endothelial nitric oxide synthase，eNOS）的表达而起到保护血管内皮细胞的作用。有研究报道了加味小陷胸汤可通过影响血管内皮细胞的分泌活性，或提高内皮细胞生长活性并抑制其凋亡，发挥其对血管内皮的保护作用。

4. 增加胃动力 研究用小陷胸汤干预功能性消化不良大鼠发现，该方能明显提升胃排空率，减轻 NO 对胃排空的抑制，增强胃动素水平，促进胃排空，尤其在降低胃组织 NO 方面明显优于多潘立酮。

5. 抗肿瘤 研究用 ICR 小鼠复制 S180 和 EAC 移植瘤模型，观察发现加味小陷胸汤中、高剂量均能明显抑制小鼠移植性肿瘤的生长，延长荷瘤小鼠的生存时间，对人胃癌 SGC-7901、肝癌 SMMC-7721 细胞增殖的抑制效应也随剂量增加而增强。研究通过体内体外实验也证实小陷胸汤干预后肺癌细胞生长阻滞以及细胞的周期阻滞，对非小细胞肺癌也有抑制作用。

6. 镇静安神 有实验发现，小陷胸汤能升高小鼠、大鼠血液和脑组织中 5- 羟色胺、γ- 氨基丁酸的浓度而产生镇静安神作用。

（三）案例

秦某，男，54 岁，2009 年 2 月 23 日初诊。

主诉：发现血糖升高 14 年。

患者 1995 年因感冒发热，于医院就诊查空腹血糖为 7.5mmol/L，确诊为 2 型糖尿病，开始口服中药汤剂治疗。14 年来，血糖控制不稳。患者平素嗜烟酒。刻下症：患者自诉双眼视物模糊，血糖高时眼球发现红血丝。腰酸痛，性功能减退，大便偶偏干，日一行，小便可，纳可，眠佳，舌苔厚腐腻，舌底红，脉沉滑数。辅助检查：糖化血红蛋白 8.6%，随机血糖 9.13mmol/L，血清肌酐 75μmol/L，总胆固醇 4.69mmol/L，极低密度脂蛋白 0.41mmol/L，甘油三酯 2.07mmol/L，低密度脂蛋白 2.82mmol/L，尿微量白蛋白 10mg/L；身高 172cm，体重 83kg，血压 130/85mmHg。现用药：二甲双胍 500mg p.o. b.i.d.，格列美脲 2mg p.o. 1 日 1 次（q.d.）。西医诊断：2 型糖尿病，高脂血症。中医诊断：消渴（痰热互结证）。予以小陷胸汤加减治疗，药用：黄连 10g、清半夏 9g、瓜蒌仁 15g、生山楂 15g、红曲 6g、云茯苓 15g、葛根 15g，水煎服，日 1 剂。

2009 年 5 月 12 日二诊。腰部酸痛明显缓解，纳可，大便 1 日 1 次，性功能改善。舌苔微黄、厚腐腻、底红，脉沉尺无力。辅助检查：空腹血糖 6.7mmol/L，糖化血红蛋白 7.4%，甘油三酯 1.98mmol/L，血压 120/80mmHg。将汤药改为丸剂继续长期服用，以进一步巩固疗效。处方：黄连 30g、清半夏 30g、瓜蒌仁 30g、葛根 45g、黄芩 30g、苍术 30g、赤芍 30g、生山楂 30g、生姜 3 片。

按语：患者形体肥胖，肚腹肥大，BMI 高达 28.1kg/m²。血糖、血脂异常，为血糖、血脂代谢异常相关疾病。患者大便偏干，舌苔厚腐腻，舌底红，脉沉滑数，故辨证属脾瘅之痰热互结证。膏粱厚味，机体代谢不及，则变生膏浊，积于体内，化热生火，加之烟酒均为酿痰生热之物，日久热结心下，痰热胶灼，可用小陷胸汤加味治疗。方中黄连清内热；清半夏化痰浊；瓜蒌宽胸开结、涤痰清热；生山楂化浊清胃，消积满；红曲调脂；云茯苓淡渗利湿，使体内湿热顺势而下；葛根也起到了降糖的作用。

 六 大黄黄连泻心汤证与糖尿病

（一）方证研究
【原文记载】

1. 心下痞，按之濡，其脉关上浮者，大黄黄连泻心汤主之。（《伤寒论•辨太阳病脉证并治》）

2. 伤寒大下后，复发汗，心下痞，恶寒者，表未解也，不可攻痞，当先解表，表解乃可攻痞。解表宜桂枝汤，攻痞宜大黄黄连泻心汤。（《伤寒论•辨太阳病脉证并治》）

【组成】

大黄二两、黄连一两。

对于大黄黄连泻心汤与金匮泻心汤是否为同一方剂，亦即前方中有无黄芩，历来存在很多争议。最早唐代的孙思邈在《千金翼方》中的大黄黄连泻心汤后注到"此方必有黄芩"，宋代林亿校正《伤寒论》特于该方后加按语

"臣亿等看详大黄黄连泻心汤,诸本皆二味……恐是前方中亦有黄芩",均认为本方当补入黄芩为是,即三黄泻心汤。

【功效和主治】

功效:泻热消痞。

主治:主心下痞,按之濡,其脉关上浮者。

无形邪热弥漫心下,中焦气机升降失常。伤寒误用下法,继用汗法,一误再误,以致外邪入里化热,壅滞于中焦,中焦斡旋失司,清气不升,浊气不降,交阻中焦,气机痞塞。"心下痞,按之濡",说明是气机痞塞,而非痰水等实邪凝结。关脉浮,关脉候中焦病证,浮为阳热有余,此为热痞。《注解伤寒论》有言:"心下硬,按之痛,关脉沉者,实热也。心下痞,按之濡;其脉关上浮者,虚热也,大黄黄连汤,以导其虚热。"《伤寒明理论》又云:"泻心者,攻痞也。"

【辨证要点】

以心下痞闷、舌红、苔薄黄、脉浮数为辨证要点。

【制方详解】

邪热非苦寒之品不能去之,大黄苦寒泻热、和胃、开结,推陈出新;黄连苦寒清心胃之火,两药共奏清热消痞之功,但两者苦寒,气味俱厚,水煮煎服,则药力走肠胃而泻下,而病在中焦,用麻沸汤浸泡两药,绞汁而服,取其寒凉之气,清无形之热,薄其味,防其直走胃肠。

【大黄黄连泻心汤方证与糖尿病的联系】

阴虚热盛、气阴两虚、阴阳两虚是糖尿病病理机制发展的一般规律,反映了糖尿病早、中、晚3个阶段病机特点。阴虚内热贯穿糖尿病的各个病理阶段,有学者认为血糖是机体重要热能与功能转化原料,性质甘温,以平为期,若聚多则生热,热甚则毒生,糖尿病患者全身表现为不足或虚损而局部则呈现火毒亢奋状态,并提出"降糖不远寒"的治疗思路。有学者认为消渴病机之"内热"可表现为肺热、胃热、肾之虚火、心火、肝火等脏腑之火、五志之火,内热为"壮火","壮火食气",不仅可伤阴,又可耗气,最终造成气阴两虚结热的结局。根据糖尿病火热内盛的病机,治疗上当以清热泻火为治疗大法,可选用大黄黄连泻心汤。有研究通过随机对照试验证实,在西医治疗基础上联合大黄黄连泻心汤可显著降低2型糖尿病火热证患者的血糖水平,改善胰岛功能。

（二）现代药理学研究

1. 降糖，改善胰岛素抵抗 研究发现泻心肠具有类似磺酰脲类药物和双胍类药物的降糖作用，泻心肠能拮抗四氧嘧啶诱导的小鼠高血糖水平，改善地塞米松致大鼠模型的糖耐量减低（impaired glucose tolerance，IGT）状态。有研究将胰岛素抵抗 2 型糖尿病小鼠模型作为研究对象发现，大黄黄连泻心汤与二甲双胍作用相似，具有较好的改善胰岛素抵抗作用，与对照组比较，高、低剂量中药组小鼠的空腹血糖、甘油三酯、LDL-C、胰岛素抵抗指数均降低，HDL-C、胰岛素指数升高，且其作用机制可能与促进骨骼肌葡萄糖转运蛋白（glucose transporter，GLUT）-4 转位和蛋白表达有关。

2. 止血、凝血 研究证明，三黄泻心汤可通过作用于内源性凝血系统，促进血小板聚集和血管收缩，发挥促凝血和止血作用，并对不良刺激所致的胃黏膜损伤具有保护作用。研究观察了泻心汤对热盛胃出血病证模型的影响，结果表明中药组胃溃疡出血点数、凝血时间少于对照组，而血小板计数高于对照组，说明泻心汤具有促进止血功能的作用。

3. 抗菌 有报道三黄泻心汤的体外抗菌作用，结果显示该方对伤寒沙门菌、大肠埃希菌、痢疾杆菌、金黄色葡萄球菌、产气肠杆菌等均有较强的抗菌作用。有学者还发现泻心汤煎剂对大肠埃希菌和金黄色葡萄球菌具有与链霉素和青霉素相近的抗菌效能。

4. 抗炎 研究证实该方对急性炎症具有良好的抑制作用，泻心汤可以抑制内毒素炎症过程中诱生型一氧化氮合酶（inducible nitric oxide synthase，iNOS）的活性，抑制 NO、TNF-α 等炎症因子的产生，减少自由基产物 MDA 的生成。而且泻心汤对蛋清和角叉菜胶引起的大鼠足关节炎症、冰醋酸引起的小鼠腹腔炎症、内毒素引起的小鼠肺部炎症 4 种炎症模型均具有抑制作用。

5. 降脂 有研究报道正常大鼠服用三黄泻心汤后能显著地抑制由高胆固醇饲料引起的血清胆固醇水平升高，抑制类固醇激素致实验性大鼠血磷、甘油三酯、β- 脂蛋白水平的升高。

6. 抗缺氧 研究发现大黄黄连泻心汤水醇法提取液，对常压下，异丙肾上腺素、亚硝酸钠和氰化钾等方法引起的急性缺氧现象有明显的对抗作用，其作用机制可能与增强心肌耐缺氧能力、降低脑的耗氧量、提高脑对缺氧的耐受力以及减少机体细胞耗氧量有关。

7. 抗消化性溃疡 有研究发现，泻心汤提取剂对五肽胃泌素和2-去氧葡萄糖引起的大鼠胃酸分泌具有明显抑制作用。提取剂用量大于 50mg/kg时，能明显抑制阿司匹林和乙醇致实验大鼠胃损伤；提取剂用量在 100～300mg/kg 时，能明显抑制牛磺胆酸盐引起的胃黏膜损伤。泻心汤抑制胃酸与抗溃疡机制可能与其增强胃黏膜的前列腺素合成有关。

（三）案例

李某，男，50岁，2009年4月初诊。患者血糖升高8年，慢性肾衰竭3月。患者10年前发现血糖升高，空腹血糖10mmol/L，平素口服二甲双胍、格列吡嗪等药物治疗，血糖控制不佳。2007年发现血压升高，最高达170/100mmHg；2008年发现间断性下肢水肿。刻下症：面色萎黄，双下肢浮肿，视物模糊，腰酸乏力，大便干，2～3日一行，小便泡沫多，夜尿2～3次，纳眠可，舌黯红苔腐腻、舌底静脉迂曲，脉沉弦细数。辅助检查：24h尿蛋白定量3 010mg/24h，尿常规：尿蛋白+++，尿糖±。生化检查：糖化血红蛋白7.5%，空腹血糖7.63mmol/L，血清肌酐200.4μmol/L，尿素氮18.92mmol/L。西医诊断：糖尿病肾病；中医诊断：消渴，水肿。予大黄黄连泻心汤加味治疗，药用：生大黄、炮附子（先煎2h）各15g，黄连、黄芪、怀牛膝、地龙各30g，茯苓120g，水蛭粉[分冲]3g，生姜5大片，28剂，水煎服，日1剂。

二诊：患者双下肢水肿减退50%，小便泡沫减少，大便略稀，每天2～3次，视物模糊，乏力，舌淡红苔黄白相兼，脉弦数。辅助检查：血压150/90mmHg。血常规：血红蛋白103g/L，红细胞计数3.6×10^{12}/L。生化检查：糖化血红蛋白6.8%，随机血糖6.53mmol/L，血清肌酐186μmol/L，血尿素氮16.3mmol/L。处方：上方加茺蔚子30g，泽兰、泽泻、天麻、丹参各15g，生大黄改为酒大黄15g，黄芪改为45g，28剂，水煎服，每天1剂。

三诊：患者双下肢水肿减退，血压控制为120/80mmHg左右，视物模糊减轻，乏力好转，夜尿减少，每夜1次，大便成形，每天1～2次，纳眠可。辅助检查：24h尿蛋白定量2 230mg/24h；生化检查：糖化血红蛋白6.5%，随机血糖6.71mmol/L，血清肌酐153μmol/L，血尿素氮15.0mmol/L；血常规：血红蛋白123g/L，红细胞计数4.5×10^{12}/L；尿常规：尿蛋白+，尿糖-。服药仅2月，24h尿蛋白定量、血清肌酐、血尿素氮等指标已有明显改善，可守方继服。随访半年，虽然化验指标偶有反复，但总体趋势平稳下降。

按语：患者罹患糖尿病日久，体内痰浊湿瘀等蓄积成毒，积而化火，损伤阴津,使体内存有热象,表现为大便干结,舌黯红苔腐腻、舌底静脉迂曲。初诊,针对患者主要证候,将治疗热痞的大黄黄连泻心汤化裁为治疗糖尿病肾病的基础方,以清热、排毒泻浊为主要靶向,且每诊都在其方基础上加减。大黄或生用,或酒制,不仅取其排便通腑之力,更注重其泻浊排毒之功,保证大便通畅,使体内毒素肃清。现代药理学证明,大黄煎服后能延缓慢性肾衰竭的发展,单包大黄,视其大便次数而适量加减,防止泻下之力太过而耗伤正气;黄连能清胃肠有形之邪热,黄连在现代药理中具有降糖作用;大黄泻浊之力有余而清热不足,黄连清除胃热之性较强而欠于诱导下行之功,二者妙以配伍,可谓互补有无。炮附子助大黄泻浊排毒,而大黄与水蛭粉同用取抵当汤之意,可活血通络,把治络的思想贯穿于糖尿病肾病治疗全程。茯苓大剂量应用至120g可充分利水、消除水肿,在临床但见眼睑或下肢水肿一症便是。怀牛膝引热下行,配伍地龙可清热、平肝熄风,现代药理学表明,二者均有降血压作用。二诊,从患者的大便及舌脉可看出体内热邪与浊毒清肃尚可,抓住患者主观症状以及客观检测异常指标,治疗的靶点主要在于患者血压不稳与造血功能减退,以茺蔚子配伍泽兰、泽泻以活血利水,宣通内脏之湿与络脉不利之水。黄芪补气,可防精微漏泄增多,又气化生血,补其不足,配以"一味丹参,功同四物",消除患者主症,使客观检测指标趋于正常。

七 半夏泻心汤证与糖尿病

(一)方证研究

【原文记载】

伤寒五六日,呕而发热者,柴胡汤证具,而以他药下之,柴胡证仍在者,复与柴胡汤。此虽已下之,不为逆,必蒸蒸而振,却发热汗出而解。若心下满而鞭痛者,此为结胸也,大陷胸汤主之。但满而不痛者,此为痞,柴胡不中与之,宜半夏泻心汤。(《伤寒论•辨太阳病脉证并治》)

【组成】

半夏(洗,半升),黄芩、干姜、人参、甘草(炙)各三两,黄连一两,大枣(擘)十二枚。

【功效和主治】

功效:辛开苦降,调和寒热,和中降逆,消痞化痰。

主治：寒热中阻，胃气不和，心下痞满不痛，或干呕，或呕吐，肠鸣下利，舌苔薄黄而腻，脉弦数者。

少阳证误下后，损伤脾胃之气，脾胃损伤而生寒，外邪内陷而为热，致使寒热错杂于中，导致脾胃气机升降紊乱，气机痞塞，郁结于心下，出现心下痞塞，"但满而不痛"的症状，形成痞证。如柯韵伯在《伤寒来苏集》中云："痞因寒热之气互结而成。"《王旭高医书六种》有云："泻心者，实泻胃也，心下痞即胃痞也。"

【辨证要点】

以在上之呕吐，于中之痞满，在下之肠鸣或泄泻为辨证要点。

原文中半夏泻心汤专为痞证而设，但参照《金匮要略》"呕而肠鸣，心下痞者，半夏泻心汤主之"的条文及生姜泻心汤、甘草泻心汤有关条文，该方证不仅只有心下痞一个症状，而是以心下痞为主的一组症状。生姜泻心汤和甘草泻心汤均是半夏泻心汤的衍化方，两方都有"下利"的记载，半夏泻心汤证也应具备呕吐下利的症状。

【制方详解】

刘渡舟对半夏泻心汤配伍意义的论述指出："半夏、干姜辛开而温，以散脾气之寒；黄芩、黄连苦泻而寒，以降胃气之热；人参、甘草、大枣甘温调补，和脾胃，补中气，以复中焦升降功能，此即辛开苦降甘补之法。"

方中以辛温之半夏为君，燥湿健脾，除痞散结，又善和胃降逆，臣以干姜之辛热温中散寒，增强半夏醒脾健运之力，黄芩、黄连之苦寒以沉降泻热，散结开痞，以上四味相伍，具有寒热平调、辛开苦降之功。而寒热错杂，又缘于中虚失运，故方中用大枣、人参甘温补气，以健脾补虚，为佐药。使药以炙甘草益脾和中，调和诸药。全方旨在苦辛相调以顺其升降，甘温伍用以调补中焦，补泻同施以扶正祛邪，具有和胃降逆、散结开痞之功。

【半夏泻心汤方证与糖尿病的联系】

"脾胃为后天之本"，脾主运化、胃主受纳，小肠受盛化物并主液、大肠传导，共同完成对水谷的消化、吸收、转输。葡萄糖作为人体必需的精微物质，也须经过脾、胃、肠的运化受纳、升清降浊作用供能于全身，并以肝糖原的形式储存。各种诱因导致脾虚，则运化失司，水谷精微不能正常输布，葡萄糖不能正常输送到靶器官以发挥其功用，积聚于血液中，且胃热消灼津液，使血液中的葡萄糖浓度升高则发为高血糖。因此，脾虚胃热、脾胃功能失调、胃肠不和是糖尿病发生的关键病机。故健脾清热、化痰行瘀是治疗 2 型糖尿病的有效治法。

半夏泻心汤作为经方具有寒热平调、消痞散结、辛开苦降、补虚泻实、调和胃肠等功效。半夏泻心汤在 2 型糖尿病及相关疾病治疗中的应用十分广泛，目前较多用于治疗脾虚胃热、胃肠失调、痰瘀互结型 2 型糖尿病、糖尿病性腹泻、糖尿病胃轻瘫、胃肠激素失调，或伴有肥胖、脂肪肝、高尿酸血症、高脂血症等合并症者。

有研究比较半夏泻心汤联合传统常规药物与单纯常规药物对于脾虚胃热型 2 型糖尿病的疗效，2 月后结果显示治疗组较对照组的症状（主要是乏力、口干、心下痞满、腹胀、纳呆、便溏）、血糖水平均有显著改善。在治疗糖尿病胃轻瘫方面，有研究报道单独或联合应用半夏泻心汤可以促进胃蠕动功能恢复，加快胃排空。另一项随机对照试验显示，在常规治疗的基础上联合应用半夏泻心汤可明显改善糖尿病胃轻瘫的症状（如早饱、腹胀、恶心、呕吐等），并能够在降低胃泌素含量的同时升高生长抑素水平。此外，半夏泻心汤对胃肠激素调节作用也在临床得到验证，研究表明半夏泻心汤可恢复胃动力、加快胃排空、降低 P 物质水平、减少胃泌素的含量、升高胃动素水平、升高生长抑素水平。

（二）现代药理学研究

1. 保护胃黏膜 研究发现半夏泻心汤对乙酸性胃溃疡治疗作用主要是通过体内升高防御因子水平，维持攻击因子与防御因子的动态平衡来实现的，中药组大鼠的 NO、PGE2 水平均有显著升高。研究通过建立大鼠应激性胃黏膜损失模型，研究半夏泻心汤对模型大鼠胃黏膜的作用，结果提示，半夏泻心汤可对抗应激性胃黏膜损伤，效果显著，其抗损伤机制可能与上调胃黏膜 Bcl-2mRNA 表达水平、下调活化的 *caspase-3* 表达水平，从而抑制胃黏膜上皮细胞的过度凋亡有关。有研究发现半夏泻心汤对胃癌前病变（gastric precancerous lesion）大鼠的黏膜病理状态有逆转作用。有研究提示中药半夏泻心汤通过影响胃癌前病变大鼠胃黏膜组织微环境变化的 3 个关键环节，即 PI3K-Akt 信号通路和哺乳动物雷帕霉素靶蛋白（mammalian target of rapamycin，mTOR）信号通路中的启动子、调控器及效应子，从而干预胃癌前病变的发生发展。

2. 调节胃肠运动 有研究者运用本方治疗功能性消化不良（functional

dyspepsia，FD），结果显示治疗后患者的胃蠕动次数和蠕动幅度都较治疗前明显增加，而胃半排空时间和完全排空时间则较治疗前明显缩短。有研究发现，本方对照射及顺铂引起的大鼠小肠运动紊乱具有明显的调节作用，能使照射后发生紊乱的大鼠小肠移行性复合运动（migrating motor complex，MMC）恢复正常的周期活动，降低照射后腹泻的发生率，延长其存活时间；也能使顺铂引起紊乱的大鼠小肠 MMC 各时相及周期恢复正常，并能对抗顺铂引起的小肠收缩。

3. 抗幽门螺杆菌　有研究探讨半夏泻心汤及其拆方对幽门螺杆菌感染小鼠胃黏膜 T 细胞亚群（CD4、CD8）表达的影响，结果为半夏泻心汤组小鼠的 CD4、CD8 表达水平及 CD4/CD8 值均显著升高，表明半夏泻心汤对幽门螺杆菌感染引起的胃黏膜损伤有明显修复作用。有研究发现半夏泻心汤全方组和小檗碱组治疗后，HP 感染小鼠的胃黏膜炎细胞浸润程度明显减轻，且全方组小鼠血清表皮生长因子（epidermal growth factor，EGF）水平明显升高，结果提示半夏泻心汤可减轻胃黏膜的炎症反应，通过上调感染小鼠机体血清 EGF 含量来干预 HP 对胃黏膜的损伤。研究证明半夏泻心汤通过降低 HP 感染小鼠血清白细胞介素 -2，白介素 -8 的含量，从而提高感染小鼠机体抗感染、抗炎的作用。

4. 降血糖、改善胰岛素抵抗　研究证实半夏泻心汤各剂量组可通过增加 2 型糖尿病模型大鼠外周组织对糖的利用、提高垂体黑素皮质激素受体 4 表达水平，调节大鼠摄食行为，维持血糖稳态。有研究用不同剂量半夏泻心汤干预糖尿病模型大鼠，其中高剂量大鼠的空腹血糖和胰岛素抵抗水平均显著低于对照组，与二甲双胍组比较无显著差异。有研究也发现半夏泻心汤可有效改善 2 型糖尿病模型大鼠血糖、血脂代谢紊乱，调节 TNF-α、IL-6、脂联素水平，改善胰岛素抵抗。有研究证实半夏泻心汤组糖尿病胃轻瘫大鼠胰岛素抵抗指数显著降低，并观察到该方通过增加葡萄糖转运体（glucose transporter，GLUT）4 的表达水平、降低糖原合酶激酶 -3 的表达水平来改善糖尿病大鼠的胰岛素抵抗。有研究报道了半夏泻心汤可能通过激活 PI3K-Akt 通路，调节其下游因子的表达水平来抑制 RIN-m5F 细胞凋亡，促进胰岛素的分泌。

5. 改善肠道菌群　有研究通过观察小鼠的肠道菌群变化及小肠病理切片情况探究半夏泻心汤对脾虚便秘小鼠肠道菌群与肠黏膜的影响，结果证实了半夏泻心汤能有效调节脾虚便秘小鼠紊乱的肠道菌群,改善炎症症状,恢复小肠绒毛的完整性,使黏膜隐窝深度变浅。研究显示半夏泻心汤各剂量组均能改善肠道微生态环境,促进益生菌的增殖,减少致病菌水平,调控肠道黏膜免疫应答。

6. 调节免疫 有研究报道本方能增强机体免疫功能,以体液免疫为主,表现为小鼠脾脏指数的增加和抗体生成滴度的升高。还有研究通过采集人体外周血液中单核细胞进行分离后添加半夏泻心汤提取液培养,测定自然杀伤细胞活性,结果表明,在提取液浓度 <10μg/ml 时自然杀伤细胞活性随浓度加大而增强,浓度为 100μg/ml 时活性反而降低。

7. 调节神经递质 有研究者对偏头痛模型大鼠进行了血液流变学及神经递质的研究,结果提示半夏泻心汤能有效改善偏头痛模型大鼠动物行为学表现,降低单胺类神经递质 NO 及其合酶 NOS 的水平,同时也能升高大鼠血浆中多巴胺、去甲肾上腺素、5-羟色胺的水平,降低 5-羟基吲哚乙酸水平和大鼠脑干中 *c-jun* 基因的表达水平。另有研究者运用肝郁型大鼠模型进行研究,发现半夏泻心汤对大鼠脑组织内 5-羟色胺等神经递质均有显著的良性调节作用。

(三)案例

刘某,女,34 岁,2014 年 7 月 28 日就诊。患者 2013 年体检发现血糖升高,行相关检查后明确诊断为糖尿病,其后未予重视,间断服用降糖药物。因 2014 年 7 月 22 日检查示:糖化血红蛋白 10.9%、空腹血糖 15.98mmol/L、餐后血糖 20.4mmol/L 前来就诊。自诉近期情绪波动较大,感身体疲倦乏力,头昏,口渴不欲饮,饥饿感不强,纳差,偶感腹部胀满不适,大便干燥,小便调,舌质红,中有裂纹,苔中后部黄腻,脉弦。中医诊断为:消渴(湿热互结证)。选用半夏泻心汤加味治疗,药用:法半夏、黄芩、黄连、党参、大枣各 15g,干姜 10g,石膏、知母各 40g,柴胡、香附各 15g,山药 15g,炙甘草 5g,6 剂,水煎服,日 1 剂。予降糖药物格列美脲 4mg p.o. q.d.、西格列汀片 100mg p.o. q.d.、阿卡波糖片 100mg p.o. t.i.d.。

二诊:患者疲乏、头昏减轻,精神较前好转,自觉口干口渴不甚,饥饿感增强,食欲较前增加,大便正常,舌质淡红,苔薄黄,脉弦。辅助检查:空腹血糖 6.7mmol/L、餐后血糖 8.9mmol/L。将上方黄连减为 9g,改大枣(掰开)为 40g,党参易为生晒参 30g,石膏、知母改为 20g。

三诊：患者精神好，无明显头昏，纳眠可，二便调，舌质淡红，苔薄白，脉弦。辅助检查：空腹血糖4.2mmol/L，餐后血糖7.3mmol/L。继续服用前方巩固治疗。予格列美脲3mg p.o. q.d.，停用西格列汀、阿卡波糖。嘱患者执行糖尿病饮食方案，规律服药。不适随诊。

按语：《素问·奇病论》在论述消渴时云："此肥美之所发也，此人必数食甘美而多肥也，肥者令人内热，甘者令人中满，故其气上溢，转为消渴。"患者平素嗜食肥甘厚味致脾胃虚弱，运化失常，水湿内盛，蕴结中焦，故见不欲饮食，腹胀；脾主肌肉，喜燥恶湿，若为湿困，可见头昏，肢沉乏力；脾虚津液不能上输于肺，肺津无以输布，可见口干口渴；湿邪存于体内，津液并未亏损，故不欲饮；肝气郁结，肝失疏泄，横逆乘脾，郁久化热，湿热互结，则可见口苦、苔黄腻，脉弦等表现。选用半夏泻心汤加味，正如李时珍曰："用半夏泻心汤亦即泻脾胃湿热，非泻心也。"方中半夏燥湿化痰，降逆止呕，干姜和胃止呕，适于寒热互结，湿热中阻，痞满之症。黄连、黄芩清热燥湿，且黄连尤善清中焦即脾胃湿热，湿热之邪得清泄，则脾胃得健，升降有序，气机舒畅。人参、山药、大枣、甘草健脾益气，补虚和中。柴胡、香附疏肝养血健脾，石膏、知母合山药、甘草构成白虎汤以清热生津，以防热盛伤津。二诊：患者湿热之象减轻，故减轻黄连、石膏、知母用量，用生晒参以益气健脾，固本培元。三诊：患者空腹血糖偏低，餐后血糖正常，故调整格列美脲剂量，停用西格列汀及阿卡波糖，单纯用中药控制其餐后血糖。

▎第六节▎小　结

太阳在《黄帝内经》中被称为巨阳。从经络关系来看，太阳包括足太阳膀胱、手太阳小肠两腑。外邪侵袭太阳肤表，直中太阳经络，正邪交争，营卫失调，经输不利而致太阳病的发生。若营卫不和，卫失固外开合之权，肌表疏泄者为中风，即伤风；若卫阳被遏，营卫郁滞不通，肌表致密者为伤寒；若邪气内入膀胱，膀胱气化功能失调，以致气结水停，小便不利，为蓄水证；若热结下焦，瘀血不行，以致硬满如狂，小便自利为蓄血证。

如果膀胱与小肠生理功能异常，病理上就会发生变化。若肾气和膀胱之气的激发和固摄作用失常，膀胱开合失权，既可出现小便不利或癃闭，又可出现尿频、尿急、小便失禁等临床表现，而膀胱功能直接影响糖尿病神经源性膀胱疾病的发生发展；若小肠的受盛功能失常，则可见腹部胀闷疼痛；如化物功能失常，可致消化吸收障碍，出现消化不良、腹泻便溏，甚或完谷不化等。肠道菌群紊乱不仅与肠道疾病有关，而且与很多代谢性疾病以及免疫性疾病密切相关，尤其在糖尿病领域表现突出，相关研究越来越多。

本章论及桂枝汤证、桂枝加附子汤证、麻黄汤证、葛根汤证、桂枝麻黄各半汤证、桂枝二越婢一汤证等与糖尿病的联系，从方证角度、药理角度和医案举例进行说明，从理论到临床，为糖尿病从太阳病论治提供了思路。

第二章
阳明病与糖尿病

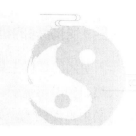

第一节 阳明病概述

 阳明的定义

阳明，指手阳明大肠经和足阳明胃经以及大肠与胃两腑。其与手太阴肺经、足太阴脾经以及肺、脾两脏相表里。阳明既具有阳光、光明的属性，又具有阳刚、温柔的双重属性。《素问·至真要大论》曰："两阳合明也。"《灵枢·根结》有言："太阳为开，阳明为合，少阳为枢。"阳明多气多血，喜润恶燥，以降为顺，且阳气昌盛。

 阳明病的定义

阳明病是外感病过程中邪入阳明，正邪相争剧烈，邪热盛极的阶段，其性质多属里、热、实证。阳明感邪发病，每易导致胃肠功能失常，邪从燥化，是以《素问·阴阳脉解》篇云："阳明主肉，其脉血气盛，邪客之则热，热甚则恶火。"柯韵伯则谓"阳明为成温之薮"。邪入阳明，邪正相争剧烈，故多表现为邪盛正实，这是阳明为病的主要特征，故其病变性质多表现为里热实证。

 阳明病发生的原因

阳明病的成因主要有二：一是由他经传来，如太阳病失治或误治，伤津耗液，以致胃中干燥而转输阳明，即所谓"太阳阳明"；少阳病误用发汗、利小便、伤津化燥而成阳明病，即所谓"少阳阳明"；三阴病阴寒之邪郁久，或少阴热化证伤津化燥及寒化证阳复太过，亦可转输阳明而成阳明病。二是阳明自病，由于素体阳盛，或有宿食，或为燥热所感，病证直中阳明化燥而成阳明病，即所谓"正阳阳明"。

阳明病的证候分类

阳明病的证候主要有两大类型：一为燥热亢盛，肠道无燥屎阻结，出现身大热、汗出、不恶寒、反恶热、大渴、脉洪大，称为阳明热证。二为燥热之邪与肠中糟粕结成燥屎，腑气不通，出现潮热、谵语、腹满硬痛，或绕脐痛、大便秘结、手足濈然汗出、脉沉实有力、苔黄燥或焦裂起刺等，称为阳明病实证。此外，表证已罢，或热病以后，余热未尽，邪热留扰胸膈，出现心烦懊恼不得眠，为栀子豉汤证；阳明病下后，损伤津液，余热未尽，水热互结，出现脉浮发热、渴欲饮水、小便不利者，为猪苓汤证。还有胃热约束脾的转输功能，以至脾不能为胃行其津液，胃肠失润而大便硬者，为麻子仁丸证等，此皆已涉及阳明。若阳明病热邪不解，与太阴脾湿相合，湿热郁于中焦，热不得外泄，湿不得下行，湿热熏蒸肝胆，而致身黄、发热、小便不利者，为阳明发黄证；也有阳明热盛，深入血分，而见口燥但欲漱水不欲咽、鼻出血等血热证。

 阳明病发生的病机

"阳明之为病，胃家实是也"，"胃家"泛指胃与大肠，"实"指邪气盛实。阳明之所以多燥热内结之证，源于其经阳气昌盛，阳热有余便可生热，热最易耗津，津液被耗则燥热从生，燥热凝结，大便不通，腑气不通，见肠实胃满，故云"胃家实"。

阳明经证的病机是燥热亢盛，无形热邪弥漫全身，充斥内外，而肠中尚无有形燥屎阻结，临床以大热、汗大出、大烦渴、脉洪大等为主症。阳明腑证的病机为燥热与肠中糟粕相互搏结而成有形之燥屎，阻滞于里，腑气不通，以"痞、满、燥、坚、实"为特征。

 阳明病的临床表现

《伤寒论》第182条载"问曰：阳明病外证云何？答曰：身热，汗自出，不恶寒，反恶热也"。第186条载"伤寒三日，阳明脉大"，从以上条文可以看出阳明病的典型脉症是身热、汗自出、不恶寒、反恶热、口渴、脉大等。而阳明病的主要证候为阳明经证及阳明腑证，阳明经证中栀子豉汤证主要表现为身热心烦，虚烦不得眠，或心中懊恼，反复颠倒，或心中窒，或心中结痛，舌红,苔微黄,脉数。胃热津气两伤证可表现为高热汗出,口渴多饮,大汗出,或肢厥,脉洪大,或滑数有力,或是伴时时恶风,或背微恶寒,脉洪大重按无力。阳明腑证主要表现有潮热、谵语、手足濈然汗出、腹满硬痛或绕脐疼痛而拒按、大便秘结、舌苔黄燥或焦裂起刺、脉沉实有力等。麻子仁丸证常表现为大便秘结多日无所苦,小便频数,趺阳脉浮而涩。阳明病变证中还有表现为湿热发黄的茵陈蒿汤证及栀子檗皮汤证,临床常表现为身、目、小便色黄鲜明如橘子色,小便不利,心烦,口渴等症。此外,阳明蓄血证因阳明邪热与胃肠之宿瘀搏结而成,临床表现为其人喜忘,屎虽硬,大便反易,其色必黑等症。

 ## 七　阳明病的治疗

阳明病的治疗原则主要是清热、通腑。阳明热证法当清热,用如白虎汤类;若邪热内扰,郁于胸膈,以清宣郁热,用如栀子豉汤类;若水热互结,小便不利,则宜育阴润燥,清热利水,用如猪苓汤。阳明实证法当通腑,用如三承气汤类;若津伤便秘,宜用润下或导法,用如麻子仁丸、猪胆汁及蜜煎导;若湿热熏蒸发黄,则宜清热利湿,用如茵陈蒿汤类,若属阳明中寒证,则宜用温中和胃,降逆止呕之法。总之,阳明里热实证的治疗原则是以清下实热,保存津液为主,而不可妄用发汗、利小便等法。

▌第二节▌ 阳明胃系的基础理论

 ## 一　阳明胃系的生理基础

胃是机体对饮食物进行消化吸收的重要脏器,主受纳腐熟水谷。胃与脾同居中焦,"以膜相连",由足阳明胃经与足太阴脾经相互属络,构成表里关系。胃与脾在五行中皆属土,胃为阳明燥土属阳,脾为太阴湿土属阴。胃的外形为曲屈状,有大弯小弯。如《灵枢·平人绝谷》说:"屈,受水谷,其胃形有大弯小弯。"《灵枢·肠胃》说:"胃纡曲屈,伸之长二尺六寸,大一尺五寸,径五寸,大容三斗五升。"《难经·四十二难》说:"胃重二斤二两,纡曲屈伸,长二尺六寸,大一尺五寸,径五寸,盛谷二斗,水一斗五升。"

胃的生理功能:①胃主受纳水谷,受纳是接受和容纳之意。胃主受纳是指胃接受和容纳水谷的作用。饮食入口，经过食管，容纳并暂存于胃腑，这一过程称之为受纳，故称胃为"太仓""水谷之海"。《灵枢•玉版》曰："人之所受气者，谷也，谷之所注者，胃也。胃者，水谷气血之海也。"《类经•脏象类》曰："胃司受纳，故为五谷之府。"机体的生理活动和气血津液的化生，都需要依靠饮食物的营养，所以又称胃为水谷气血之海。胃主受纳功能是胃主腐熟功能的基础，也是整个消化功能的基础。②胃主腐熟水谷，腐熟是饮食物经过胃的初步消化，形成食糜的过程。胃主腐熟指胃将食物消化为食糜的作用。《难经•三十一难》曰："中焦者，在胃中脘，不上不下，主腐熟水谷。"胃接受由口摄入的饮食物并使其在胃中短暂停留，进行初步消化，依靠胃的腐熟作用，将水谷变成食糜。饮食物经过初步消化，其精微物质由脾之运化而营养周身，未被消化的食糜则下行于小肠，不断更新，这就是胃的消化过程。胃主受纳和腐熟水谷的功能，必须和脾的运化功能相配合，才能顺利完成。《景岳全书•饮食》曰"胃司受纳，脾司运化，一纳一运"才能使水谷化为精微，以化生气血津液，供养全身，故脾胃合称为后天之本，气血生化之源。饮食营养和脾胃的消化功能，对人体生命和健康至关重要。所以《素问•平人气象论》有言："人以水谷为本，故人绝水谷则死。"

阳明胃系的病理基础

胃为水谷之海，喜润恶燥，以通为用，以降为顺，主受纳饮食和腐熟水谷。胃的主要病机特点为受纳腐熟功能失常，以及胃失和降、胃气上逆。

1. 胃的受纳、腐熟功能减退　可见于因过食生冷，或过用寒凉药物而损伤胃阳，或素体中寒所致的胃寒；因饮食不节而损伤胃气，或素体虚弱，久病胃气不复等所致的胃气虚；因胃热胃火而灼伤胃阴，或过食辛辣温燥之品耗伤胃阴，或久病不复而消烁阴液所致的胃阴虚等。主要表现为食少纳呆，食后痞胀。胃寒，则寒伤胃阳，饮食不化，常伴有口泛清水，腹泻清稀；胃气虚，则功能减退，胃纳不佳，常伴有口淡，饮食乏味，甚则不思饮食；胃阴虚，则阴亏失润，常伴有不思饮食，口舌干燥，舌光红无苔或少苔等表现。

2. 胃的受纳、腐熟功能亢进　多见于因过食辛辣温燥之品，或邪热入里犯胃，或情志过极化火所致的胃热（火）。热能消谷，胃火亢盛，则消谷善饥。火热之邪，耗伤津液，则口渴引饮，大便秘结。若胃火循经上炎，则为齿龈肿痛，或见衄血。火热炽盛，灼伤胃络，则呕血。

3. 胃失和降 即胃的通降功能障碍，主要表现为胃脘胀满疼痛，大便秘结。胃寒，寒性收引、凝滞、主痛，气血受阻，则胃气失和，可兼见胃脘冷痛，痛势较剧；胃热（火），胃中实热，则胃失和降，可兼见胃中灼痛、口臭；胃气虚，功能减退，则浊阴不降，可兼见脘腹隐痛；胃阴虚，虚而有热，则胃失和降，可兼见食后饱胀、脘闷不舒、泛恶干呕等症状。

4. 胃气上逆 指胃气下降不及，反而逆上的病理变化，多在胃失和降的基础上发展而成。胃气上逆主要表现为气逆、恶心、呕吐等症状。

胃与脾相表里，故胃的功能失常可影响脾。例如，胃气虚常与脾气虚并见，形成脾胃气虚的病变；胃阴虚常与脾阴虚兼见，形成脾胃阴虚的病变。

第三节 阳明大肠的基础理论

 一 阳明大肠的生理基础

大肠居腹中，其上口在阑门处接小肠，其下端紧接肛门，包括结肠和直肠。主传化糟粕和吸收津液。属金、属阳。大肠与肺有经脉相连相互络属，故互为表里。

大肠的形态结构：大肠是一个管道器官，呈回环迭积状。《千金要方》论曰："大肠腑者，主肺也。鼻柱中央，是其候也。肺合气于大肠。大肠者，为行道传写之腑也，号监仓橼。重二斤十二两，长一丈二尺，广六寸，当脐右回，叠积还反十二曲，贮水谷一斗二升。主十二时定血脉，和利精神。"

大肠的生理功能：①传导糟粕，大肠有"传导之腑""传导之官"之称，主传导是指大肠接受小肠下移的饮食残渣，使之形成粪便，经肛门排出体外的作用。这一过程属整个消化过程的最后阶段。所以大肠的主要功能是传导糟粕，排泄大便。大肠的传导功能，主要与胃的通降、脾之运化、肺之肃降以及肾之封藏有密切关系。②吸收津液，大肠接受由小肠下注的饮食物残渣和剩余水分之后，将其中的部分水液重新再吸收，使残渣糟粕形成粪便而排出体外。大肠重新吸收水分，参与调节体内水液代谢的功能，称之为"大肠主津"。大肠在脏腑功能活动中，始终处于不断地承受小肠下移的饮食残渣并形成粪便而排泄糟粕的状态,表现为积聚与输送并存、实而不能满,故以降为顺,以通为用。六腑以通为用,以降为顺,尤以大肠为最。所以通降下行为大肠的重要生理特性。大肠通降失常,以糟粕内结,壅塞不通为多,故有"肠道易实"之说。

 阳明大肠的病理基础

大肠与肺相表里,主传导糟粕,吸收水分。大肠的主要病机特点是传导功能失调而大便异常。大肠病变有燥热内结、湿热积滞、虚寒内生、津液亏虚等不同,皆可出现传导功能失调,主要表现为排便异常及粪便外观的改变。大肠热结,邪热与肠中糟粕相结,燥结成实,腑气不通,症状表现为腹胀腹痛,大便秘结等;若燥屎内结,邪热迫津下泄,热结旁流,则便下稀水恶臭。大肠湿热,阻滞气机,损及肠络,传导失常,可见大便泄泻,痢下赤白等;若湿热阻滞肠络,气滞血瘀,又可产生痔疮等。大肠虚寒,阳气不足,虚而有寒,或阴寒凝滞,传导失常,临床上多与脾肾阳虚有关,以泄泻滑脱或大便秘结为主要表现。大肠液亏,津液不足,失于滋润,传导失常,可见大便干结难解。

第四节 | 方证与糖尿病

 白虎汤类方证与糖尿病

(一)方证研究

【原文记载】

1. 白虎汤

(1)伤寒脉浮滑,此为表有热,里有寒,白虎汤主之。(《伤寒论·辨太阳病脉证并治》)

(2)三阳合病,腹满身重,难以转侧,口不仁,面垢,谵语遗尿,发汗则谵语。下之则额上生汗,手足逆冷。若自汗出者,白虎汤主之。(《伤寒论·辨阳明病脉证并治》)

(3)伤寒脉滑而厥者,里有热,白虎汤主之。(《伤寒论·辨厥阴病脉证并治》)。

2. 竹叶石膏汤　伤寒解后，虚羸少气，气逆欲吐，竹叶石膏汤主之。（《伤寒论·辨阴阳易差后劳复病脉证并治》）

【组成】

1. 白虎汤　知母六两、石膏一斤、甘草二两、粳米六合。

2. 竹叶石膏汤　竹叶二把、石膏一斤、半夏半升、麦冬一升、人参二两、甘草二两、粳米半升。

【功效和主治】

1. 白虎汤　功效：清热除烦、生津止渴；主治：气分热盛证，证见壮热面赤、烦渴引饮、汗出恶热、脉洪大有力。

2. 竹叶石膏汤　功效：清热和胃，益气养阴；主治：伤寒、温病、暑病余热未清，气津两伤证。证见身热多汗，心胸烦热，气逆欲呕，口干喜饮，气短神疲，或虚烦不寐，舌红少苔，脉虚数。

【辨证要点】

1. 白虎汤　以高热汗出、口渴多饮、大汗出，或肢厥、脉洪大，或滑数有力为辨证要点。

2. 竹叶石膏汤　以身热不甚，或低热不退、虚弱消瘦、体倦少气懒言、气逆欲吐，或呃逆、舌红少苔而干、脉虚细数为辨证要点。

【制方详解】

1. 白虎汤　本方原为阳明经证的主方，后为治疗气分热盛的代表方。本证是由伤寒化热内传阳明经所致。里热炽盛，故壮热不恶寒；胃热津伤，故烦渴引饮；里热蒸腾、逼津外泄，则汗出；脉洪大有力为热盛于经所致。气分热盛，但未致阳明腑实，故不宜攻下；热盛津伤，又不能苦寒直折。方中重用石膏，辛甘大寒以清热，正如柯韵伯所云"石膏辛寒，辛能解肌，寒能胜胃火，寒性沉内，辛能去外，两擅内外之能，故以为君"，臣以苦寒质润的知母清热养阴，二药合用，能大清阳明独盛之热，且清热而不伤津，养阴而不恋邪。炙甘草、粳米益气生津，和中养胃，又可防石膏、知母寒凉伤胃之弊。

2. 竹叶石膏汤　本证多由热病后期、余热未清、气津两伤，胃气不和所致。治疗以清热生津，益气和胃为主。热病后期、高热虽除，但余热留恋气分，故身热有汗不解，脉数；余热内扰，故心胸烦热；气短神疲、脉虚数为气虚的表现。本方由白虎加人参汤去知母，加竹叶、麦冬、半夏而成。方中竹叶、石膏为君药,清解未尽之邪气以除烦热,又具生津止渴之效。人参大补元气,补脾益肺,兼养阴生津;麦冬甘寒质润,益胃润肺而清热,共为臣药。半夏为佐,和胃降逆止呕哕;半夏性虽温燥,但与麦冬相配,则有润燥相济之妙,互相制约,则半夏温燥之性去而降逆之用独存,不仅无伤阴燥津之弊,而且使麦冬之润补亦无呆滞碍胃之虞。粳米、炙甘草既助臣药益气养胃生津,又司调和之职,故为佐使。诸药合用,清热而兼和胃,益气兼养阴津,共奏清补兼施之功。

【白虎汤类方证与糖尿病的联系】

代谢综合征是指以高血糖、肥胖、血脂异常和高血压等一系列代谢紊乱为标志性表现的临床综合征,涉及 2 型糖尿病、高血压、冠状动脉粥样硬化性心脏病、肥胖等多种疾病。最初患者可无明显临床症状,可见腹型肥胖、体重超重、血压偏高等,之后可出现口干多饮、多食、气短、易疲劳、腹胀满、头晕目眩等症状。可归属于中医学"肥胖""消渴""眩晕""腹满"等范畴。由于禀赋遗传、素体肥胖,或饮食不节、嗜食肥甘厚味,导致中焦脾胃功能失常,运化失司,影响水谷精微的转输,凝聚为痰、为湿。痰湿阻滞中焦,可影响气机、水液的正常通行,继而影响脏腑的正常生理功能。日久郁而化火,火热之邪内生则耗液伤阴,更加重体内阴阳失衡,代谢紊乱,从而变症百出。

餐后高血糖的定义为摄食后 1～2 小时血糖＞7.8mmol/L。西医认为餐后高血糖的主要病理生理基础与第一时相／早相胰岛素分泌缺陷、胰升糖素分泌在进餐后不受抑制及餐后肝糖输出持续高相关。血液中的葡萄糖大多数来源于食物的消化与吸收,可认为血糖相当于中医学中的人体精微物质,具有滋养濡润脏腑的作用。餐后血糖升高可由于饮食不节导致脾胃功能受损,脾不散精,精微物质无法布散全身为脏腑吸收利用,堆积于血液中而成。

糖尿病酮症酸中毒属于糖尿病急性并发症,在糖尿病的几种急性并发症中最为常见,依据酸中毒的程度,分为轻、中、重三度。对于糖尿病酮症酸中毒,中医目前仍无统一病名,历代医家以"形弊""尸夺""秽浊""毒火""神昏""糖毒"等命名。糖尿病酮症酸中毒多表现为原有的糖尿病烦渴多饮、多尿、乏力症状加重,伴有恶心、口中味浊等症状。患者若先天禀赋不足,素体阴虚,则阴虚内热,肺胃热盛;或饮食不节,过食甘美辛辣,损伤脾胃，运化失司，湿热内蕴，化火伤阴，胃火炽盛，肺津更燥。肺胃热盛，可见烦渴引饮；胃火炽盛，腐熟过度，循经上炎，可见口中味浊，甚或呕恶；津能载气，津液耗伤则气随津伤，故出现食欲减退，乏力倦怠。

白虎汤类证均可治疗胃热津气两伤之证，对于代谢综合征、餐后高血糖及糖尿病酮症在病程中出现肺胃热盛、气阴两伤之证，均可使用。其中，白虎汤可针对表里俱热、热象明显之患者，而白虎加人参汤针对津气大伤之患者，加入人参补气养阴生津，竹叶石膏汤则针对气阴两伤之后余热未清之患者。临证时可根据患者情况遣方用药，以期达到最佳的临床疗效。

研究发现白虎汤联合胰岛素治疗 2 型糖尿病急性高血糖，可以显著控制患者血糖水平、改善患者临床症状。白虎汤联合胰岛素能够显著提高 2 型糖尿病急性高血糖患者的临床疗效，降低患者血糖和细胞因子水平，其作用机制可能与提高患者脂联素、降低瘦素、皮质醇水平有关。白虎汤可以明显降低血糖、血脂水平，并且明显改善血液流变学指标，改善患者症状。白虎汤可显著改善 2 型糖尿病患者急性高血糖症状，并能改善相关炎症因子指标，较单纯使用胰岛素治疗具有更好的临床疗效。白虎加人参汤可有效改善 2 型糖尿病患者氧化应激反应，同时抑制胰岛素抵抗现象，加强胰岛素敏感性，加强疗效。白虎加人参汤可降低糖尿病大鼠空腹血糖、空腹胰岛素、总胆固醇和甘油三酯水平，显著升高胰岛素指数，对 2 型糖尿病胰岛素抵抗模型大鼠胰岛功能有明显保护作用，其机制可能与调控骨骼肌 GLUT4、肝细胞膜胰岛素受体 mRNA 和蛋白表达水平，维持胰岛细胞的正常结构和功能密切相关。有研究者使用白虎加人参汤佐治胃热炽盛型 2 型糖尿病 30 例，其结果表明在西药常规治疗的基础上配合白虎加人参汤能有效降低胃热炽盛型 2 型糖尿病患者餐前血糖以及糖化血红蛋白水平。有研究者发现白虎加人参汤可有效改善高糖诱导引起的大鼠胰岛素瘤细胞损伤和凋亡，改善细胞胰岛素分泌功能，其作用与其提高了大鼠胰岛素瘤细胞的抗氧化能力、降低细胞内活性氧类（reactive oxygen species, ROS）水平有关。研究发现白虎加人参汤能降低肌肉特异性胰岛素受体敲除（Muscle-specific Insulin Receptor Knockout）小鼠血清脂多糖（lipopolysaccharide, LPS）含量及炎症相关因子水平，并调控 TLR4/NF-κB 信号通路，通过改善内毒素血症、肠道屏障功能，减轻肠道炎症反应，从而改善胰岛素抵抗，降低血糖水平。研究发现联合白虎加人参汤治疗热盛伤津证糖尿病酮症患者能够提高临床疗效、缩短血糖达标和酮体转阴时间，明显改善患者的糖代谢指标，减少胰岛素用量以及降低并发症的发生率，值得临床推广应用。研究发现竹叶石膏汤对糖尿病患者有较好的降糖降脂及抗氧化作用。有学者使用竹叶石膏汤治疗 2 型糖尿病中消型患者餐后高血糖 60 例，结果提示合理的西药加竹叶石膏汤能有效降低空腹血糖、糖化血红蛋白等糖代谢指标水平，对降低餐后 2 小时血糖的作用更加显著。

（二）现代药理学研究

1. 解热 白虎汤对伤寒菌、LPS、2,4- 二硝基苯酚、细菌内毒素、干酵母等不同致热原致发热模型都有明显的解热作用。对静脉注射 LPS 建立的气分证家兔模型，白虎汤治疗具有显著的解热作用，可使 $CD4^+/CD8^+$ 值恢复、IL-6 水平显著升高。对于细菌内毒素引起的家兔发热，白虎汤高、低剂量均有显著药效，可明显抑制发热家兔 TNF-α、白细胞介素 -1β（interleukin1β，IL-1β）、IL-6、$CD8^+$ 水平升高，促进 $CD4^+$ 水平与 $CD4^+/CD8^+$ 显著上升。可见白虎汤对发热模型有解热作用，其机制可能是通过抑制致热性细胞因子的释放，调节细胞因子间的失衡和机体免疫功能而起效。

2. 抗菌 白虎汤对感染铜绿假单胞菌和金黄色葡萄球菌的秀丽隐杆线虫显示出较好的保护效果，在较低浓度（200μg/ml）时对线虫产生体内抗菌作用，与阴性对照比，可降低线虫体内细菌数 10 倍。而体外实验却显示白虎汤无抑菌活性。由此推断其体内抗菌作用可能与白虎汤提高线虫的免疫功能，从而使细菌繁殖受到抑制并影响细菌毒力因子的表达有关。单用知母提取物也可对线虫产生保护效果，而白虎汤去知母则缺乏体内抗菌作用；但知母提取物的体内抗菌作用低于白虎汤。因此，推测白虎汤的体内抗菌作用与知母有关，其他药味增强其体内抗菌作用，证明了白虎汤组方的合理性。

3. 抗炎 研究者通过白虎汤对肺炎双球菌肺炎大鼠自由基、前列腺素代谢及 CRP 和铜蓝蛋白含量的影响，探讨白虎汤的抗炎作用。发现白虎汤可使模型大鼠肠组织中 SOD 活性、6- 酮前列腺素 F1α 水平升高，MDA、NO、血栓素 B2 水平下降，CRP 和铜蓝蛋白水平降低，与阳性对照头孢氨苄组无明显差异，说明白虎汤具有很好的抗炎效果，能够拮抗自由基损伤，调节前列腺素代谢，保护肺组织，减轻组织的炎症反应。白虎汤对大肠埃希菌脂多糖引起的全身炎症反应综合征（systemic inflammatory response syndrome，SIRS）大鼠有较好的退热作用，能明显降低 SIRS 大鼠促炎因子水平，同时提高抗炎因子的水平，使抗炎机制和促炎机制趋向平衡，从而起到阻止 SIRS 进一步发展为多器官功能障碍综合征的作用。效果与氢化可的松琥珀酸钠相当，且具有低毒、不良反应小、应用灵活等优势，可避免长期应用糖皮质激素可能引起的一系列不良反应。

4. 提高免疫力 研究发现白虎汤对脓毒症（热毒内盛证）患者具有免疫调理、器官功能改善的作用，能明显降低脓毒症患者促炎因子 IL-6、TNF-α 水平，减轻全身炎症反应，使白细胞、CRP 水平下降幅度更大，速度更快，与常规治疗组（抗生素）比较，白虎汤治疗组（抗生素 + 白虎汤）患者序贯器官衰竭估计评分及器官功能损伤程度更低，器官功能恢复更快。提示白虎汤对脓毒症患者器官功能有保护作用，这可能与其降低炎症因子水平，减轻全身炎症反应有关。同时白虎汤组抑炎因子 IL-10 水平更低，意味着白虎汤降低了患者出现免疫麻痹风险，增强宿主免疫力，进而更有效地清除原发性感染，防止继发性感染，并有可能改善临床结局。

5. 改善脑功能 有学者根据老年性痴呆患者脑细胞存在炎症反应的特性用白虎汤加减治疗阿尔茨海默病（Alzheimer disease，AD），结果显示白虎汤能减轻 AD 模型大鼠的炎症反应，有明显的抗炎治疗作用，改善病理形态学改变，增强学习记忆能力，白虎汤治疗组模型在失语失认、阅读书写障碍等方面明显优于对照组。

（三）案例

吴某，女，64 岁，2020 年 9 月 10 日就诊。

主诉：口干多饮 10 年，加重伴眼干、视物模糊 1 月。

患者 2010 年无明显诱因出现口干、多饮，就诊于当地医院，空腹血糖为 6.2mmol/L，嘱控制饮食及规律运动，患者未予重视。后测空腹血糖逐渐升高，2019 年空腹血糖为 8mmol/L，就诊于当地医院，查糖化血红蛋白为 8%，诊断为"胰岛功能减退"，未予药物治疗。1 月前，患者无明显诱因出现口干、多饮等症状加重，且伴有眼干涩、视物模糊，自测空腹血糖波动在 13～14mmol/L，遂就诊于中国中医科学院广安门医院。刻下症：口干、口渴、喜饮水，眼干涩，视物模糊，双下肢乏力，口中异味，口黏，自汗，咳黄色黏痰，偶有心悸，双手指间关节变形、疼痛，纳可，夜间休息差，入睡困难，多尿，夜尿 1～2 次 / 晚，大便时干时稀。近期体重下降约 3kg。既往史：有慢性支气管炎、胸膜炎、胸腔积液、肺结核病史，现已治愈。否认高血压、冠状动脉粥样硬化性心脏病史。否认过敏史。否认吸烟、饮酒史。舌淡红，少津，边有齿痕，苔黄腻。辅助检查：空腹血糖 13.28mmol/L。尿常规：尿糖 ++++，白细胞 +++。西医诊断：2 型糖尿病伴尿路感染；中医诊断：消渴。予白虎加人参汤加减治疗，药用：生石膏 30g、知母 30g、赤芍 15g、党参 45g、地骨皮 30g、白茅根 30g、仙鹤草 30g、黄柏 10g，3 剂，水煎，日 1 剂，分 2 次早晚饭后温服。

按语：本案例中，患者以口干、口渴、眼干涩、乏力、多尿就诊，再根据患者舌黄腻之征象，可知此时以肺胃热盛之证为主，且患者近期血糖控制较差，往往波动在 13～14mmol/L，有明显的"糖毒"性。因此，在治疗时宜先益气生津，清热解毒。遂予以清热除烦、生津止渴的白虎加人参汤为主，其中生石膏、知母清肺胃之热；重用党参以代替人参之功效，以补中益气、止渴生津；芍药养阴增液；黄柏、仙鹤草可清热、解毒；白茅根清热利尿，使热邪从小便而出。

 ## 二　栀子豉汤类方证与糖尿病

（一）方证研究

【原文记载】

1. 发汗后，水药不得入口为逆。若更发汗，必吐下不止。发汗吐下后，虚烦不得眠，若剧者，必反复颠倒，心中懊憹，栀子豉汤主之；若少气者，栀子甘草豉汤主之；若呕者，栀子生姜豉汤主之。（《伤寒论·辨太阳病脉证并治》）

2. 发汗，若下之，而烦热胸中窒者，栀子豉汤主之。（《伤寒论·辨太阳病脉证并治》）

3. 伤寒五六日，大下之后，身热不去，心中结痛者，未欲解也，栀子豉汤主之。（《伤寒论·辨太阳病脉证并治》）

4. 伤寒下后，心烦腹满，卧起不安者，栀子厚朴汤主之。（《伤寒论·辨太阳病脉证并治》）

5. 伤寒医以丸药大下之，身热不去；微烦者，栀子干姜汤主之。（《伤寒论·辨太阳病脉证并治》）

6. 阳明病，脉浮而紧、咽燥、口苦、腹满而喘、发热汗出、不恶寒反恶热、身重，若发汗则躁，心愦愦，反谵语；若加温针，必怵惕烦躁不得眠；若下之，则胃中空虚，客气动膈，心中懊侬。舌上苔者，栀子豉汤主之。（《伤寒论·辨阳明病脉证并治》）

7. 阳明病，下之，其外有热，手足温，不结胸，心中懊侬，饥不能食，但头汗出者，栀子豉汤主之。（《伤寒论·辨阳明病脉证并治》）

8. 下利后更烦，按之心下濡者，为虚烦也，宜栀子豉汤。（《伤寒论·辨厥阴病脉证并治》）

9. 大病瘥后，劳复者，枳实栀子汤主之。（《伤寒论·辨阴阳易差后劳复病脉证并治》）

【组成】

1. **栀子豉汤**　栀子十四个、香豉。

2. **栀子甘草豉汤**　栀子十四个、甘草二两、香豉四合。

3. **栀子生姜豉汤**　栀子十四个、生姜五两、香豉四合。

4. **栀子厚朴汤**　栀子十四个、厚朴四两、枳实四枚。

5. **栀子干姜汤**　栀子十四个、干姜二两。

6. **枳实栀子豉汤**　枳实三枚、栀子十四个、香豉一升。

【功效和主治】

1. **栀子豉汤**　功效：清热除烦，宣发郁热；主治：热郁胸膈不寐证，证见身热心烦，虚烦不得眠，或心中懊侬，反复颠倒，或心中窒，或心中结痛，舌红，苔微黄，脉数。

2. **栀子甘草豉汤**　功效：清热除烦，益气安中；主治：栀子豉汤证兼少气证，证见栀子豉汤证伴有气少不足以息而气短乏力懒言。

3. **栀子生姜豉汤**　功效：清宣郁热；主治：栀子豉汤证兼胃气上逆证，证见栀子豉汤证伴有呕吐等症状。

4. **栀子厚朴汤**　功效：清热除满；主治：栀子豉汤证兼腹满证，证见邪热内扰胸膈，致心烦、卧起不安等症；又因热滞于腹，气机不利，故又兼见腹满等症。

5. **栀子干姜汤**　功效：清热除烦，温中暖脾；主治：栀子豉汤证兼中寒证，可见心烦不得眠、心中懊侬、反复颠倒等症状较栀子豉汤证略轻而已。

6. **枳实栀子豉汤**　功效：清热除烦，调中开胃；主治：栀子豉汤证兼心下痞塞证,除有虚烦不得眠、发热口渴等热扰胸膈之证外,当有心下痞塞或胸脘胀满等气结心下之证。

【辨证要点】

1. 栀子豉汤 临证以心烦、难以入眠,甚至心中烦闷难耐、莫可名状,以致辗转反侧、坐卧不宁为辨证要点。

2. 栀子甘草豉汤 临证以心烦不得眠伴有气少不足以息而气短乏力懒言为辨证要点。

3. 栀子生姜豉汤 临证以心烦懊侬、身热等伴有胃气上逆之呕吐为辨证要点。

4. 栀子厚朴汤 临证以身热、心中懊侬兼有腹部胀满较甚、卧起不安为辨证要点。

5. 栀子干姜汤 临证以身热、微烦并伴有便溏下利、腹满时痛为辨证要点。

6. 枳实栀子豉汤 临证以心下痞闷胀满、纳呆不食、胸脘烦热、胸中壅塞为辨证要点。

【制方详解】

1. 栀子豉汤 栀子豉汤用于治疗热扰胸膈证,主要有虚烦不得眠;反复颠倒,心中懊侬;烦热,胸中窒;身热不去,心中结痛4个主证。虚烦不得眠表现为心中发烦而难以入睡,此为本证的一般见证。成无己曰:"谓之虚烦者,热也,胸中烦热,郁闷而不得发散者是也。热气伏于里者,则喜睡,今热气浮于上,烦扰阳气,故不得眠。"反复颠倒,心中懊侬表现为自觉心中烦郁无奈,翻来覆去,难以入睡。较虚烦不得眠证为重,故原文说:"若剧者"才出现反复颠倒、心中懊侬。《医宗金鉴》说:"不得眠者,烦不能卧也,若剧者,较烦尤甚,必反复颠倒,心中懊侬也……懊侬者,即心中欲吐不吐,烦扰不宁之象也,因汗吐下后,邪热乘虚客于胸中所致。"烦热,胸中窒表现为自觉心中烦躁,且有灼热感(虚烦,则只觉心中烦而无灼热感)和胸中痞塞不舒(比心中懊侬证稍重)。张令韶曰:"窒,窒碍而不通也。热不为汗下而解,故烦热,热不解而留于胸中,故窒塞而不通也。"方中栀子味苦性寒,泻热除烦,降中有宣;香豉体清气寒,升散调中,宣中有降,二药相合,共奏清热除烦之功。陈蔚曰:"栀子性寒,干姜性热,二者相反,何以同用之?而不知心病而烦,非栀子不能清之,脾病生寒,非干姜不能温之,有是病则用是药,有何不可,且豆豉合栀子,坎离交媾之义也,干姜合栀子,火土相生之义也。"

2. 栀子甘草豉汤　热扰胸膈,如邪热损伤中气,就会感觉气少不足以息而气短乏力懒言,治宜佐以补益中气,故于栀子豉汤方中加入炙甘草以补益中气,而名栀子甘草豉汤。

3. 栀子生姜豉汤　如邪热扰胃致胃气上逆,就会兼见呕吐,治宜佐以和胃降逆,故于方中加入生姜以和胃降逆,名栀子生姜豉汤。成无己曰:"少气则气为热搏,散而不收者,甘以补之可也。呕则气为热搏,逆而不散者,辛以散之可也。"即言张仲景加甘草、加生姜之义。

4. 栀子厚朴汤　本证心烦与腹满并见,较栀子豉汤证只多了一个腹满证,但腹满证较心烦为重,故方中理气者有厚朴、枳实两味,除烦只栀子一味。因热已入里及腹,故不用豆豉之宣透,而取厚朴、枳实之利气除满。热得清则烦自解,气得行满自除。本方由栀子豉汤合小承气汤化裁而成,方中栀子苦寒清透胸膈之邪热,解郁除烦;厚朴行气消胀除满,枳实破气散结消痞。

5. 栀子干姜汤　即栀子豉汤去豆豉加干姜而成。栀子苦寒清透上焦胸膈之热,解郁除烦;干姜辛热,守而不走,温脾阳散中寒。

6. 枳实栀子豉汤　本方为栀子豉汤重用豆豉加枳实、清浆水而成。枳实苦辛微寒,入脾胃经,辛开苦泄,善宽中下气而除心下痞满。栀子苦寒,善清热除烦;豆豉辛凉宣散透邪;因热自内集,郁而不散,故重用豆豉与栀子相配,清宣胸脘郁热。辅以清浆水煎药,取其甘酸性凉,调中止渴,开胃化滞助消化之功。如有宿食者,可加入大黄如棋子大者五六枚,则含有承气之意,以荡涤肠胃,导滞泻热。本方与栀子厚朴汤,药仅一味之差,而主证不同。彼方厚朴、枳实同用去豆豉,重在行气宽中,消胀除满,故知其证以腹满为重。而本方去厚朴入豆豉,并增大用量为一升,意在清宣胸膈之郁热,仅用枳实一味,以下气消痞,故知其证心下痞塞较轻。

【栀子豉汤类方证与糖尿病的联系】

2 型糖尿病患者往往伴有失眠,常表现为入睡困难、睡后易醒、醒后难以入睡。失眠可影响糖尿病患者血糖控制,可诱发抑郁焦虑,影响糖尿病的发生和发展。糖尿病伴发失眠在中医学中属"消渴兼不寐"的范畴。消渴与不寐在病因上有着紧密联系,如《素问·奇病论》"此肥美之所发也"、《张氏医通·不得卧》"脉滑数有力不得卧者，中有宿滞痰火，此为胃不和则卧不安也"，认为消渴兼不寐多见于肥胖者，因饮食不节，脾胃受损，酿生痰热，壅遏于中，痰热上扰，胃气失和，而不得安寐。若火热炽盛，可上扰心神，阳盛阴衰，阴阳失交，发为不寐。遂以栀子豉汤为基础方可进行加减，方中栀子苦寒清透胸膈之邪热，解郁除烦，又清泄三焦之火导热下行；豆豉辛凉宣散透邪，又和解胃气，两药相配，清中有宣，宣中有降，使热清郁伸，则心烦自除。

糖尿病胃肠神经病变在临床中较为常见，可导致患者出现嗳气、呕吐、胃脘胀满、厌食及上腹部不适，也有部分患者出现腹泻或便秘。有关数据显示，在糖尿病患者中，约有 50% 的患者合并胃肠神经病变。中医领域中虽然没有针对糖尿病胃肠神经病变的专门论述，但可将糖尿病胃肠神经病变归属于"消渴""脾积"范畴。此外，由于本病临床表现为胃脘胀满、餐后胀增、恶心、嗳气等，因而也被纳为消渴兼反胃、痞满及呕吐等范畴。若患者素来脾胃虚弱，又因饮食不节，嗜食肥甘厚味之品，损伤脾胃，则运化及受纳功能障碍，脾不运化，胃不受纳，可见恶心、呕吐、脘腹胀满不适等症状。对于糖尿病胃肠神经病变的患者，可以栀子豉汤为基础进行加减，若患者出现腹满之证，可使用栀子厚朴汤，本方为栀子豉汤合小承气汤化裁而来，去豆豉，加厚朴、枳实，以利气除满，使热得清则烦自解，气得行满自除；若患者出现脾胃阳虚之表现，即中寒证，可予以栀子干姜汤，即栀子豉汤去豆豉加干姜而成，栀子苦寒清透上焦胸膈之热，解郁除烦；干姜辛热，守而不走，温脾阳散中寒；若患者出现恶心、呕吐之症，则可使用栀子生姜豉汤，即方中加入生姜以和胃降逆。

研究发现栀子豉汤可以有效改善胰岛素抵抗，作用机制可能与其上调胰岛素受体 mRNA 表达水平、降低 TNF-α 水平有关。研究者以栀子豉汤治疗糖尿病合并失眠患者 68 例，其中男性 32 例、女性 36 例；年龄 45～71 岁；糖尿病病程 6 个月～12 年，失眠 1～5 年；其中轻度失眠（入睡障碍，或中间易醒、早醒）34 例，中度失眠（兼两种情况，精神和躯体症状重于前者）20 例；重度失眠（离开药物不能入睡，严重睡眠不足综合征）14 例。方药组成：栀子、淡豆豉、酸枣仁、麦冬各 10g。加水煎煮代茶饮。每日 1 剂，连服 7 日为 1 疗程。正常睡眠恢复后停药，连续治疗 3 个疗程后进行改善失眠作用疗效评价。结果显示 1 周治愈 10 例，2 周治愈 18 例，3 周治愈 12 例，显效 6

例,有效 17 例,无效 5 例,总有效率 91.2%。研究发现栀子豉汤比单独的栀子和淡豆豉更能维持肠道菌群的相对平衡。

(二)现代药理学研究

目前缺少关于本方的全方药理学研究,可参考相关单味药现代药理学研究内容。

1. 栀子 迄今为止,从栀子属植物中分离和鉴定出的活性化合物有 40 多种,包括环烯醚萜类、二萜类、三萜类、黄酮类、有机酸酯类、甾醇类、三萜皂苷类及色素等。

(1)抗炎作用:栀子苷不仅可抑制炎症早期水肿和渗出,而且可抑制炎症晚期的组织增生和肉芽组织生成,低剂量($12.5mg \cdot kg^{-1}$)可明显抑制小鼠耳肿胀反应,大剂量($50mg \cdot kg^{-1}$)可明显抑制急性炎症渗出。离体实验证明京尼平可有效抑制大鼠脑内胶质瘤细胞中 LPS 诱导的 NO 释放,降低 TNF-α、白细胞介素 β、前列腺素 E2、细胞活性氧含量和 NF-κB 活性,也可抑制干扰素 γ 和 β 淀粉样变性所致的 NO 释放。大鼠脑部炎症相关实验证明,栀子苷经 β- 葡萄糖苷酶水解后的产物京尼平可抑制小胶质细胞活性,显示出抗脑部炎症活性。栀子醇提取物能明显抑制甲醛导致的小鼠足趾肿胀和二甲苯导致的耳廓肿胀,同时对小鼠和家兔的软组织损伤有显著的治疗作用。

(2)解热镇痛作用:栀子苷可对醋酸诱发的小鼠扭体反应呈明显抑制作用,并显示出镇痛作用,明显升高小鼠对热板刺激的痛阈,$25mg \cdot kg^{-1}$ 剂量的栀子苷可明显延长痛觉反应时间,且镇痛作用与剂量呈正相关趋势。栀子对用 15% 鲜酵母混悬液为致热剂所致的大鼠发热具有良好的解热作用,并有一定的镇静作用,还可明显延长异戊巴比妥钠对小鼠睡眠时间的影响。

(3)保肝利胆作用:研究者采用测定大鼠胆汁分泌量的实验方法,发现京尼平苷可显著增加大鼠胆汁流量,降低胆汁内胆固醇含量,是栀子利胆的有效成分,它能改变胆汁成分,可能对阻止胆固醇结石的形成有一定的作用。另有研究发现,栀子中二萜类成分藏红花酸能够促进胆汁分泌和排泄,有希望用于慢性胆囊炎的治疗。预先给小鼠灌胃京尼平苷能降低四氯化碳诱导的肝中毒小鼠血清中谷丙转氨酶和天冬氨酸氨基转移酶的活性以及增加肝脏内谷胱甘肽的浓度,通过机制研究,发现京尼平苷对正常小鼠肝微粒体内细胞色素具有明显的抑制作用。栀子提取液对经胆胰管逆行注射 1.5% 去氧胆酸钠引起的大鼠重症急性胰腺炎具有明显治疗作用。实验研究发现大鼠经十二指肠给药后,栀子苷可明显增加其胆汁流量,降低胆汁内胆固醇含量,增加胆汁内 HCO_3^- 浓度从而改变胆汁成分,可在一定程度上阻止胆固醇结石的形成。

(4)对神经系统的作用:研究表明栀子苷可抑制脑缺血损伤后致炎因子 TNF-α 和 IL-1β 及血浆中血管性假血友病因子(von Willebrand factor, vWF)的表达,显示出其对继发性脑损伤的保护作用,在炎症病理环节可阻抑脑缺血损伤级联反应。大鼠群体接触实验证实栀子提取物京尼平苷能延长大鼠群体接触时间且该作用具有剂量依赖性,表明栀子和其中含有的京尼平苷具有抗焦虑活性。栀子提取物的水解产物京尼平能抑制活化小神经胶质细胞产生的各种细胞毒性成分,提示京尼平具有神经保护作用。栀子西红花总苷静脉注射对小鼠中枢神经系统有明显抑制作用。熊果酸可能是镇静、降温作用的有效成分,能提高戊四氮所致的小鼠半数惊厥剂量,有明显的抗惊厥作用。

(5)对心血管系统的作用:体外实验研究发现栀子乙醇提取物能有效抑制 TNF-α 诱导的 NF-κB 活性和血管细胞黏附分子 -1(vascular cell adhesion molecule-1,VCAM-1)的 mRNA 以及蛋白质的表达,从而可用于动脉粥样硬化等脉管疾病的治疗。藏红花酸可降低血清中肌酸激酶(creatine kinase, CK)和乳酸盐脱氢酶(lactate dehydrogenase,LDH)的活性,升高心肌组织腺苷三磷酸(adenosine triphosphate,ATP)水平,缓解心肌顿抑,从而改善心肌缺血、防止心肌梗死。栀子中西红花苷及其代谢物藏红花酸可抑制胰脂酶的活性,显著降低血清甘油三酯、总胆固醇、低密度脂蛋白胆固醇和极低密度脂蛋白胆固醇水平,从而达到降血脂作用。京尼平苷及其代谢产物京尼平能影响体内血栓因子及血小板聚集,显著延迟大鼠股动脉血栓闭塞时间,抑制磷脂酸酶的活性,达到抗血栓作用。

2. 豆豉 其主要成分有大豆素和染料木素等。

(1)调节血脂:研究表明,大豆异黄酮具有降血脂的作用,其作用机制与其抗氧化作用、类雌激素作用、增强低密度脂蛋白受体活性、抑制毛细血管内皮细胞增殖、抑制血管渗透性因子诱导的冠状动脉舒张、抑制主动脉平滑肌细胞的作用有关。

研究表明,淡豆豉的提取物异黄酮对于卵巢切除或不切除的雌性小鼠均有降低血清胆固醇浓度的作用。

(2)抗动脉硬化:研究者采用大鼠去卵巢的方法建立脂代谢紊乱模型,观察血脂、脂蛋白、脂质过氧化物的变化。结果显示,淡豆豉治疗12周后,氧化低密度脂蛋白和MDA明显较去卵巢组降低,高密度脂蛋白、载脂蛋白和SOD活力明显较去卵巢组升高。表明淡豆豉抗动脉硬化机制与其能调节血脂、抗氧化有关。

(3)降糖作用:研究者将淡豆豉用80%乙醇提取,再用石油醚、乙酸乙酯、正丁醇分别萃取不同的有效部位,以四氧嘧啶及链脲佐菌素腹腔注射造成小鼠及大鼠的糖尿病模型,观察血糖和血脂的变化。结果显示,四氧嘧啶糖尿病小鼠灌胃给予淡豆豉各提取部位10日后,总提物、醋酸乙酯部分、正丁醇部分小鼠血糖均较模型组小鼠低,血清中甘油三酯水平亦较模型组小鼠低。链脲佐菌素糖尿病大鼠灌胃给予淡豆豉各提取部位10日后,总提物、乙酸乙酯部分、正丁醇部分大鼠血糖均较模型组大鼠低。表明淡豆豉总提物、乙酸乙酯部分、正丁醇部分均有一定的降糖作用,其中正丁醇部分降糖作用更为明显。

(4)抗肿瘤作用:研究者采用稻瘟霉分生孢子法初筛,四唑盐(MTT)比色法研究中药淡豆豉醇提物(SAE)对人肝癌细胞株SMMC-7721和QSG-7701生长的影响,并与其原料黑豆醇提物(HAE)作对比。结果表明,SAE可显著抑制肝癌细胞株SMMC-7721和QSG-7701生长,并且具有一定的时间、剂量依赖关系,作用强于HAE。说明SAE体外具有抗肝癌细胞作用。台湾学者研究表明,淡豆豉上清液可通过激活半胱天冬酶8和线粒体而诱导人肝癌细胞Hep3B死亡。

(5)其他作用:有研究表明,淡豆豉中含有大量的维生素K_2,可能会帮助预防骨质疏松,维生素K_2或异黄酮对于经绝后的妇女骨丢失有保护作用;研究表明,淡豆豉中的果聚糖是一种免疫调制物,并且可能对变态反应性疾病有预防作用;有研究通过实验证实,淡豆豉中的主要成分大豆异黄酮的苷及苷元均具有促进肾钙质沉着的作用。

三　承气汤类方证与糖尿病

（一）方证研究

【原文记载】

1. 调胃承气汤

（1）阳明病，不吐不下，心烦者，可与调胃承气汤。（《伤寒论·辨阳明病脉证并治》）

（2）太阳病三日，发汗不解，蒸蒸发热者，属胃也。调胃承气汤主之。（《伤寒论·辨阳明病脉证并治》）

（3）伤寒吐后，腹胀满者，与调胃承气汤。（《伤寒论·辨阳明病脉证并治》）

2. 小承气汤

（1）阳明病，其人多汗，以津液外出，胃中燥，大便必硬，硬则谵语，小承气汤主之。若一服谵语止者，更莫复服。（《伤寒论·辨阳明病脉证并治》）

（2）阳明病，谵语，发潮热，脉滑而疾者，小承气汤主之。因与承气汤一升，腹中转气者，更服一升。若不转气者，勿更与之；明日又不大便，脉反微涩者，里虚也，为难治，不可更与承气汤也。（《伤寒论·辨阳明病脉证并治》）

（3）太阳病，若吐若下若发汗后，微烦，小便数，大便因硬者，与小承气汤和之，愈。（《伤寒论·辨阳明病脉证并治》）

3. 大承气汤

（1）伤寒若吐若下后不解，不大便五六日，上至十余日，日晡所发潮热，不恶寒，独语如见鬼状。若剧者，发则不识人，循衣摸床，惕而不安，微喘直视，脉弦者生，涩者死；微者，但发热谵语者，大承气汤主之。若一服利，则止后服。（《伤寒论·辨阳明病脉证并治》）

（2）阳明病，谵语有潮热，反不能食者，胃中必有燥屎五六枚也；若能食者，但硬耳，宜大承气汤下之。（《伤寒论·辨阳明病脉证并治》）

（3）汗出谵语者，以有燥屎在胃中，此为风也。须下者，过经乃可下之。下之若早，语言必乱，以表虚里实故也。下之愈，宜大承气汤。（《伤寒论·辨阳明病脉证并治》）

（4）二阳并病，太阳证罢，但发潮热，手足汗出，大便难而谵语者，下之则愈，宜大承气汤。（《伤寒论·辨阳明病脉证并治》）

（5）阳明病，下之，心中懊忱而烦，胃中有燥屎者，可攻。腹微满，初头

硬,后必溏,不可攻之。若有燥屎者,宜大承气汤。(《伤寒论•辨阳明病脉证并治》)

(6)大下后,六七日不大便,烦不解,腹满痛者,此有燥屎也。所以然者,本有宿食故也。宜大承气汤。(《伤寒论•辨阳明病脉证并治》)

(7)伤寒六七日,目中不了了,睛不和,无表里证,大便难,身微热者,此为实也,急下之,宜大承气汤。(《伤寒论•辨阳明病脉证并治》)

(8)阳明病,发热汗多者,急下之,宜大承气汤。(《伤寒论•辨阳明病脉证并治》)

(9)发汗不解,腹满痛者,急下之,宜大承气汤。(《伤寒论•辨阳明病脉证并治》)

(10)腹满不减,减不足言,当下之,宜大承气汤。(《伤寒论•辨阳明病脉证并治》)

4. 麻子仁丸 跌阳脉浮而涩,浮则胃气强,涩则小便数,浮涩相搏,大便则硬,其脾为约,麻子仁丸主之。(《伤寒论•辨阳明病脉证并治》)

5. 蜜煎和猪胆汁外导 阳明病,自汗出,若发汗,小便自利者,此为津液内竭,虽硬不可攻之,当须自欲大便,宜蜜煎导而通之。若土瓜根及大猪胆汁,皆为可导。(《伤寒论•辨阳明病脉证并治》)

【组成】

1. 调胃承气汤 甘草二两、芒硝半斤、大黄四两。

2. 小承气汤 大黄四两、厚朴二两、枳实三枚。

3. 大承气汤 大黄四两、厚朴半斤、枳实五枚、芒硝三合。

4. 麻子仁丸 麻子仁二升、芍药半斤、枳实半斤、大黄一斤、厚朴一尺、杏仁一升。

5. 蜜煎和猪胆汁外导 食蜜七合、大猪胆一枚。

【功效和主治】

1. 调胃承气汤 功效:缓下热结;主治:阳明病胃肠燥热。证见蒸蒸发热,口渴便秘,腹满拒按,舌苔正黄,脉滑数;亦用于肠胃热盛而见发斑吐衄,口齿咽喉肿痛,中消,疮疡等。

2. 小承气汤 功效:轻下热结,除满消痞;主治:阳明腑实证。证见谵语潮热,大便秘结,胸腹痞满,舌苔黄,脉滑数,痢疾初起,腹中疗痛,或脘腹胀满,里急后重者。

3. 大承气汤 功效：峻下热积；主治：阳明腑实证。证见潮热谵语，手足濈然汗出，矢气频频，大便不通，脘腹满痛拒按，舌苔焦黄起刺，成焦黑燥裂，脉沉滑或沉迟有力；热结旁流，下利清水，臭秽难闻，脐腹疼痛，按之坚硬有块，热厥，高热神昏，扬手掷足，烦躁饮冷，便秘不通等。

4. 麻子仁丸 功效：润肠通便；主治肠胃燥热，脾约便秘证。证见津液不足，大便干结，小便频数，苔微黄少津。

5. 蜜煎和猪胆汁外导 功效：润燥滑肠，导下通便；主治：津竭便硬，欲解而大便不下。

【辨证要点】

1. 调胃承气汤 临证以蒸蒸发热、汗出、心烦、腹满较轻，不大便，舌黄燥，脉滑数为辨证要点。

2. 小承气汤 临证以潮热（轻）、汗多、心烦谵语、腹满胀较重，大便硬结不通，小便数或热结旁流而下利，舌苔黄厚，脉滑而疾为辨证要点。

3. 大承气汤 临证以潮热（重）、手足濈然汗出、心烦不解、谵语甚、腹胀满硬痛、大便硬结不通、小便利、舌苔老黄或焦黄或焦燥起刺、脉沉实或沉迟有力为辨证要点。

4. 麻子仁丸 临证以大便秘结多日而无所苦、小便频数、趺阳脉浮而涩为辨证要点。

5. 蜜煎和猪胆汁外导 临证以自欲大便、便意频频、硬粪难以排出、肛门坠胀为辨证要点。

【制方详解】

1. 调胃承气汤 调胃承气汤用来治疗阳明燥热之邪甫入肠腑，欲与宿食糟粕互结阶段，燥屎尚未形成。张仲景原文中所列症状反映了这一病机特点，原文中"腹胀满""不吐不下，心烦"等症，说明此时邪热已经入于阳明肠腑，热壅气机，腑气不通，则腹部胀满，大便不能正常排泄；"不吐"意在提示，虽有腑气不通，但未逆而上行；"心烦"提示肠中邪热上扰心神。虽然邪热已入胃肠，但尚未与宿食糟粕互结而成实，这一点从"太阳病三日，发汗不解，蒸蒸发热"可以推测，"蒸蒸"者，兴盛貌也。"发热"用"蒸蒸"形容，说明此时燥热尚未与有形之邪相结，仍能向外蒸腾，但不同于阳明热证的是此时腹部热壅之象已现，所以治疗既不能选择辛寒清热的白虎汤（病位不同），也不能选择荡涤肠腑的大承气汤，宜选择泻热和胃之调胃承气汤，使邪热速去，以免与宿食、糟粕互结。调胃承气汤由大黄、芒硝、甘草三味药组成，其中大黄、芒硝泻下去热，甘草和中顾胃。大黄是传统的泻剂之一，中医学认为它味苦，性寒，归脾、胃、大肠、肝、心包经，有泻热通肠、凉血解毒、逐瘀通经的功效。

2. 小承气汤　若病情在宜用调胃承气汤治疗的阶段而未得到及时有效的治疗，则邪热可与肠中宿食糟粕互结。若互结程度不重，燥屎尚未形成，此时可选择小承气汤治疗。"阳明病，其人多汗"（调胃承气汤证为"蒸蒸发热"），由于津液损伤，加速邪热与肠中宿食糟粕的互结。邪热与宿食糟粕互结，必然引起大便异常，即原文所讲"大便必硬"（大便能排出，但质硬）；邪热与宿食糟粕互结，肠中浊热扰心，则见"谵语"；邪热与宿食糟粕互结，不能正常向外蒸腾，只能借阳明气旺之时向外蒸腾，故见"潮热"；"脉滑而疾"是辨证运用小承气汤的眼目，虽然邪热已与宿食糟粕互结，但互结的程度不重，尚未影响血脉运行，血脉往来仍然流利，即"滑而疾"。此时治疗应以通腑为主，腑通则热泻，故在运用大黄泻热的同时，更用厚朴、枳实通腑，使与邪热初结的宿食糟粕速去，避免进一步发展而成燥屎阻于肠中。小承气汤由调胃承气汤去芒硝，减积实、厚朴用量而成。大黄苦寒泻热去实，枳实、厚朴行气导滞以消胀满。本方不用芒硝，说明证燥实不甚，减积实、厚朴也说明通下之力较大承气汤缓和。根据小承气汤的适应证，其服用方法也分两种，当阳明实热互结，实热俱轻时若初服即便通，则不必尽剂，若大便不通，可饮尽一剂，以观效果，以便通为度；当阳明燥热在里大便硬，但病者脉弱者，不宜大剂攻伐，只能用小承气汤少少服之，和胃通腑，使患者得以小安，或者当对病证不能确定是否可用大承气汤攻下，可用小承气汤少少服之以试探之。

3. 大承气汤　邪热与宿食、糟粕互结程度加重，最终形成燥屎阻于肠中，腑气不通，燥热难泻，肠中津液更亏，病情进一步加重，脉症表现亦多种多样。首先燥屎形成，阻于肠中，患者表现为"不大便"，时间或"五六日"，甚或"上至十余日"；腹部症状在胀满的基础上又出现了"腹满痛""绕脐痛"等，说明腹部气机阻滞程度之严重。其次由于燥屎形成，阻于肠中，浊热上扰心神，则患者神志异常表现突出，如"谵语""独语如见鬼状""不识人，循衣摸床"等；再次，由于燥屎形成，邪热内聚的程度更甚，患者表现为"日晡所发潮热""手足汗出"。另外，由于燥屎阻于肠中，还可能出现热结旁流之大便乍难乍易，腑气不通，胃气上逆之喘冒不能卧、不能食等症状。总之，由于燥屎的形成，腑气不通和全身热炽的症状均较为明显。故治疗需要加大通腑泻热的力量，同时还要润燥软坚，以利于燥屎的排出。以上是阳明腑实证形成的一般过程，如果患者体质偏于阴虚或感受的燥热之邪较重，此过程的发生发展将会更加迅速急骤，有欲竭人体阴液的势头，即便以上燥屎内结的症状不突出，也应毫不迟疑地选择大承气汤急下。如在大便难的基础上出现"目中不了了，睛不和"的阴津损伤症状，即便"无表里证"，也应使用大承气汤"急下之"，以存欲竭之真阴；或在阳明实证的基础上，如果"汗多"，亦提示真阴欲伤，也应急用大承气汤下之；或阳明实证"腹满痛"发展比较迅速急骤，此时亦应急用大承气汤通腑以泻燥热。大承气汤由调胃承气汤去甘草减少芒硝用量，重用枳实、厚朴而成，方中大黄后下，荡涤之效更甚，芒硝润燥攻下，枳实、厚朴行气导滞。大承气汤中厚朴、枳实用量比小承气汤重，可见大承气汤证的腹满、急胀均胜于小承气汤证。大承气汤泻热荡实之力尤著，所以运用本方必须注意中病即止，勿使太过伤正，所以张仲景告诫"若一服利，则止后服"。

4. **麻子仁丸** 麻子仁丸证主要临床表现为大便结硬，或数日不行，或便出不畅，所排出之粪便多干燥坚硬，甚至屎黑而干如羊粪状，小便次频量多，趺阳脉浮而涩，苔微黄，而无恶热、潮热谵语、烦躁等症。张令韶在《伤寒论直解》中曰："约，穷约也。阳明之上，燥气治之。本太阳病不解，太阳之标热合阳明之燥热，并于太阴脾土之中。脾为孤脏而主津液，今两阳相灼，阴液消亡，不能灌溉，困守而穷约也，所谓太阳阳明者是也。"程知在《伤寒经注》中曰："按，小便数与小便利有别，利是如常而长，数则里热而频下也。脾约之证当在太阳，所谓太阳阳明也。此是汗、吐、下后，津液衰少，或平素胃热燥结之人，感受风寒，邪未入胃，胃已先实者，不得不变下例而小润之，以通便也。"张璐在《伤寒缵论》中曰："脾约者，其人津液素槁，邪热在太阳时大便积难是也。"因此，大多数医家认为麻子仁丸证仅为太阳阳明病的某一特定阶段。诸家强调其病属太阳阳明，一是为了突出其病证源于太阳，另一方面是为了强调因津伤致便秘。方中火麻仁润肠兼以滋阴，合乎本证之津伤便秘之病机。再用大黄专事攻下，再配以枳实、厚朴行气以助其攻下之力。杏仁降肺气以助与肺相表里的大肠气机的通畅。芍药酸敛津液，专事滋阴，配合火麻仁以治其损伤之津液。峻下有伤津之弊，故以蜜和丸,缓和大黄攻下之力,使方为润下之剂。并且蜜有助火麻仁、芍药滋阴之力。但对于芍药,有医家认为其有攻下之效。如成无己《伤寒明理论》曰:"芍药味酸微寒,大黄味苦寒,酸苦涌泄为阴,芍药、大黄为使,以下脾之结燥。"陈念祖在《时方歌括》中曰:"破结者必以苦,故以大黄之苦寒,芍药之苦平为佐。"

5. 蜜煎和猪胆汁外导　阳明病里热亢盛迫津外泄则本自汗出,若再发其汗则津液更伤,加之小便自利使津液从下而泄,伤津途径众多而是津液内竭,大肠失于濡润而致大便结硬干涩难解。此时阳明邪热已解,而无发热、自汗等燥热之症,文中"自汗出"是仅就热病伤津而致本证的成因而言。如《伤寒论今释》所言:"此证但肠燥便难耳,非因胃家实也,大病恢复期中往往见之。云阳明病者,盖追溯已往之病,非谓当前之证。"本证以局部症状为主,表现为肛门坠胀,便意频频而粪便难以排出,是因硬粪便结于大肠末端,邻近肛门,阻挡去路之故。此种便硬与承气汤之热结燥实不大便的病机和结滞的部位不同,亦无潮热、谵语、腹满硬痛等症,故非承气汤类方药之所宜,故曰"虽硬不可攻之"。当在病者"自欲大便"之时因势利导,用蜜煎捻作挺纳入肛门,或用土瓜根汁或猪胆汁注入肛门内,以润燥滑肠,导下通便。燥结之粪得下,则诸症自除。

【承气汤类方证与糖尿病的联系】

糖尿病便秘是自主神经病变累及消化系统的表现,大便粪质干硬,排出艰难,或欲大便而艰涩不畅,常伴有腹胀、腹痛、口臭、纳差及神疲乏力等症。病情迁延难愈,容易反复,大量研究表明其发病可能与糖尿病病程、血糖控制、年龄等因素相关,但发病机制尚不十分明确;有研究认为与自主神经病变有关,由于神经体液失去对结肠信号的传递作用,胃结肠反射消失,出现便秘;也有研究认为因糖尿病是以代谢紊乱为主要特征的临床综合征,蛋白质代谢紊乱可产生负氮平衡,导致腹肌和会阴部肌肉的肌张力下降而使排便无力。糖尿病便秘影响患者的生活质量,而且由于便秘可能影响降糖药物的吸收,还会加重原发病及并发症。糖尿病便秘归属于中医学"消渴""便秘"等范畴。患者恣食肥甘厚腻,饮食不加以节制,若出现中满内热,脾胃功能运化失调,湿热、瘀浊阻滞于肠道,阳明热盛,腑气不通,宿食内结,大便干结难以排出,久成粪毒,且燥屎内结,耗伤阴液,致使火愈盛,津液耗伤愈重,大便更难以排出,形成便秘。《灵枢·口问》有言"中气不足,溲便为之变",脾为后天之本,气血生化之源,主司运化,主升清气,将水谷精微向周身布散;脾失健运,痰湿内聚,郁久化热,灼伤津液,肠失濡润;脾虚则气血生化乏源,阴津亏虚,又有内热熏蒸,使阴液更虚,大肠燥热内结;脾虚则中气不足,无力推动体内糟粕运行而留置于肠间;同时大肠主津,可吸收肠中水分,无水则舟停,使糟粕内结;以上均可致大肠传导功能失常而发为便秘。

肥胖和超重是引起 2 型糖尿病的独立危险因素,在肥胖人群中,2 型糖尿病的发病率逐年增高。肥胖导致胰岛素抵抗,使胰岛功能受损,形成恶性循环。糖尿病合并肥胖可归属于中医学"消渴"范畴,肥胖的原因多为饮食不节、嗜食肥甘、情志内伤、运动不足等,脏腑功能失常,脂质无法布散全身,或多余的脂质排泄不及,停于血脉及皮下、膏肓,形成的病理产物即为脂浊。人体内脂浊堆积、气机壅滞,导致脾的气化功能失常,失其升清功效,致升高的血糖无法被机体利用,即形成了糖浊。脾胃同为中土,纳运相助,升降相因,燥湿相济,若饮食不节,多嗜肥甘醇酒,导致脾胃受困,失于健运,则腑气不畅,胃气阻滞,肠道壅塞,脾气不运,津液内停则湿浊内生,久之变为痰湿、痰浊或痰热,脾虚胃实,虚实夹杂。脂浊内生,进一步壅阻气机,糖浊蓄积,致使痰热互结,中满内热,出现痞满、腹胀、口苦、大便不畅,或大便干结难解等症。

使用承气汤类方切中胃肠燥热、燥屎内结、腑气不通之病机,临床可辨证加减使用。对于糖尿病出现胃肠燥热初起之征象,此时未出现热与宿食糟粕互结,当先用调胃承气汤以泻热和胃、软坚散结,及时治疗以免病情加重;若患者就诊不及时或病情发展迅速,出现火热与宿食糟粕相结之症状,若互结程度不重,燥屎尚未形成,则先用小承气汤以泻热通便、破热除满;若互结程度严重,形成燥屎阻于肠中,腑气不通,燥热难泻,肠中津液更亏,病情进一步加重,此时应立即使用大承气汤攻下热实,荡涤燥结,以免变证丛生。除此之外,若糖尿病便秘患者出现大便结硬,或数日不行,或便出不畅,所排出之粪便多干燥坚硬,甚至屎黑而干如羊粪状,小便次频量多,脉浮而涩,苔微黄,而无恶热、潮热谵语、烦躁等症,此为脾约之津伤便秘,由于胃强脾弱,脾阴不足导致,热盛耗津,津液偏渗,大肠失于濡润而传导失不利,大便干结,则应使用麻子仁丸来治疗,取其滋润脾阴、泻热去实、润燥滑肠之效。

　　研究者观察加味小承气汤治疗糖尿病实热便秘的临床疗效,结果表明加味小承气汤针对糖尿病实热证的病因病机,可以整体调整脏腑功能,安和五脏,推陈致新,使机体阴阳渐趋平衡,调整肠道内分泌失调和代谢紊乱,使胃肠功能得到恢复,改善糖尿病便秘患者的排便时间间隔、大便性状、排便时间及排便费力情况等;且疗效持久,不易复发。研究者观察大承气颗粒剂对特发性便秘和糖尿病胃肠运动功能障碍(便秘)口盲传输时间(orocaecal transit time,OCTT)的影响,结论指出大承气颗粒剂可以促进特发性便秘及糖尿病患者小肠运动,改善患者的便秘症状。研究者使用大承气汤与蚕沙配合治疗肥胖并高脂血症,结论指出大承气汤与单味蚕沙治疗肥胖并高血脂症减肥效果好,不良反应少。研究者发现糖尿病性便秘患者的胃肠激素水平多存在紊乱状态,在常规降糖基础上加用麻子仁丸加减方治疗后,不仅显著改善临床症状,还可调节患者胃肠激素的分泌,控制血糖、改善胰岛素抵抗,治疗组患者各项指标均优于对照组,临床疗效可靠,且本药较少发生不良反应,应用安全,患者的依从性较好。研究者观察麻子仁丸加减治疗糖尿病便秘的临床疗效,结论提示麻子仁丸加减治疗糖尿病便秘患者具有良好的疗效。

(二)现代药理学研究

1. 调胃承气汤的药理作用

(1)对胃肠道的作用

1)调节胃肠运动:胃肠运动对于胃肠道吸收功能具有重大影响。调胃承气汤活性成分对胃肠运动有兴奋和抑制的双重调节作用,具有较为缓和的兴奋胃肠功能作用,从而可以用于治疗由胃肠运动紊乱引发的疾病。研究者运用离体实验法,分别研究了大承气汤、小承气汤、调胃承气汤在不同剂量下对兔离体十二指肠运动性能的影响,结果表明小剂量的调胃承气汤有兴奋胃肠的作用,大剂量的调胃承气汤则有抑制作用,其兴奋作用主要与方中芒硝的作用有关;研究者分别从小鼠胃肠推进率和胃肠容积变化、家兔肠运动功能等方面进行了观察比较,结果表明调胃承气汤作用较为缓和,作用时间较短,并有明显的增加肠容积作用;研究者通过观察大承气汤、小承气汤、调胃承气汤对炭末在小肠内的推进速度发现,对正常或模型状态下的动物的泻下作用大承气汤略强于大黄,小承气汤与大黄的作用基本持平,调胃承气汤弱于大黄,这同样证实了调胃承气汤"缓下"的作用效果；研究者观察调胃承气汤中大黄酸在大鼠体内的药物动力学过程时发现，与大黄组对比，调胃承气汤中大黄酸的血药浓度降低。芒硝与大黄共煎时虽会对大黄酸的溶出产生影响，但对大黄酸体内药物动力学过程不会产生影响。因此，可能是由于甘草中的甘草酸对大黄酸的代谢酶细胞色素 P4503A 产生诱导作用，使大黄酸代谢加快，进而使其与肾上腺素受体结合的量减少，对肠黏膜的刺激减少，进而使泻下作用缓和。

2）调节肠道菌群：肠道菌群作为人体内最复杂、最重要的微生态系统，对宿主肠道的形态、胃肠黏膜的分泌活动、营养物质的消化及代谢均有着重要影响，并与多种疾病过程有着密切的联系。研究者应用里实证便秘模型对比了大承气汤、小承气汤、调胃承气汤对肠道菌群的影响，结果表明，调胃承气汤的肠道抑菌效果虽不如大承气汤和小承气汤，但对肠道厌氧菌的恢复有作用，这更有利于改善肠道微生态环境。上述研究表明，调胃承气汤的活性成分对于恢复胃肠微生态平衡有着明显的调节作用。

3）清洁肠道：研究者将 150 例须进行肠道准备的患者分别采用清洁灌肠、泡服调胃承气汤、口服甘露醇 3 种方法，结果显示泡服调胃承气汤的效果优于其他 2 种方法；研究者将调胃承气汤进行开水泡服，并在术前一天进行定量流汁，针对不同年龄组的用药量、流汁量，采用多因素正交试验设计优选，结果表明泡服调胃承气汤的清洁效果良好。上述 2 项研究表明，调胃承气汤在引起腹泻的同时，可起到清洁肠道的作用。

（2）解毒作用：调胃承气汤是张仲景创制的通腑泻热代表方，也是温热病治疗的常用方剂。研究者对急性百草枯中毒患者分别给予常规基础治疗、常规基础治疗加大黄、芒硝、甘草导泻治疗，各 30 例，结果后者比常规基础治疗效果更好，表明大黄、芒硝及甘草联用具有解百草枯毒、导泻、保护胃肠黏膜等作用；研究者发现，与常规基础治疗相比，采用常规基础治疗加调胃承气汤灌服，可明显缩短有机磷中毒患者住院时间，提高抢救成功率；研究者选择急性有机磷中毒患者 60 例，对照组 20 例使用常规解毒剂解磷定、阿托品和少量东莨菪碱治疗，治疗组 40 例在此基础上增加调胃承气汤煎剂灌服，结果显示，治疗组成功治愈 36 例，对照组治愈 12 例，治疗组总有效率远大于对照组；研究者选择安定、甲酚、氨茶碱、农药中毒者共 24 例，用大黄粉 10g、生甘草 10g，水煎后加入芒硝 10g，对有机磷中毒患者洗胃后胃管注入调胃承气汤煎剂导泻，结果发现最快只需 2.5h、最慢需 4h 发挥导泻作用。上述研究表明,对于中毒患者的抢救,除了应用常规的解毒方法之外,应用调胃承气汤有着独特的优势。这可能是因为大黄与芒硝合用泻下而不伤正,甘草和中解毒,3味药物合用,不仅能泻除毒邪,还可以缓解大量应用阿托品引起的毒副作用。此外,大黄还具有类似输液治疗的血液稀释作用,对肠黏膜屏障具有保护作用;配伍芒硝使用,具有连续结肠透析作用,两者合用可促进已吸收毒物排出体外。

(3)解热作用:研究者通过内毒素家兔温病模型研究发现,调胃承气汤通过抑制内生致热原肿瘤坏死因子(TNF)的产生及抑制中枢发热介质前列腺素 E2(PGE2)、环腺苷酸(cAMP)合成释放,从而达到解热效应;通过降低血浆 TNF-α 水平,降低血清脂质过氧化物含量,增强 SOD 活性,减少血浆内皮素含量,抑制脑脊液 PGE2、cAMP 升高效应,减轻脏器组织病理损害,从而达到解毒效应。这说明调胃承气汤的解热作用与抑制内生致热原 TNF-α 的产生及抑制中枢发热介质 PGE2、cAMP 合成释放有一定关系。因此,调胃承气汤可有效降低内毒素所致的发热,有利于泻热作用的发挥。

(4)其他作用:除了以上对胃肠道的作用及解热、解毒作用之外,调胃承气汤还具有其他药理作用。研究表明,承气汤类对肝移植小鼠产生的肝损伤有良好的修复作用;研究表明,调胃承气汤能有效降低模型组家兔的体温、腹围,减轻其症状和体征,改善各种实验指标和病理改变,保护脏器组织;另外,有实验表明调胃承气汤有利于改善肠道血液循环,并有一定抗菌、利尿、利胆、增强免疫功能的作用,对失眠也有改善作用,常用于心血管疾病和消化系统疾病,甚至在骨科术后能有效治疗腹胀。

2. 大承气汤的药理作用

(1)泻下作用:大承气汤具有显著的泻下作用,是治疗便秘之良药。研究者通过观察大承气汤对正常小鼠、燥热禁水便秘模型和复方地芬诺酯模型小鼠小肠炭末推进率实验发现,大承气汤对正常和便秘模型小鼠有较强的促进排便和增加肠蠕动作用。

(2)抗菌作用:大承气汤还可以保护大肠埃希菌和变形杆菌感染的小鼠,表明其具有良好的抗感染作用。研究者对大承气汤及大黄的抗菌能力进行了实验研究,建立细菌性腹膜炎模型前分别给予大承气汤或大黄2日后,分别腹腔注射大肠埃希菌或变形杆菌建立腹膜炎模型,再连续2日给药。结果表明,治疗组小鼠死亡数及相应菌血症发生率明显低于对照组,表明大承气汤有良好的抗菌作用。研究者通过制成急性坏死性胰腺炎大鼠模型，检测其肠道推进功能，实验结果证明，中药治疗组需氧菌总数和革兰氏阴性杆菌菌数较模型组、假手术组明显降低，模型组需氧菌总数和革兰氏阴性杆菌菌数较假手术组显著增加。说明大承气汤可以改善肠道推进功能，从而降低肠道致病菌水平。

（3）对消化系统的影响：大承气汤调节结肠平滑肌的舒缩作用机制是阻断了豚鼠结肠平滑肌收缩依赖的 T 型电位依赖性钙通道，与 R 受体无明显关系，能提高环磷酸腺苷的水平并对神经具有一定作用。

（4）抗内毒素作用：大承气汤具有显著的抗内毒素血症作用。研究者通过实验从组织形态上进一步说明了大承气汤对通过内毒素诱导的全身性炎症反应及多器官损伤模型出现的病理损害具有明显的保护作用。研究者通过脂多糖腹腔注射小鼠制作内毒素血症模型，结果表明，大承气汤能减轻内毒素血症引起的肺与大肠组织炎症，可能与其降低 TNF-α 表达、TLR4 蛋白表达以及基因转录水平有关。研究者通过临床研究，发现大承气汤能够有效改善急性胰腺炎患者肠黏膜屏障功能和临床症状，降低血浆内毒素水平。大承气汤具有明显的抗肠源性内毒素血症作用。研究者通过建立小鼠实热壅滞证粪性腹膜炎模型，观察大承气汤对实热壅滞证粪性腹膜炎小鼠内毒素和血清 MDA 以及 SOD 含量的影响，结果显示，大承气汤能显著抑制实热壅滞证粪性腹膜炎小鼠内源性内毒素的移位和抑制氧化－抗氧化失衡。

（5）对胃肠功能的影响：大承气汤能促进胃肠激素分泌和胃肠道平滑肌蠕动，从而调控胃肠运动，并能有效预防及减少术后并发症的发生。研究者观察大承气汤对兔离体十二指肠平滑肌活动的影响，给予大承气汤后，十二指肠平滑肌收缩幅度、频率和张力明显增加，提示其有促进肠平滑肌运动作用。研究者通过临床观察 80 例急性胃肠功能障碍患者发现，大承气汤灌肠治疗急性胃肠功能障碍能缩短患者治疗时间，提高治疗效果。李颖等探讨大鼠促胃肠动力的作用机制和中医下法的愈病机制，分别测定胃动素和血管活性肠肽（vasoactive intestinal peptide，VIP）的含量，结果显示服用大承气汤后，两组大鼠胃窦和空肠组织中胃动素的含量均明显增加，大承气汤亦能显著降低两组大鼠胃窦组织中 VIP 含量，可见大承气汤通过调节正常大鼠和里实热证模型大鼠胃肠激素的分泌，从而调节胃肠运动。

（6）降低炎性细胞因子：大承气汤具有降低炎性细胞因子的作用，可以保护肠黏膜。大承气汤可通过降低细胞因子含量，防止肠道功能衰竭而治疗重症胰腺炎，并可以改善其预后。研究者应用成年雄 SD 大鼠建立急性胰腺炎大鼠模型，并应用大承气汤治疗，结果表明大承气汤可清除氧自由基，减轻脂质过氧化反应，以及减轻炎症反应。

（7）解热作用：研究者用家兔造模，探讨大承气汤泻热作用，检测动物发热峰值和 6h 体温反应指数数值，模型组明显增高，治疗组显著降低，结果显示大承气汤可有效降低内毒素所致的发热，有利于泻热作用的发挥。研究者选取干酵母和脂多糖两种不同致热原，观察大承气汤对不同发热模型大鼠体温的影响，结果表明，大承气汤对干酵母和脂多糖两种发热模型大鼠均有解热作用。

（8）解毒作用：大承气汤能促进胃肠道平滑肌蠕动，使胃肠运动，有助于各种废物排出。研究者发现利用大承气汤胃管注入，可以明显缩短急性有机磷中毒患者住院时间，提高抢救成功率。研究者利用复方大承气汤导泻抢救有机磷农药中毒患者，效果显著，作用机制可能与大承气汤可兴奋胃肠平滑肌，增加其蠕动，起到较好的导泻作用有关。

（9）对免疫功能的影响：大承气汤不仅可以抑制肠道、腹腔巨噬细胞活化，调节肠道、腹腔免疫功能，还可以调节外周血血细胞功能，从而改善机体免疫功能。大承气汤对肠道巨噬细胞释放 TNF-α 有双向调节作用。研究者建立重症急性胰腺炎（severe acute pancreatitis，SAP）全身炎症反应综合征（systemic inflammatory response syndrome，SIRS）大鼠模型，研究大承气汤对重症胰腺炎 SIRS 大鼠腹腔巨噬细胞的作用。结果表明大承气汤对腹腔巨噬细胞有明显的抑制作用，从而可以治疗重症急性胰腺炎或全身炎症反应综合征。研究者探讨大承气汤对盲肠结扎并穿孔引发脓毒症大鼠的免疫调节作用，结果显示大承气汤可提高外周血中性粒细胞的吞噬率及改善胸腺指数、白细胞移行抑制指数，减少肿瘤坏死因子过度释放，调节血浆皮质醇水平。溶菌酶由巨噬细胞合成和释放，测定血清溶菌酶活性的高低，可作为反应机体非特异性免疫功能的一个重要指标。经大承气汤口服给药预防和治疗的家兔，血清溶菌酶活性较内毒素模型组明显降低（$P < 0.05$），而接近正常水平，说明大承气汤可通过消炎、抗菌、抑制内毒素吸收及稳定细胞膜等作用使溶菌酶活性恢复正常。

（10）其他作用：大承气汤有降低脑出血急性期家猫脑组织中 NO 水平的作用，能增强 Na^+-K^+-ATP 酶活性，对家猫脑组织有保护作用。研究者采用免疫组化法实验表明，大承气汤能阻止细胞色素 C 释入细胞质，从而阻断凋亡信号进一步传导，保护脑出血后神经元。研究者利用大承气汤加减保留灌肠治疗脑卒中，结果表明可明显提高治愈率，同时可以防治并发症，说明大承气汤对脑部疾病有一定的治疗作用。大承气汤能促进肺泡上皮增生，改善肺水肿，保护脏器功能，促进损伤修复。研究者用大承气汤治疗家兔肺水肿模型，结果表明可明显改善肺水肿，其机制可能与其促进肺泡上皮特别是 1 型上皮细胞增生及促进损伤修复有关。

3. 麻子仁丸相关单味药现代药理学研究

（1）火麻仁：主要活性成分包括脂肪酸和酯类、木脂素酰胺类、甾体类、大麻酚类、黄酮和苷类、生物碱、挥发油、蛋白质和氨基酸、维生素和微量元素等。

1）消化系统的作用：有研究者给小鼠灌胃火麻仁乙醇提取物，结果表明火麻仁乙醇提取物能明显抑制盐酸性胃溃疡形成，对吲哚美辛 - 乙醇性胃溃疡形成的抑制率为 75.7%；对水浸应激性胃溃疡形成的抑制率为 60.8%。火麻仁中的脂肪油能刺激肠黏膜，使肠黏膜分泌增多，蠕动加快，减少大肠吸收水分，故有泻下作用。同时有研究者通过研究发现，火麻仁有抑制胃肠推进运动、减少番泻叶引起的大肠性腹泻次数的作用。显示了火麻仁对便秘和腹泻有双向治疗作用。

2）心血管系统作用：研究者在离体再灌注实验中发现火麻仁能够明显降低心脏缺血后再灌注所导致的心室颤动发生率，改善心功能。有研究者发现，火麻仁中多元不饱和脂肪酸能够明显改善大鼠心肌缺血后的心功能，提高再灌注期间的心肌张力，显示出了对缺血再灌注心肌损伤良好的保护作用。研究者发现火麻仁能明显降低血清总胆固醇、甘油三酯、低密度脂蛋白和脂质过氧化物水平；升高高密度脂蛋白水平，并可减轻动脉壁内膜细胞及平滑肌细胞的病变程度，延缓和抑制动脉粥样硬化斑块的形成。研究者发现火麻仁能明显抑制胆固醇诱导的家兔血小板聚集，并证实其中的不饱和脂肪酸参与了这一过程。火麻仁乳剂给正常大鼠灌服后，血压亦可显著降低；麻醉犬股静脉注射火麻仁醇提物后，出现持久的降压作用，而且降压持续时间随剂量增加而延长；青年人服用火麻仁乳剂可使血压降低；

高血压患者服用火麻仁亦可降低血压，且无不良反应。

3）抗氧化作用：研究发现，火麻仁油能明显提高便秘和 D- 半乳糖诱导的亚急性衰老模型小鼠血清和脑组织匀浆低下的 SOD、谷胱甘肽过氧化物酶（GSH-Px）的活性，明显降低 MDA 水平，显著升高小鼠胸腺指数和脾脏指数，改善模型小鼠大脑皮质退化程度。在大鼠或鹌鹑的衰老模型中火麻仁油能降低血清总胆固醇、甘油三酯、低密度脂蛋白和脂质过氧化物水平，升高高密度脂蛋白水平。以上研究表明，火麻仁油可通过抗氧化和免疫调节而产生抗衰老作用。

4）中枢神经系统作用：火麻仁提取物腹腔注射可增强和延长镇痛作用时间，延长环己巴比妥钠的催眠作用和入睡时间，并能抑制电刺激足底引起的小鼠激怒行为。另有研究发现火麻仁提取物大麻酚和四氢大麻酚分别脑室内给予可显著改善由于嗜睡或过度梦幻所导致的睡眠紊乱。给小鼠灌胃火麻仁乙醇提取物，可显著减少乙酸引起的扭体反应次数，但对热痛刺激甩尾反应潜伏期没有明显影响。研究证实火麻仁提取物能有效地改善东莨菪碱、亚硝酸钠或乙醇引起的学习和记忆功能障碍，进一步研究证实该作用是通过激活钙调神经磷酸酶改善学习记忆实现的；大麻素还可激活大麻素受体 1，强化情感学习可塑性和记忆形成。另外学者也发现大麻素能提高大脑的乙酰胆碱水平和降低其更新率，进而抑制阿尔茨海默病的进程。

5）抗疲劳和免疫调节作用：研究发现，火麻仁蛋白能明显延长小鼠游泳时间、降低血乳酸值、增加肝糖原含量和 T 淋巴细胞百分比；增强刀豆蛋白 A 诱导的脾淋巴细胞转化、迟发型变态反应和巨噬细胞吞噬能力，提高抗体生成数和半数溶血值。证实火麻仁蛋白具有增强抗疲劳能力和免疫调节作用。

6）抗炎作用：研究发现火麻仁油能够改变异位性皮炎患者血浆中甘油三酯、胆固醇和磷脂的脂肪酸谱，升高血液中必需脂肪酸、亚麻酸、α- 亚麻酸、ω- 亚麻酸水平，显著改善皮肤干燥、瘙痒等一系列临床症状。

（2）芍药：芍药包含多种生物活性物质，主要有苷类、萜类、黄酮类、鞣质类、挥发油类、酚类和糖类等化合物。

1）抗炎作用：研究发现，芍药总苷通过阻断 Toll 样受体 4/5 信号通路，抑制树突状细胞的功能，从而减轻了免疫介导的炎症反应。在苦基氯诱导的接触性皮炎中，芍药苷对巨噬细胞功能产生负调控，包括抑制 T 细胞中巨噬细胞移动抑制因子的表达，下调巨噬细胞移动抑制因子 - 细胞外信号调节激酶 1/2- 环氧化酶 2 信号，及脂多糖诱导的 TNF-α 和 NO 产生。在人外周血单核细胞中，人类重组 IL-1β 上调单核细胞的噬菌作用、前列腺素 E2（PGE2）和 TNF-α 的产生以及人类白细胞抗原 -DR（Human Leukocyte Antigen-DR，HLA-DR）和 CD80 的表达，而芍药苷处理后抑制了这些变化，表明芍药苷能够通过抑制单核细胞的作用缓解慢性炎症。完全弗氏佐剂性关节炎和胶原诱导型关节炎的大鼠模型与临床类风湿性关节炎有很多相同的病理特点，是最常用的动物模型。芍药总苷抑制完全弗氏佐剂性关节炎大鼠的继发炎症反应、骨破坏和滑膜细胞超微结构的变化，减少巨噬细胞样滑膜细胞中 IL-1、PGE2 和 TNF-α 的产生，抑制成纤维样滑膜细胞（fibroblast like synoviocytes，FLS）中蛋白激酶磷酸化、细胞增殖和基质金属蛋白酶表达的增加。上述结果表明，芍药总苷通过调节巨噬细胞样滑膜细胞中促炎介质的产生和 FLS 中蛋白激酶的磷酸化发挥抗炎作用。胶原诱导型关节炎大鼠中，芍药总苷显著抑制滑膜细胞增殖，降低 TNF-α，IL-1和 PGE2 水平，提高 cAMP 水平，同时上调 PGE2 受体 2 和 PGE2 受体 4 的表达。这些结果表明，芍药总苷通过抑制促炎介质的产生表现出抗炎作用，这可能与其调节 cAMP 依赖的 PGE2 受体 2/PGE2 受体 4 介导的通路有关。与上述结果相一致，芍药苷显著降低胶原诱导型关节炎大鼠 FLS 中 IL-1 和 TNF-α 的水平。

2）镇痛作用：芍药一直被认为是能够有效缓解各种疼痛的传统中药，芍药总苷能剂量依赖性地抑制醋酸诱导的扭体、电刺激脚底诱导的嘶叫以及热板反应。芍药总苷的镇痛作用在随后的研究中也得到进一步的证实。据报道，芍药苷对蜂毒引起的继发性痛觉过敏和原发性痛觉过敏表现出明显的镇痛作用，并能有效抑制镜像热过敏的发生。然而，芍药苷的这些作用均能够被阿片受体阻断剂盐酸纳洛酮阻断，表明芍药苷的镇痛作用可能由内源性阿片受体介导。芍药苷对大鼠母仔分离诱导的内脏痛觉过敏也具有镇痛作用。κ- 阿片受体拮抗剂去甲倍他酚胺、儿茶酚胺合成酶抑制剂 DL-α- 甲基酪氨酸和 α2- 肾上腺素受体拮抗剂育亨宾均可以抑制这种镇痛作用。结果表明，在大鼠母仔分离中，芍药苷对内脏痛的镇痛作用可能由 κ- 阿片受体、α2- 肾上腺素受体和儿茶酚胺系统介导。此外，芍药苷脑室注射给药结果表明，在中枢神经系统中芍药苷可能产生镇痛作用。

3）抗菌作用：有学者评估芍药根提取物苯甲酸（benzoic acid，BA）、丹皮酚（paeonol，PA）、1,2,3,6-O- 四没食子酰基葡萄糖（1,2,3,6 tetra-O-galloyl-β-D-glucose，PGG）和没食子酸甲酯（methylgallate，MG）对抗生素敏感和耐药幽门螺杆菌的生长抑制和杀菌作用。研究发现，BA 和 PA 在 pH 为 4.0 时表现出很强的杀菌作用，MG 和 PGG 在 pH 为 7.0 时起作用。4 种成分对阿莫西林、克拉霉素、甲硝唑和四环素耐药性菌株均有很强的生长抑制作用和抗菌活性，表明这些成分与抗生素的作用模型不同，有望成为保护人类免受幽门螺杆菌疾病的新抗菌成分。研究还发现，芍药根蒸气蒸馏成分对有害的肠道细菌和乳酸生成菌的生长具有很强的抑制活性。芍药提取物除了对细菌表现出抗菌作用外，多花芍药提取物对真菌包括黄曲霉、烟曲霉、黑曲霉和茄腐镰孢（腐皮镰刀菌，Fusarium solani）也表现出很强的抗菌作用。

4）抗氧化作用：研究发现，芍药花乙酸乙酯萃取物和乙醚萃取物表现出很强的总抗氧化能力和 1,1- 二苯基 -2- 三硝基苯肼自由基清除能力，并且对羟自由基引起的牛血清白蛋白氧化损伤具有保护作用。研究发现，在无细胞体系中芍药总苷对 2,2- 联氮基双（3- 乙基苯并噻唑啉 -6- 磺酸）二氨盐自由基具有清除活性；在皮质酮诱导的 PC12 细胞中芍药总苷引起细胞内活性氧类和 MDA 水平下降，谷胱甘肽水平、SOD 活性和过氧化氢酶活性增加，抑制皮质酮诱导的细胞毒作用。研究发现，芍药总苷通过降低谷草转氨酶、乳酸脱氢酶和肌酸激酶的活性，增加 SOD 活性，降低 MDA 水平，对异丙肾上腺素诱导的大鼠心肌缺血发挥保护作用，这种保护作可能是通过减轻氧化应激实现的。白芍总苷能够显著提高糖尿病模型大鼠肾的抗氧化酶的活性以及总抗氧化能力，从而抑制糖尿病相关的肾损伤。

5）抗癌作用：近年来研究发现，芍药对肿瘤具有抑制作用，而这种抗增殖和抗癌活性与多酚化合物的存在相关。研究发现，芍药能够诱导凋亡小体脱氧核糖核酸（deoxyribonucleic acid，DNA）片段化和染色质固缩，使细胞阻滞在 G1 期，下调 E1B19k/Bcl2 结合蛋白 Nip3 基因表达，上调 Kruppel 型锌指蛋白、紫外切除修复蛋白 RAD23 同族体 B 和热激蛋白 1 基因表达，表明芍药对肝癌细胞具有细胞毒性。在肝癌细胞 HepG2 中，毛实芍药果实提取物有效清除自由基，增加细胞内谷胱甘肽的浓度，抑制 DNA 损伤，表现出很强的抗氧化应激的能力。有学者研究白芍提取物对人早幼粒细胞白血病细胞株 HL60 的抗增殖作用，结果发现白芍提取物引起 DNA 片段化以及多聚（腺苷二磷酸 - 核糖）聚合酶裂解，通过内在凋亡途径剂量依赖性的诱导 HL60 细胞凋亡。白芍提取物处理后，细胞色素 c 从线粒体释放到细胞质中，胱天蛋白酶 9 和胱天蛋白酶 3 被激活，并且胱天蛋白酶 3 抑制剂 Ac-DEVD-CHO 以及胱天蛋白酶 9 抑制剂 z-LEHD-FMK 能够减弱白芍提取物的作用。Xu 等研究发现，芍药总苷能够抑制慢性粒细胞白血病 K562 细胞的生长，阻滞于 G0/G1 期；同时 K562 细胞质中细胞色素 c、胱天蛋白酶 9 和胱天蛋白酶 3 积累，引发细胞凋亡。在移植 K562 细胞的裸鼠中，白芍总苷显著降低肿瘤体积和质量。这些结果表明，白芍总苷有望成为抗慢性粒细胞白血病的药物。

6）抗抑郁作用：研究者评价了芍药总苷的抗抑郁作用，发现在给予芍药总苷 80mg•kg^{-1} 和 160mg•kg^{-1} 治疗剂量 7 日后，小鼠在强迫游泳实验和悬尾实验中的不动时间均减少，旷场实验中水平运动和垂直运动没有增加，表明强迫游泳实验和悬尾实验不动时间减少，不可能是由于精神运动兴奋剂作用，而是抗抑郁作用引起的。此外，芍药总苷处理的小鼠剂量依赖性地拮抗利血平引起的上睑下垂，抑制小鼠大脑中单胺氧化酶 A 和 B 的活性，表明芍药总苷的抗抑郁作用可能由单胺氧化酶抑制介导。芍药总苷对皮质酮诱导的抑郁症具有抗抑郁作用，这种作用与其抗氧化能力以及提高大鼠海马和额叶皮质脑源性神经营养因子蛋白水平的能力有关。研究发现，在慢性不可预知性应激抑郁症大鼠模型中，芍药苷显著增加蔗糖消耗，降低血清中皮质酮和促肾上腺皮质激素水平，同时减弱慢性不可预知性应激引起的去甲肾上腺素、5- 羟色胺以及 5- 吲哚乙酸的分泌增加。这些结果表明，下丘脑 - 垂体 - 肾上腺调节机制以及 5- 羟色胺、去甲肾上腺素激活系统的上调是芍药苷表现抗抑郁作用的重要机制。

7）抗肝纤维化：研究表明，在放射性纤维化大鼠模型中，芍药苷可明显抑制大鼠血清中谷丙转氨酶和谷草转氨酶活性的升高，降低血清中转化生长因子 β1（transforming growth factor-β1，TGF-β1）、玻璃酸、Ⅲ型前胶原和层黏蛋白水平以及肝组织中羟脯氨酸水平，减轻肝损伤程度和胶原纤维增生程度；此外，芍药苷还能够减少大鼠肝组织中 TGF-β1 和 Smad3/4/7 蛋白表达。这些结果表明，芍药苷具有明显的抗肝纤维化作用，其机制可能与其阻断 TGF-β1/Smad 信号转导通路有关。有学者研究芍药和黄芪提取物对四氯化碳诱导的肝纤维化大鼠的影响，发现芍药和黄芪提取物用量比例是 4∶1 时，肝保护活性较显著。

8）抗自身免疫疾病：系统性红斑狼疮（systemic lupus erythematosus，SLE）是一种女性易感的自身免疫性疾病，T 细胞异常活化在 SLE 发生、发展过程中发挥重要作用。研究发现，芍药总苷通过升高 *ITGAL* 基因启动子甲基化水平，降低 SLE 患者外周血 CD4⁺ T 细胞中 *CD11a* 表达水平，揭示芍药总苷抑制 SLE 自身免疫反应的可能机制。芍药总苷处理红斑狼疮 CD4⁺ T 细胞后，显著增加了细胞中调节性 T 细胞的百分比，并且通过下调 *Foxp3* 启动子甲基化水平增加细胞 *Foxp3* 的表达，同时提高细胞 IFN-γ 和 IL-2 的表达水平。这些结果表明，芍药总苷抑制 SLE 患者的自身免疫作用可能是通过诱导调节性 T 细胞的分化，调节 Foxp3 启动甲基化以及 IFN-γ 和 IL-2 信号通路实现的。干燥综合征是一种慢性自身免疫性结缔组织疾病。研究表明，芍药总苷和用于治疗干燥综合征的药物羟氯喹相比，可对延缓非肥胖性糖尿病小鼠干燥综合征的发作起到相同的作用。

9）抗心脑血管疾病：研究发现，赤芍乙醇提取物诱导盐酸去氧肾上腺素预处理大鼠的主动脉血管舒张，血管平滑肌松弛。这种作用是通过激活 K⁺-Ca²⁺ 和 K⁺-ATP 通道和抑制 L 型钙离子通道，从而激活内皮依赖性蛋白激酶 K 和钙内流 - 内皮型一氧化氮合酶的信号通路实现的。在心血管疾病发展过程中，缺氧对内皮细胞的特性有很大的影响。在氯化钴诱导的缺氧内皮细胞中，芍药苷可以防止缺氧诱导因子 1α 的积累，下调 p53 和 E1B19k/Bcl2 结合蛋白 Nip3 的表达，有效保护内皮细胞的凋亡。研究发现，赤芍提取物能够降低心肌酶、IL-10、TNF-α 以及脂质过氧化水平，提高 SOD 活性和增加凝血酶时间，表明赤芍提取物对心肌梗死具有治疗作用，这种治疗作用可能是通过 Bcl2，Bax 和胱天蛋白酶 3 介导的。肝 X 受体（liverXreceptor，LXR）具有抗高血脂和神经保护的作用。研究发现，芍药苷能够剂量依赖性地反式激活半乳糖苷酶 4、大鼠胆固醇 7α- 羟化酶、磷脂转移蛋白以及 ATP 结合的 A1 基因盒启动子，并且芍药苷是处于 LXR 配体结合口袋的位置，与一种新的 LXR 激动剂 GSK3987 呈现相同的作用。这些结果表明，芍药苷可以通过 LXR 途径表现出药理作用。

（3）杏仁：苦杏仁中含有苦杏仁苷、脂肪油、苦杏仁酶、苦杏仁苷酶、樱叶酶、氨基酸、多种维生素及矿物质元素等,另外苦杏仁中还含有黄酮等多酚类成分。

1)镇咳平喘作用:苦杏仁主要有镇咳、平喘作用,其活性成分苦杏仁苷内服后,在体内 β- 葡萄糖苷酶作用下分解为氢氰酸和苯甲酸,氢氰酸对呼吸中枢有一定的抑制作用,使呼吸运动趋于安静从而达到镇咳平喘的作用。还有研究表明苦杏仁苷可促进患有油酸型呼吸窘迫综合征的动物的肺表面活性物质的合成,使病变得到改善。

2)抗炎镇痛作用:有研究通过小鼠热板法和醋酸扭体法证实,苦杏仁苷具有镇痛作用,且无耐药性;有研究者将苦杏仁苷作用于 LPS 处理的 RAW264.7 癌细胞,结果显示其炎症分子标志物血清 TNF-α 和 IL-1β 受到抑制,在角叉菜胶引起的小鼠踝关节炎模型中,苦杏仁苷也表现出一定的抑制作用;还有研究表明苦杏仁苷能够抑制脂多糖刺激环氧化酶和诱导型一氧化氮合酶在小鼠细胞的基因表达,从而抑制前列腺素合成和 NO 的产生,进而发挥抗炎和镇痛作用。

3)抗氧化作用:有人研究杏仁的抗氧化作用发现,不同品种的杏仁都能有效地清除自由基,并有还原能力。有研究者从杏仁中提取得到总酚类成分,并发现这些酚酸类成分清除自由基的能力比化学合成的抗氧化剂还要显著。

4)抗肿瘤作用:有研究表明苦杏仁苷对癌性胸腔积液有一定程度的控制和缓解作用;研究者将苦杏仁苷用于移植性肝小鼠,患病小鼠的肝癌治愈率较高且肝脏微粒体细胞色素(P450)含量比正常小鼠显著减少或达到正常水平,研究表明在一定的导向作用下可以有效地激活苦杏仁苷前药发挥抗肿瘤作用,并且能够减轻药物对非靶器官的毒副作用,苦杏仁苷具有治疗肿瘤的价值。

5)对消化系统的作用:苦杏仁苷进入体内后分解产生氢氰酸和苯甲醛,而产生的苯甲醛可通过抑制胃蛋白酶的活性而影响消化功能。有研究报道称,用胃蛋白酶水解苦杏仁将其水解产物喂食用四氯化碳处理过的大鼠,发现其水解产物能降低 AST/ALT 水平和羟脯氨酸水平,还能缩短优球蛋白的溶解时间。有实验通过建立小鼠束缚 - 冷冻应激性胃溃疡模型、大鼠幽门结扎胃溃疡模型和大鼠醋酸烧灼溃疡模型,证明苦杏仁苷具有较好的抗溃疡作用。通过建立大鼠慢性胃炎模型和慢性萎缩性胃炎模型,得出苦杏仁苷可以显著抑制慢性胃炎大鼠胃蛋白酶的活力，并使大鼠胃切片病理形态有改善，炎细胞浸润程度减轻，腺体排列紧密，这表明苦杏仁苷对大鼠慢性和萎缩性胃炎有防治作用。另有研究者用气管暴露法建立大鼠博来霉素肺纤维化模型，腹腔注射苦杏仁苷，结果表明苦杏仁苷可抑制Ⅰ型胶原、Ⅲ型胶原形成，有效减缓大鼠肺纤维化的进程，这也表明苦杏仁苷将有可能用于人类肺纤维化的防治；有研究者采用二甲基亚硝胺（dimethylnitrosamine，DMN）诱导法建立大鼠肝纤维化模型进行研究，证明了苦杏仁苷对 DMN诱导的大鼠肝纤维化有明显的改善作用。

6）对心血管疾病的作用：有研究用杏仁蛋白及其胰蛋白酶部分水解的产物，治疗大鼠脂代谢紊乱的模型，结果表明杏仁蛋白有显著的降血脂作用，且其水解产物的降血脂作用更显著，也有实验表明苦杏仁中的黄酮是降血脂的主要成分，但其对血糖的影响不显著。

7）对泌尿系统的作用：有研究采用单侧输尿管梗阻法建立大鼠肾脏间质纤维化模型，证明了苦杏仁苷能明显减轻肾脏病理损害的程度，延缓肾间质纤维化的进程，具有抗纤维化作用；还有研究表明苦杏仁苷能提高人肾成纤维细胞分泌的Ⅰ型胶原酶活性，抑制人肾纤维细胞增殖和Ⅰ型胶原的表达，促使人肾纤维细胞凋亡。

8）对免疫系统的作用：通过研究苦杏仁苷对大鼠佐剂性炎症和小鼠碳粒廓清的影响，证明了它能抑制佐剂性炎症，增强巨噬细胞的吞噬功能，具有调节免疫功能的作用；还有研究证明苦杏仁苷对小鼠吞噬功能及核糖体DNA（ribosomal DNA，rDNA）的活化均有显著的促进作用，这也说明了苦杏仁苷具有增强机体免疫的功能。有学者通过给小鼠肌内注射苦杏仁苷，分离其脾细胞进行自然杀伤活性测定，证明在一定剂量下苦杏仁苷能显著促进小鼠自然杀伤细胞的活性。有研究表明苦杏仁苷可通过直接抑制肾移植大鼠的免疫细胞的增殖，发挥免疫抑制作用。

（三）案例

张某，女，61 岁，2020 年 7 月 25 日就诊。

主诉：间断口干、多饮 20 余年。

患者 20 年前无明显诱因出现口干、多饮，就诊于当地医院，空腹血糖8mmol/L，诊断为 2 型糖尿病。予以口服药物治疗（具体用药不详），后患者间断服用降糖药物，多次更改降糖方案，自诉血糖控制尚可。平素未规律监测血糖。现为进一步治疗,遂就诊于中国中医科学院广安门医院。刻下症:口干,心慌、咽部不适,纳食一般,夜间休息差,入睡困难,大便黄少,排便不畅,尿黄。既往史:有周围硬化症病史,子宫肌瘤切除术后。否认高血压、冠状动脉粥样硬化性心脏病史。否认药物过敏史。否认吸烟饮酒史。舌苔薄白,舌体胖大,边有齿痕,脉沉细。西医诊断:2 型糖尿病,便秘,失眠,子宫肌瘤切除术后,周围硬化症;中医诊断:消渴,便秘,不寐。予百合地黄汤合麻子仁丸加减治疗,药用:生百合 30g、生地黄 30g、生黄芪 30g、玄参 30g、火麻仁 30g、枳实 10g、大黄 10g、杏仁 10g、厚朴 10g、芒硝^{冲服}6g、麦冬 15g、炒枣仁 20g、柏子仁 15g、合欢皮 15g、远志 6g。7 剂,水煎,日 1 剂,分 2 次早晚饭后温服。

按语:此案例中患者便秘与失眠之症较为突出,一是由于消渴阴虚内热,而百脉失和,使心神不安;二是由于脾阴亏虚,又因为病在脾阴,所以治疗时"不可荡涤以取效,必久服而始和",遂予以百合地黄汤合麻子仁丸加减,方中取麻子仁甘平入脾,润而多脂,滋阴润肠;杏仁润肠,又能宣肃肺气,使表里通达,腑气顺畅;柏子仁养心安神、润肠通便,佐以承气汤清热泻下,行气导滞,以治腑实。百合地黄汤可养阴清热,方中百合色白入肺,养肺阴而清气热;生地黄色黑入肾,益心营而清血热;炒枣仁、合欢皮、远志养心安神;麦冬、玄参滋阴清热,诸药合用,心肺脾同治,阴复热退,病可自愈。

 茵陈蒿汤类方证与糖尿病

(一) 方证研究

【原文记载】

1. 阳明病,发热,汗出者,此为热越,不能发黄也。但头汗出,身无汗,剂颈而还,小便不利,渴引水浆者,此为瘀热在里,身必发黄,茵陈蒿汤主之。(《伤寒论·辨阳明病脉证并治》)

2. 伤寒七八日,身黄如橘子色,小便不利,腹微满者,茵陈蒿汤主之。(《伤寒论·辨阳明病脉证并治》)

3. 伤寒身黄发热,栀子檗皮汤主之。(《伤寒论·辨阳明病脉证并治》)

【组成】

1. 茵陈蒿汤　茵陈蒿六两、栀子十四枚、大黄二两。

2. **栀子檗皮汤**　肥栀子十五个、甘草一两、黄檗二两。

【功效和主治】

1. **茵陈蒿汤**　功效：清热利湿退黄；主治：湿热黄疸。证见一身面目俱黄，色鲜明如橘子，腹微满，口中渴，小便不利，舌苔黄腻，脉沉实或滑数。

2. **栀子檗皮汤**　功效：清泄湿热；主治：湿热黄疸，热重于湿证。证见身黄，亦当见目黄、尿黄，其黄色鲜明，心烦懊恼、口渴、苔黄、脉数。

【辨证要点】

1. **茵陈蒿汤**　本方为治疗湿热黄疸之常用方，其证属湿热并重。临床应用以一身面目俱黄，黄色鲜明，舌苔黄腻，脉沉数或滑数有力为辨证要点。

2. **栀子檗皮汤**　本方常以全身发黄，发热不退，口渴，里无结滞为辨证要点。

【制方详解】

1. **茵陈蒿汤**　本证属后世医家所称阳黄的湿热俱重证。其临床表现为身黄、目黄、小便短少而黄，黄色鲜明如橘子色，心烦，口渴，腹微满，大便秘结或不爽，舌苔黄腻，脉滑数或濡数。治当用茵陈蒿汤清热利湿，导滞退黄。方中三味药皆为苦寒之品，苦能燥湿，寒能清热。其中茵陈蒿清热利湿，疏肝利胆退黄作用尤著，为君药；栀子清热除烦，清泄三焦湿热而通调水道，兼能退黄；大黄泻热导滞，兼可化瘀。方后述及服药后的变化情况并借此以观察疗效；"小便当利，尿如皂荚汁状，色正赤，一宿腹减，黄从小便去也。"由小便不利转为小便通利，使湿热之邪从小便排泄以退黄。"一宿腹减"，亦说明原有腹满症状，服药后大小便通利，腑气壅滞有所改善，故腹满亦减。

2. **栀子檗皮汤**　湿热内郁，不得泄越，熏蒸肝胆，胆热液泄，则见身黄，亦当见目黄、尿黄，其黄色鲜明；湿热内盛，热重于湿，则除发热外，尚有心烦懊恼、口渴、苔黄、脉数等症。治宜清解里热，除湿退黄，方用栀子檗皮汤。方中栀子清热除烦，泄三焦之热从小便而出以退黄；黄柏清热燥湿；炙甘草甘缓和中，可防栀子、黄柏苦寒太过伤及脾胃。三味相合，使热清湿除而黄退病愈。

【茵陈蒿汤类方证与糖尿病的联系】

糖尿病合并非酒精性脂肪性肝病（non-alcoholic fatty liver disease，NAFLD）

是糖尿病常见的并发症之一，NAFLD 是指除外长期大量饮酒和其他明确的损肝因素所引起的，肝实质细胞脂肪变性和脂肪贮积的临床病理综合征。NAFLD 患者肝脏脂肪细胞代谢功能出现障碍，使得大量脂肪类物质蓄积于肝细胞，进而导致肝细胞发生脂肪变性、肝细胞损伤、炎症反应、肝脏纤维化。NAFLD 与糖脂代谢紊乱、糖尿病、心血管疾病等疾病的发生有密切的关系，NAFLD 被认为是代谢综合征的肝脏表现。中医学中虽无糖尿病合并 NAFLD 相对应的病名，但根据本病的临床表现可归属于"消渴""消瘅""肥气""肝着"等范畴。如《难经·五十六难》曰："肝之积，名曰肥气。"肥气可见右胁隐痛、腹胀不适、疲倦乏力等症状。《素问·痹论》言："饮食自倍，肠胃乃伤。"现代社会水平的不断提升，生活方式与饮食结构发生明显变化，进食肥甘厚腻辛辣炙煿之物不加节制，引起脾胃受损，气机水液代谢失常，痰湿内生，久而化热，湿热搏结，熏蒸肝胆，久郁中焦，酿为痰浊高脂浸淫脉道，蕴结于肝而发病。若患者平素多食肥甘醇酒厚味，致使脾胃运化失职，水湿内生，阻滞中焦，湿从热化，而致湿热阻滞，临床表现为身黄、目黄、小便短少而黄，黄色鲜明如橘子色，心烦，口渴，腹微满，大便秘结或不爽，舌苔黄腻，脉滑数或濡数，治疗时就可采用清热利湿之大法，予以茵陈蒿汤加减，方中茵陈蒿清热利湿，疏肝利胆作用尤著，栀子清热除烦，大黄泻热导滞。

研究者观察茵陈蒿汤对高脂-高糖诱导代谢综合征（metabolic syndrome，MS）-脂肪肝（fatty liver，FL）大鼠的防治作用及机制，结论指出茵陈蒿汤可增强 MS-FL 大鼠胰岛素敏感性、纠正高胰岛素血症，改善血糖-脂代谢紊乱，抑制氧化应激反应和肝细胞损伤，降低氨基转移酶和胆碱酯酶活性，以及不同程度地改善脂肪肝组织的病理改变，是茵陈蒿汤拮抗代谢综合征-脂肪肝的部分作用机制，茵陈蒿汤抗脂肪肝效应显示量效关系。研究者观察茵陈蒿汤加减方联合二甲双胍治疗 NAFLD 对血糖血脂及尿酸代谢指标水平的影响，结论指出二甲双胍联合茵陈蒿汤加减方治疗 NAFLD 疗效较好，能有效改善血糖、血脂及尿酸代谢指标。有学者研究茵陈蒿汤对 NAFLD 伴糖尿病大鼠模型 p38 丝裂原活化蛋白激酶（p38MAPK）表达的影响，结论指出茵陈蒿汤通过调控 *p38MAPK* 表达水平减轻 NAFLD 合并糖尿病大鼠的肝脏损害和糖代谢异常。

（二）现代药理学研究

1. 茵陈蒿汤的药理作用

（1）利胆作用：茵陈蒿汤可以增加胆汁分泌与排泄，利于胆红素及胆汁中胆酸和固体物质的排泄，具有治疗黄疸的作用，作用机制可能与其中药组成有关。药理学研究证实茵陈蒿能降低奥狄括约肌紧张度，显著促进胆汁流量；栀子能抑制肝细胞炎症病变，促进肝细胞再生，活跃肝内微循环；大黄能阻碍胆红素的肠-肝循环，使其吸收减少，增加胆汁流量和疏通肝内毛细血管，从而起到利胆退黄作用。同时研究还发现，茵陈蒿汤的利胆作用要明显强于方中各单味药，可能是药物在煎煮过程中发生了溶出成分的变化，也可能各成分产生了协同作用，从而使利胆作用增强。有研究发现了茵陈蒿汤促进胆汁排泄的作用与胆囊的昼夜生物节律有一定相关性，作用机制可能是茵陈蒿汤能够使依赖胆酸部分的胆汁分泌量增加，这对于治疗胆道结石和胆汁引流不畅有明显的应用价值。研究者采用免疫组织化学和荧光定量逆转录聚合酶链反应（reverse transcription-polymerase chain reaction，RT-PCR）技术，研究茵陈蒿汤对肝内胆汁淤积湿热证大鼠肝组织中钠离子-牛磺胆酸共转运蛋白（sodium taurocholate cotransporting polypeptide，NTCP）表达的影响，实验结果发现茵陈蒿汤能通过上调 NTCP 的表达来促进胆盐转运系统功能的恢复，促进胆红素的排泄，通过提高胆红素的转运来减轻胆红素对动物的损害，从而产生利胆作用。

（2）保肝作用：茵陈蒿汤具有肝脏保护功能，可以使肝脏细胞膜保持良好的完整性和通透性，使损伤的肝细胞及时修复和再生，使肝脏的解毒功能进一步加强。同时茵陈蒿汤还可以通过抑制肝细胞凋亡、抑制星状细胞活化及胶原合成等作用来抑制肝纤维化。研究者认为，茵陈蒿汤对损伤的肝细胞具有保护作用，可以改善肝功能，保护线粒体等细胞器的损伤，机制可能与茵陈蒿汤能够抗脂质过氧化有关。大黄作为茵陈蒿汤的主要成分，能恢复肝损伤动物的正常功能，促进肝细胞再生及肝细胞 RNA 合成而起到保肝作用。栀子苷的肠道细菌代谢产物京尼平是茵陈蒿汤的有效成分，其与茵陈色原酮能显著抑制刀豆蛋白 A 介导的 IFN-γ 和 IL-12 的生成而对肝脏起保护作用。同时有实验显示，茵陈蒿汤的保肝作用是全方共同作用的结果。6,7-二甲氧基香豆素、栀子苷及大黄酸的协同作用可能介导肝细胞，通过消除自由基，抑制脂质的过氧化作用而起到保肝作用。

（3）调节血脂、降血糖作用：茵陈蒿中的香豆素类化合物具有扩张血管、防止氧自由基生成、促使血管内皮细胞释放 NO 和前列环素、降血脂、抗凝血等作用。茵陈水浸液 6,7- 二甲氧基香豆素静脉注射及胃肠用药也有明显的降压作用。故茵陈蒿汤对心血管系统的一些疾病具有治疗作用。研究者通过研究茵陈蒿汤对正常和多种糖尿病模型动物血糖的影响，发现茵陈蒿汤能拮抗小鼠高血糖，明显降低正常小鼠和四氧嘧啶致糖尿病小鼠的空腹血糖水平，具有与磺酰脲类药物和双胍类药物相类似的降糖作用。有学者研究茵陈蒿汤调节血脂的作用，结果发现其可显著降低实验大鼠甘油三酯、血清胆固醇和低密度脂蛋白胆固醇水平。

（4）对胰腺组织的保护作用：研究者以大鼠为实验对象，用去氧胆酸钠诱发急性胰腺炎，观察了急性胰腺炎时大鼠胰腺的组织变化及茵陈蒿汤对其的影响。结果显示大鼠于诱发急性胰腺炎早期，胰腺组织出现严重的出血、坏死及大量的炎细胞浸润，胰腺细胞的线粒体肿胀，嵴消失，初级溶酶体增多，内质网排列不整齐，囊泡状扩张，脱颗粒，酶原颗粒少而小。而用茵陈蒿汤治疗后其组织学观察胰腺病变很轻。表明茵陈蒿汤对胰腺本身的结构具有保护作用。临床观察显示茵陈蒿汤针对急性胰腺炎发病的多个环节均有治疗作用，能促使症状、体征尽快得到缓解，病程缩短，预后改善。

2. 栀子檗皮汤相关单味药现代药理学研究　黄柏含有主要化学成分包括生物碱类、三萜类、酚酸类、苯丙素类、黄酮类和酰胺类等。

（1）抗菌：有研究显示川黄柏水煎剂能够保护感染金黄色葡萄球菌的小鼠，使感染小鼠的病死率明显降低。川黄柏水提物涂层导尿管能够预防尿路感染，对尿道及其周围的革兰氏阴性杆菌与引流袋中的细菌产生抑制效果，与加替沙星联合应用的效果更加理想。硝矾洗剂中含有大黄、川黄柏等成分，能够有效抑制枯草芽孢杆菌、大肠埃希菌及金黄色葡萄球菌。川黄柏的果实精油可破坏菌体细胞的氧化损伤活性及沙门菌细胞膜的完整性，还能抑制以上细菌的能量代谢。

（2）免疫抑制：复方黄柏液能够对 *iNOS*、*HMOX1* 等胞内免疫调控基因产生影响，继而影响人体脂肪间充质干细胞（mesenchymal stem cell, MSC）的免疫调节作用，最终让局部移植物对抗宿主的能力得到抑制。

（3）抗炎：黄柏酮能够降低 NO、IL-1β、IL-6 等炎性因子的翻译与转录水平，提高丝裂原活化蛋白激酶磷酸酶 1（MKP1）mRNA 的稳定性，继而对 p38 介导的 AP1 信号产生抑制效果，增加 MKP1 蛋白的表达时间。动物实验表明川黄柏煎剂能够缓解二甲苯致炎的小鼠的耳廓肿胀程度，抑制塑料环植入导致的大鼠肉芽组织增生，从而减少单核细胞的渗出以及巨噬细胞的生成。一项卡拉胶诱导的慢性前列腺炎大鼠模型的研究显示川黄柏提取物可以降低大鼠前列腺组织中的 PEG2、TNF-α 及 IL-1β 等炎性细胞的水平，能够治疗因衣原体感染导致的慢性细菌性前列腺炎，还能缓解大鼠前列腺组织间质的纤维化程度，降低大鼠的 TNF-α、TGF-β1、IL-1β、PEG2 及环氧合酶Ⅱ型水平。

（4）抗氧化：黄柏碱及川黄柏的提取物能够促进自由基的清除，起到抗氧化活性的效果。另有抗氧化活性的实验表明黄柏碱能够保护斑马鱼胚胎死亡、心跳异常，减少脂质过氧化。应用硫氰酸铁法检测抗脂质氧化的结果显示，川黄柏中的绿原酸抗氧化效果良好，其显示出一定的量效关系。

（5）抗癌：人体肺癌 A549 细胞周期能够被川黄柏中的绿原酸阻滞在 S 期，肺癌细胞的分裂被阻断，很大程度上降低了癌细胞的存活率。绿原酸能够通过时间依赖降低 A549 细胞中的线粒体膜电位，提高促凋亡因子 *Bax* 的表达水平，降低抑凋亡因子 *Bcl2* 的表达水平，激活 *Capase3*，导致癌细胞凋亡。

（6）降血压和降血糖：川黄柏中含有多种生物碱，含量最高的是小檗碱。资料显示小檗碱能够治疗糖尿病的小鼠（KK-Ay），能够降低小鼠的空腹血糖，增强小鼠对葡萄糖的耐受能力。对 2 型糖尿病大鼠应用小檗碱，同样能够降低血糖，联合胰岛素效果更好。此外，小檗碱还可以减少高糖诱导大鼠的胰岛耗氧量。川黄柏的各种炮制品均能够对大鼠的物质能量代谢产生影响，生黄柏和盐黄柏可提高血浆甘油三酯水平，降低大鼠血糖水平与糖酵解的代谢率。对犬腹腔注射或静脉注射小檗碱，可明显降低犬的血压，而且降压时间较长，不会产生快速耐受。

（7）保护神经：小檗碱可以逆转原代海马神经元的损伤、凋亡，有效降低半胱天冬酶、神经元的活性。小檗碱、黄柏碱和川黄柏的提取物能够有效保护经过氧化氢处理过的小鼠海马的神经元，还可抑制乳酸脱氢酶的表达水平和乙酰胆碱酯酶（acetylcholinesterase，AChE）的活性，对阿尔茨海默病有一定的治疗效果。在抑制乙酰胆碱酯酶浓度的情况下，川黄柏的水提物和醇提物均无细菌毒性。资料表明黄连碱、小檗碱、巴马汀等生物碱组合应用，可提高乙酰胆碱酯酶的抑制效果。

（8）保护肝脏和肾脏：川黄柏、黄芩配伍可以减轻黄药子导致的肝毒性，有效降低 SD 大鼠血清内的 ALT、碱性磷酸酶（ALP）、AST 的活性，增加肝组织内谷胱甘肽（glutathione，GSH）的含量。川黄柏的各种炮制品的水煎剂都可起到抗痛风、滋阴的效果。药根碱对大鼠的肝线粒体活性具有有效的抑制效果，巴马汀的诱导作用明显。黄柏碱能够调节磷脂酶 C 的依赖性苦味受体，使体外培养的肾细胞的生理状态发生改变，最终对肾脏功能与发育产生影响。

（三）案例

张某，男，48 岁，2020 年 9 月 8 日就诊。

主诉：发现血糖升高 13 年。

患者 13 年前体检时发现血糖升高，空腹血糖 6.4mmol/L，就诊于当地医院后，嘱其饮食、运动控制，未予药物治疗。患者未予重视。后患者空腹血糖逐渐升高，伴随有口干、口苦等症状，遂就诊于当地医院，诊断为 2 型糖尿病，予以口服药物治疗（具体用药不详），自诉血糖控制尚可。现降糖方案为二甲双胍 0.5g p.o. t.i.d.＋磷酸西格列汀 100mg p.o. q.d.＋阿卡波糖片 50mg p.o. t.i.d.。现为进一步诊治遂来中国中医科学院广安门医院就诊。刻下症：口干、口黏、晨起口苦，口中异味，面色红赤，心烦易怒，纳食一般，夜间休息一般，大便黏腻，每日 1 次，小便黄赤。有高血压、高脂血症、肝损害病史。否认过敏史。吸烟 20 余年，10 支/d，饮酒 20 余年。BMI：29.38kg/m²。舌体胖大，舌质红，苔黄腻，脉滑数。西医诊断：2 型糖尿病、高血压、肥胖、高脂血症、肝损害；中医诊断：消渴，肥胖，眩晕；证属肝胆湿热。处方：茵陈蒿汤加减，药用：茵陈蒿 30g、龙胆草 6g、虎杖 15g、半边莲 30g、法半夏 9g、黄连 10g、黄芩 15g、生姜 20g、垂盆草 30g、石韦 10g。14 剂，水煎，日 1 剂，分 2 次早晚饭后温服。

按语：此案例中患者根据脉证分析应为肝胆湿热之证（热重于湿证），由于患者平素进食肥甘厚腻、辛辣炙煿之物不加节制，引起脾胃受损，气机水液代谢失常，痰湿内生，久而化热，湿热搏结，熏蒸肝胆，久郁中焦，酿为痰浊高脂浸淫脉道，使邪无所出。湿热相合，湿不得下利，热不得外越，则口干口苦，口中异味，小便黄赤；热邪上扰则心烦失眠，急躁易怒；湿热蕴结肠道则大便黏腻；故治疗时应以清热利湿为大法，选用茵陈蒿汤加减治疗。方中茵陈苦辛微寒、通利湿热，并有疏肝利胆之功效；龙胆草既可清热燥湿，又可清泄肝胆之火，垂盆草、虎杖、半边莲可清热解毒、利尿退黄；半夏燥湿化痰和胃；黄芩、黄连清热燥湿解毒。诸药合用，共奏清热利湿之功。

五　抵当汤类方证与糖尿病

（一）方证研究

【原文记载】

1. 太阳病，六七日表证仍在，脉微而沉，反不结胸；其人发狂者，以热在下焦，少腹当硬满，小便自利者，下血乃愈。所以然者，以太阳随经，瘀热在里故也。抵当汤主之。（《伤寒论·辨太阳病脉证并治》）

2. 太阳病身黄，脉沉结，少腹硬，小便不利者，为无血也。小便自利，其人如狂者，血证谛也，抵当汤主之。（《伤寒论·辨太阳病脉证并治》）

3. 伤寒有热，少腹满，应小便不利，今反利者，为有血也，当下之，不可余药，宜抵当丸。（《伤寒论·辨太阳病脉证并治》）

4. 阳明证，其人喜忘者，必有蓄血，所以然者，本有久瘀血，故令喜忘，屎虽硬，大便反易，其色必黑者，宜抵当汤下之。（《伤寒论·辨阳明病脉证并治》）

5. 病人无表里证，发热七八日，虽脉浮数者，可下之。假令已下，脉数不解，合热则消谷善饥，至六七日不大便者，有瘀血，宜抵当汤。（《伤寒论·辨阳明病脉证并治》）

6. 太阳病不解，热结膀胱，其人如狂，血自下，下者愈。其外不解者，尚未可攻，当先解外；外解已，但少腹急结者，乃可攻之，宜桃核承气汤。（《伤寒论·辨太阳病脉证并治》）

【组成】

1. **抵当汤**　水蛭（熬）、虻虫各三十个（去翅足，熬），桃仁二十个（去皮尖），大黄三两。

2. **桃核承气汤**　桃仁五十个（去皮尖）、大黄四两、桂枝二两、甘草二两、芒硝二两。

【功效和主治】

1. **抵当汤**　功效：破血逐瘀泻热；主治：下焦蓄血所致的发狂或如狂，少腹硬满，小便自利，喜忘，大便色黑易解，脉沉结，及妇女经闭，少腹硬满拒按者。

2. 桃核承气汤 功效：活血化瘀，通下瘀热；主治：治瘀热蓄于下焦，少腹急结，大便色黑，小便自利，甚则谵语烦渴，其人如狂，至夜发热，及血瘀经闭、痛经，产后恶露不下，脉沉实或涩者。

【辨证要点】

1. 抵当汤 临证以发狂，少腹硬满（痛），身黄，脉微而沉或沉结为辨证要点。

2. 桃核承气汤 本方为治疗瘀热互结，下焦蓄血证的常用方。临床应用以少腹急结，小便自利，脉沉实或涩为辨证要点。

【制方详解】

1. 抵当汤 阳明蓄血证是由阳明邪热与肠中旧有之瘀血相搏结而成。其主症为喜忘、大便质硬色黑易解。心藏神，主血脉，本证之喜忘，主要由于邪热与宿瘀相合，心神被扰；其次与瘀血久羁，血滞于下，则下实而上虚，心神失养亦有一定的关系。正如《素问·调经论》云："血并于下，气并于上，乱而喜忘。"《灵枢·大惑论》云："上气不足，下气有余，肠胃实而心肺虚，虚则营卫留于下，久之不以时上，故善忘也。"阳明热盛津伤则大便燥结，而血属阴，其性濡润，肠中旧有的离经之瘀血，与硬粪块相混杂，故大便虽硬但排出反而容易；所排之便色黑而亮如柏油，此为阳明胃肠蓄血的特征之一。病属瘀热内结，故治用抵当汤破血逐瘀泻热治之。

抵当汤以水蛭、虻虫二味虫类药相配，直入血分，破血逐瘀之力尤峻；桃仁活血化瘀、兼润肠通便，大黄泻热逐瘀通经。药仅四味，却集动、植物破血逐瘀药之大成，力峻效猛，用之可直达病所、攻而荡之，故名"抵当汤"。可使内结之瘀热随下而去，故服汤后以大便通下为见效的标志；若药后"不下"，则当"更服"之；反之，若便通瘀热得下，则不可再服，恐过剂伤正。

2. 桃核承气汤 本方证属瘀热互结下焦，治当因势利导，逐瘀泻热，以祛除下焦之蓄血。柯韵伯《伤寒来苏集·伤寒附翼》卷下曰："若太阳病不解，热结膀胱，乃太阳随经之阳热瘀于里，致气留不行，是气先病也。气者血之用，气行则血濡，气结则血蓄，气壅不濡，是血亦病矣。小腹者，膀胱所居也，外邻冲脉，内邻肝。阳气结而不化，则阴血蓄而不行，故少腹急结；气血交并，则魂魄不藏，故其人如狂。治病必求其本，气留不行，故君大黄之走而不守者，以行其逆气；甘草之甘平者，以调和其正气；血结而不行，故用芒硝之咸以软之；桂枝之辛以散之；桃仁之苦以泄之。气行血濡，则小腹自舒,神气自安矣。此又承气之变剂也。此方治女子月事不调,先期作痛,与经闭不行者最佳。"

桃核承气汤即桃仁、桂枝合调胃承气汤组成。方中桃仁苦甘平活血通瘀,大黄苦寒泻热荡实、活血逐瘀;芒硝咸寒,软坚散结,助大黄导瘀热下行;桂枝辛温,通行血脉;炙甘草护胃安中而缓峻烈。诸药合用,共奏泻热逐瘀之功,适用于太阳蓄血之轻证。用本方当遵方后煎服法:①以药液烊化芒硝;②饭前温服;③服药后,患者当"微利"。

【抵当汤类方证与糖尿病的联系】

糖尿病合并脑血管病为糖尿病并发的系列脑血管疾病,包括出血性脑血管病,如脑出血、蛛网膜下腔出血等,以及缺血性脑血管病,如短暂性脑缺血发作、脑梗死(包括栓塞性脑梗死、血栓形成性脑梗死、腔隙性脑梗死)等,其中以脑动脉粥样硬化所致缺血性脑病最为常见,具有病死率、病残率、复发率较高,病情恢复慢等特点。糖尿病合并脑血管病包括颅内大血管病变和微血管病变。颅内大血管病变的主要病理学改变为动脉粥样硬化;颅内微血管病变的典型病理学改变是微血管基底膜增厚、微血管瘤和微循环障碍。糖尿病合并脑血管病以突发半身不遂、口眼㖞斜、语謇不利,甚至昏厥暴仆、不省人事为主要表现,可归属于中医学"中风""偏枯""消渴厥"等范畴。因其既属消渴,又属脑病,所以又被称为"消渴病脑病"。消渴患者多饮食不节、过食肥甘厚腻之品,损伤脾胃,致使脾失健运、聚湿生痰、痰郁化热、痰火上蒙清窍,或阻于脑络则出现口眼㖞斜、半身不遂、言语不利,甚或猝然昏仆、不省人事。《素问·通评虚实论》指出:"消瘅,仆击,偏枯……甘肥贵人则高粱之疾也。"提出过食肥甘是本病发生的重要原因。痰热久留中焦,胃火炽盛,伤津耗液,津血同源,血行不利为瘀,瘀热互结,痰浊瘀血痹阻脉络,气血逆乱于脑,则发为本病。因此,在治疗时针对其病机可采用泻热逐瘀之大法,方可选用抵当汤类加减。对于以口燥咽干、多饮、多食、多尿、便秘或便干等胃肠燥热表现为主症,同时又兼有有形或无形之瘀血的糖尿病患者,此时热与瘀互结较轻,可先用桃核承气汤加减治疗,以泻热逐瘀、润肠通下;若患者瘀热互结较重,病势急迫,则使用抵当汤以破血泻热逐瘀,临证时应根据患者病情变化灵活选用方药。

研究者通过实验发现抵当汤加减可有效治疗痰瘀互结证糖尿病下肢动脉血管病变,其作用机制可能与降低 CD40/CD40L,以及增强 IL-10 表达水平有关。研究者探讨抵当汤及"泻热化瘀通络"法对糖尿病大鼠心肌微血管保护作用的影响，结论指出泻热化瘀通络之抵当汤法对大鼠心肌组织微血管具有较好的保护作用。研究者通过实验研究发现抵当汤早期干预可延缓糖尿病大鼠视网膜病变的发展。研究者发现抵当汤可提高胰岛素抵抗大鼠胰岛素敏感性，防治胰岛素抵抗；抵当汤可升高胰岛素抵抗大鼠血清脂联素水平，降低血清瘦素水平；抵当汤可上调胰岛素抵抗大鼠肝脏脂联素受体 AR2mRNA、瘦素受体 OB-RmRNA 的表达水平。研究者发现加味桃核承气汤能够增强糖尿病大鼠皮肤组织微血管中 CD34 的表达水平，提示其可促进局部血管新生和微血管的建立，进而促进创面修复。研究者发现加味桃核承气汤具有良好的抗氧化应激作用，可抗肾脏氧化损伤，改善糖尿病患者的肾功能，疗效显著。研究者发现中药桃核承气汤能有效降低致纤维化因子 TGF-β 表达水平，并增强 IGF-1 在实验性糖尿病鼠大血管纤维病变中的表达，其对糖尿病大血管纤维病变有改善作用，并存在剂量依赖关系。研究者通过实验研究发现加味桃核承气汤能够有效防治糖尿病大鼠大血管病变，其机制可能与抑制 PI3K/Akt 信号通路，降低 PI3K、AktmRNA 的表达水平以及降低血糖、血脂有关。研究者还发现桃核承气汤可减轻糖尿病大血管纤维化，且早期干预对糖尿病大血管纤维化有预防作用。

（二）现代药理学研究

目前缺少关于本方的全方药理学研究，可参考相关单味药现代药理学研究内容。

1. 桃仁 桃仁中主要含有黄酮及其苷类、甾体和萜类、酚酸类、类胡萝卜素类、赤霉素类和糖类等多种有机化合物以及脂肪酸、氨基酸等。

（1）对心脑血管系统的作用：桃仁提取物经脾动脉给药能够使大鼠肝脏的微循环血流加速，有报道桃仁能够干预载脂蛋白（apolipoprotein, Apo）基因缺陷小鼠成熟斑块的发展，起到稳定斑块的作用，并提出作用机制可能与其调节脂类代谢有关。也有实验证实桃仁能够抑制动脉粥样硬化斑块的形成，抵抗低密度脂蛋白氧化、改善高胆固醇血症，作用机制可能与抗血小板聚集和抗血栓形成有关。山桃仁煎剂经小鼠灌胃后，可使小鼠凝血时间显著延长，以不同剂量给家兔灌胃，显示出血时间和凝血时间均显著延长，并且还可以抑制血块的收缩，并有实验证明发挥抗凝作用的有效成分是甘油三油酸酯。桃仁水提物对二磷酸腺苷诱导的血小板聚集的抑制作用明显强于苦杏仁苷和桃仁脂肪油。同时，桃仁石油醚的提取物能降低心肌梗死大鼠心电图 ST 段的抬高程度，抑制血清中肌酸磷酸激酶、乳酸脱氢酶水平升高，减少心肌梗死面积，对心肌损伤的部位有明显的改善作用。可见桃仁水提物在抗凝血、抗血栓形成的过程中所发挥的重要作用。

（2）对肝脏、硅肺的作用：山桃仁水煎的提取物有预防肝纤维化的作用，主要是通过有效地阻止血清中Ⅰ型、Ⅱ型前胶原的沉积，同时也能够促进肝内已沉积胶原纤维的降解和吸收实现的。早期也有报道证实桃仁的提取物对血吸虫病肝纤维化有明确的逆转作用，起到抗纤维化的作用，作用机制可能与其提高肝脏血流量及肝组织胶原酶的活性相关。通过腹腔注射桃仁提取物，可防止酒精所致的小鼠肝脏内谷胱甘肽的耗竭，同时减少改善脂质过氧化产物 MDA 的生成，明显改善大鼠肝细胞的脂质过氧化损伤。有实验证实桃仁提取物能明显抑制硅肺大鼠胶原蛋白合成并减少血清铜蓝蛋白生成，起到延缓硅肺纤维化的作用。

（3）抗炎、抗氧化作用：桃仁水提物中有能够强烈抑制浮肿的桃仁抗炎蛋白 A（PR-A）、桃仁抗炎蛋白 B（PR-B），对炎症引起的血管通透性亢进具有明显的抑制作用和一定的抗炎作用，并且桃仁中的多糖对 OH^- 和 O^{2-} 都有一定程度的清除作用。桃仁中分离出来的蛋白质对二甲苯所致小鼠耳部急性炎症有显著抑制作用。研究者采用桃仁乙醇提取物给痴呆模型小鼠灌胃的实验结果显示，其可明显降低痴呆模型小鼠脑组织中 SOD、谷胱甘肽过氧化物酶的活性，显著增加 MDA 含量，证实桃仁乙醇提取物具有清除氧自由基和抗氧化的功能。

（4）延缓肾间质纤维化作用：研究者将健康 SD 大鼠随机分为 5 组，每组 6 只，除正常组外，其他大鼠行单侧输尿管梗阻手术。其中正常组、模型组给予 2ml 蒸馏水灌胃，桃仁组、红花组、桃仁＋红花组分别给予 6g/（kg•d）的灌胃量。连续灌胃 14 日后处死大鼠，取出手术侧肾脏，苏木精 - 伊红染色法观察肾脏病理变化，聚合酶链式反应（polymerase chain reaction，PCR）和蛋白质印迹法检测肾组织中整合素连接激酶（ILK）、纤维连接蛋白（FN）、α- 平滑肌激动蛋白（α-SMA）及 E- 钙黏蛋白（E-cad）基因和蛋白表达。结果显示，与正常组比较，模型组大鼠梗阻侧肾脏肾间质明显肿胀，纤维化程度重；与模型组比较，各治疗组的肾脏病理改变减轻，E-cad 表达增强，ILK、

FN 及 α-SMA 表达减弱；且以桃仁＋红花组的效果更佳。表明桃仁、红花可通过增强 E-cad 基因和减弱 ILK、FN 及 α-SMA 基因表达来延缓肾间质纤维化。

2. 水蛭　水蛭的主要成分有氨基酸、肽类、抗血栓素、肝素、镇痛酶、抗炎酶及溶血酶等。

（1）抗凝血、抑制血栓形成、抗血小板聚集作用：有学者研究水蛭不同提取物对人血浆的抗凝活性及作用环节，发现水蛭乙酸乙酯提取部分抗凝作用最强，直接抑制凝血酶催化的纤维蛋白原凝固。有学者研究表明，水蛭提取物能延长小鼠凝血、出血时间和家兔离体血浆复钙时间，证实了水蛭提取物所含的游离氨基酸可能是其抗凝血作用的有效成分。有学者通过观察水蛭对正常和高凝动物血液流变学及凝血系统的影响，得知水蛭能显著改善血液流变学，有抗凝血作用。有学者通过实验得出结论，水蛭提取液能抑制凝血酶诱导血管内皮细胞表达组织因子，并对抗凝血酶抑制血管内皮细胞释放组织因子途径抑制物，其作用机制可能与水蛭抗凝、抗血栓形成以及对心脑血管疾病的治疗作用有关。有学者通过实验研究表明，菲牛蛭具有较强的体外抗凝血酶活性，且人工养殖对菲牛蛭的抗凝活性未产生不利影响。有学者观察水蛭素对右旋糖酐所致大白兔血瘀模型血液流变学的影响，结果发现水蛭素可显著加快血瘀大白兔的血流速度，具有明显活血化瘀、改善血瘀大白兔血液流变学异常和抑制血小板聚集的作用。

（2）降脂作用：有学者研究水蛭乙醇提取物对实验性高脂血症大鼠血脂和 NO 及其合酶的影响，发现水蛭乙醇提取物能明显降低大鼠体内胆固醇、甘油三酯、低密度脂蛋白胆固醇、NO 水平，调节高脂血症大鼠血脂代谢及纠正 NO 代谢紊乱。有学者观察水蛭对实验性血瘀证家兔血脂代谢及其相关基因表达的影响，得知水蛭能显著降低血清中总胆固醇、甘油三酯、LDL-C 水平，能显著上调血瘀证家兔肝脏中低密度脂蛋白受体（low-density lipoprotein receptor, LDLR）基因、载脂蛋白 E（apolipoprotein E, ApoE）基因的表达，进而推测水蛭有调节血脂代谢的作用，其机制可能与上调 LDLR 基因和 ApoE 基因转录水平有关。

（3）脑保护作用：有学者通过实验研究水蛭多肽对大鼠局灶性脑缺血再灌注损伤的保护作用，发现水蛭多肽能显著减少脑组织含水量、缩小脑梗死面积、提高 SOD 活性、降低 MDA 水平，实验证实了水蛭多肽对于大鼠脑缺血再灌注损伤具有保护作用，其作用机制可能与抑制脂质过氧化、提高抗氧化酶活性有关。

（4）抗细胞凋亡作用：有学者研究水蛭提取物对体外缺氧性新生大鼠大脑皮质神经细胞凋亡的作用，证明水蛭提取物具有明显的抗脑神经细胞凋亡的作用。有学者观察中药水蛭水煎醇提取液对大鼠肺缺血再灌注后细胞凋亡的保护作用，证实水蛭可降低缺血再灌注后细胞凋亡率，是肺缺血再灌注损伤的有效保护剂。研究表明，水蛭、水蛭素、黄芪、水蛭黄芪配方含药血清均能阻止大鼠肾小球系膜细胞进入 S 期从而达到抑制增生的目的，且能提高肾小球系膜细胞的凋亡率。有学者实验观察得知，水蛭桃仁汤可抑制纤维化小鼠肝细胞的凋亡，这可能是其抗肝纤维化的机制之一。

（5）抗肿瘤作用：有学者研究发现水蛭能通过改善肿瘤缺氧微环境抑制肿瘤血管生成来发挥抗肿瘤作用，其机制可能是通过降低缺氧诱导因子 -1a（hypoxia inducible factor-1α，HIF-1a）蛋白水平和 mRNA 的表达水平，以及降低由 HIF-1a 所介导的靶基因血管内皮生长因子（vascular endothelial growth factor，VEGF）mRNA 的表达水平来实现的。有学者研究水蛭提取物对人白血病细胞 HL-60（髓系白血病研究的工具细胞）的体外抑制作用发现，浓度高于 0.1mg/ml 的水蛭提取物对 HL-60 有抑制作用，且呈时间和剂量依赖性；水蛭提取物作用 HL-60 细胞 48h 的半数抑制浓度为 1.4mg/ml；另外水蛭提取物也具有诱导 HL-60 细胞凋亡作用。有学者研究菲牛蛭提取物对肿瘤细胞增殖的抑制作用，证明了菲牛蛭提取物对 6 种以上肿瘤细胞的增殖均具有抑制作用，但对正常小鼠成纤维细胞 L-929 毒性作用较弱。

（6）抗纤维化作用：研究表明水蛭、地龙均可不同程度改善博来霉素所致的小鼠肺纤维化，而以水蛭为优。有学者提出水蛭能抑制肝星状细胞活化细胞质游离钙水平升高，此可能是其发挥抗肝纤维化作用的重要途径之一。有学者通过实验得知水蛭两部分胃蛋白酶酶解物的体外抗凝与纤溶活性均强于其他提取物。

（7）抗炎作用：有学者通过研究发现水蛭素除了发挥其抗凝、抑血栓形成的作用，亦能降低血胆固醇水平和减少斑块内脂质，并能有效降低炎症因子 TNF-α 水平并抑制血管平滑肌细胞（SMC）增殖，进而减少动脉粥样硬化（atherosclerosis，AS）斑块面积。有学者通过实验证实，水蛭提取液对大鼠实验性上皮组织炎症具有抗炎作用。

（8）改善肾功能作用：有学者研究中药水蛭对糖尿病肾病（diabetic nephropathy，DN）大鼠内皮素 -1（ET-1）水平、肾脏功能及肾脏结构的影响，提出水蛭可纠正 DN 大鼠早期肾脏高滤过、高灌注，并对肾脏病变有一定的保护作用，其部分机制可能是通过下调 ET-1 表达水平而实现的。有学者实验得知：水蛭可显著减轻糖尿病肾病大鼠早期蛋白尿症状，作用机制可能与下调血清Ⅳ型胶原蛋白（Ⅳ-C）的表达水平有关。

3. 虻虫 其主要化学成分包括蛋白类、多肽类、脂肪酸成分、多糖类、纤溶成分、微量元素等。

（1）抗凝和对纤溶系统的作用：有学者研究显示虻虫提取物抗凝血药效活性不明显，但具有较好的抗炎活性。虻虫提取液对内毒素所致实验性弥散性血管性凝血效果甚微，但病理组织学可见其对肝出血性坏死病灶的形成有显著抑制作用。应用优球蛋白溶解时间法，对纤溶系统作用进行探讨，结果显示对纤溶系统具有活化作用。体外试验也表明：虻虫提取液具有弱抗凝血酶作用，说明其具有溶解血栓的作用。有学者报道，尔瘤虻虫中含有的多糖类物质能显著延长小鼠、大鼠凝血时间，并能降低内、外源凝血系统因子的活性水平，增加纤溶系统的活力，从而防止血栓的形成和发展。

（2）对纤维蛋白含量与血小板聚集性作用：有学者等报道，正品虻虫水提物连续给药 7 日与对照组比较，大剂量及常用量均能显著地延长大鼠出血时间，明显地减少血浆中纤维蛋白原含量，大剂量对血小板最大聚集率有显著的抑制作用。

（3）对正常家兔血液流变学的影响：有学者报道，华虻水浸液或粗蛋白提取液灌胃，每日 1 次，连续 7 日，能显著减少家兔血浆中纤维蛋白原含量，抑制血小板黏附性，降低全血黏度比和血浆黏度比，并能一定程度地降低血细胞比容。

（4）对小肠功能的影响：有学者报道，虻虫水煎剂对小鼠离体回肠运动有明显抑制作用。灌胃给药，对小鼠小肠推进功能无明显影响。按千克体重计算，以相当于人用量的 200 倍，连续 2 日给小鼠灌服虻虫水煎液，也未见稀软便、黏液或腔血便。表明虻虫不阻止肠道水分的吸收，也无明显刺激作用，不但无致泻作用，相反使小鼠白天的排便次数明显减少。

（5）抗炎及镇痛作用：虻虫提取物 B、C 和 D 组分 80mg·kg^{-1}，分别腹腔注射，均能明显抑制大鼠角叉菜胶性足肿胀，其中 B 组分作用较强，静脉注射 10mg•kg^{-1}，即有显著作用，强度相当于静脉注射（10～20）mg•kg^{-1} 的阿司匹林。虻虫提取物 A 或 B 组分 100mg•kg^{-1} 灌胃，能明显对抗苯醌所致小鼠扭体反应，B 组分作用较强。

（三）案例

汪某，男，59 岁，2020 年 8 月 27 日就诊。

主诉：间断口干多饮 15 年。

患者 15 年前无明显诱因出现口干、多饮，就诊于当地医院，查空腹血糖为 10mmol/L，诊断为 2 型糖尿病。予以口服降糖药物治疗，间断使用二甲双胍、阿卡波糖、瑞格列奈等药，自诉血糖控制尚可，平素空腹血糖波动在 7～8mmol/L，餐后 2 小时血糖波动在 11～12mmol/L。现为进一步诊治，遂来中国中医科学院广安门医院就诊。刻下症：口干，偶有心悸，间有四肢麻木，头痛、头晕，耳鸣，纳食不佳，眠一般，大便干结难解，3～4 日 1 次，小便色黄。既往史：有冠状动脉粥样硬化性心脏病、高血压、高脂血症、脑梗死病史。否认过敏史。吸烟史 30 余年，已戒烟 5 年余，偶有饮酒史。舌质黯，苔黄微腻，脉细涩。西医诊断：2 型糖尿病、冠状动脉粥样硬化性心脏病、高血压、高脂血症、脑梗死；中医诊断：消渴，心悸，眩晕。处方：桃核承气汤加减。药用：桃仁 10g、红花 10g、桂枝 15g、桑白皮 30g、杏仁 10g、莪术 10g、大黄 10g、虎杖 30g、旋覆花 6g、代赭石 15g、番泻叶 10g。14 剂，水煎，日 1 剂，分 2 次早晚饭后温服。

按语：有医家认为，瘀血贯穿于糖尿病的始终。痰热久留中焦，胃火炽盛，燥热内灼，伤津耗液，津血同源，血行不利则为瘀；或湿热化燥伤阴，阴虚燥热更甚，津亏液少，血行缓滞为瘀；瘀热互结，痰浊瘀血痹阻脉络，气血逆乱。在此案例中，根据患者口干、大便干结难解、小便色黄及舌脉可知，患者仍以胃肠燥热为主症，兼有瘀血内阻，如肢体麻木，舌质黯，脉涩等症，遂予以桃核承气汤加减治疗，以泻热逐瘀、润肠通下。方中桃仁味苦性甘平，可活血破瘀、润肠通便；大黄苦寒邪热荡实、活血逐瘀；桂枝辛甘温，通行血脉，既助桃仁活血祛瘀，又防大黄、番泻叶寒凉凝血之弊；杏仁润肠，又能宣肃肺气，使表里通达，腑气顺畅；桃仁红花为对药，合用可增强活血逐瘀之功效；莪术可行气破血，消积止痛；虎杖清热退黄、散瘀止痛；患者头痛、头晕，加入代赭石、旋覆花以重镇降逆。诸药合用，共奏泻热逐瘀之功。

六 瓜蒂散证与糖尿病

（一）方证研究

【原文记载】

1. 病如桂枝证，头不痛，项不强，寸脉微浮，胸中痞硬，气上冲喉咽，不得息者，此为胸有寒也，当吐之，宜瓜蒂散。（《伤寒论•辨太阳病脉证并治》）

2. 病人手足厥冷，脉乍紧者，邪结在胸中，心下满而烦，饥不能食者，病在胸中，当须吐之，宜瓜蒂散。（《伤寒论•辨厥阴病脉证并治》）

【组成】

瓜蒂一分（熬黄）、赤小豆一分。

【功效和主治】

功效：涌吐痰食。

主治：痰涎宿食填塞上脘，胸中痞硬，烦懊不安，气上冲咽喉不得息，舌苔厚腻，寸脉微浮者。

【辨证要点】

本方为涌吐剂代表方，临证以胸中痞硬，气上冲喉咽不得息，仅寸脉较浮盛，舌苔厚而腐腻为辨证要点。

【制方详解】

本方证属胸膈痰湿证，其胸中痞硬、气上冲喉咽不得息才是主症：此为胸中有寒，指出了痰食壅遏胸脘是其病机。胸膈属上焦肺卫之居处，宗气与卫气的开发之地。今痰浊宿食等有形实邪壅塞其间，气机必然阻滞不畅，故其人自觉胸中痞塞满闷；痰食壅阻，肺胃之气失于和降，是以逆气频频上冲咽喉，则呼吸困难不畅，泛泛欲吐而不得；胸中邪壅，阻碍卫气之宣发，以致营卫失和故出现太阳中风之症。寸脉候上焦，今痰食壅塞于胸膈，病位偏高，病势偏上，且有上越之势，根据《素问•阴阳应象大论》"其高者因而越之"，当因势利导，使用瓜蒂散涌吐痰食。

方中瓜蒂味极苦有毒，性升可催吐，善涌吐胸膈痰涎宿食；赤小豆味酸去湿利水，与瓜蒂相伍，酸苦涌泄，催吐之力倍增；豆豉轻清宣泄，三药合用，共奏涌吐痰食之功。

【瓜蒂散证与糖尿病的联系】

糖尿病性胃轻瘫属于糖尿病引起的胃肠道自主神经病变，是临床上常见的糖尿病慢性并发症,可累及食管、胃部等整个肠道,常见早饱、恶心、呕吐、嗳气、纳少、痞满、烧心、便秘、腹泻等症状,严重影响着患者的生活质量,其发病机制尚不清晰,可能与胃动力障碍、胃排空延迟密切相关。中医学无糖尿病性胃轻瘫(diabetic gastro paresis,DGP)病名的相关记载,但古医籍中确有消渴出现胃轻瘫的症状记载,如《千金翼方·十六卷》记载:"食不消,食即气满,小便数起……胃痹也。痹者闭也,疲也。"《赤水玄珠》记载了消渴"一日夜小便二十余度……饮食减半,神色大瘁",根据其长期伴随胃脘胀满、食后胀增、早饱、厌食、嗳气、恶心、呕吐等临床表现,故将其归纳为消渴兼有"反胃""呕吐""痞满"等范畴。中焦(脾胃)气机逆乱,脾胃功能失常是糖尿病性胃轻瘫的基本病机,病机特点多为本虚标实,以脾虚胃弱、运化无力为本,以气滞、痰浊、血瘀等病理产物阻滞为标。若患者素来饮食不节,损伤脾胃,致使脾胃气机逆乱、功能失常,宿食停于胃中,阻碍中焦,痰湿自生,痰气交阻,壅遏气机,肺胃之气失于和降,逆气频频上冲咽喉,泛泛欲吐而不得,痰食阻于胸膈胃脘,可因势利导,使用吐法以祛除痰涎宿食,方可选用瓜蒂散加减。因瓜蒂散涌吐之力颇猛,且瓜蒂有毒,在临床使用时应注意中病即止,切勿过量,年老体弱、孕妇产后等气血亏虚之人应当禁用。其使用方法为瓜蒂阴干焙黄,赤小豆各取等分,分别研为细末,混合均匀,每次仅取1~2g,用豆豉10g,煎汤服用。

(二)现代药理学研究

瓜蒂:其主要化学成分有甜瓜素及葫芦素 B、葫芦素 E 等,具有以下几方面作用。

1. 抗肿瘤作用 研究者发现甜瓜蒂 95% 乙醇提取物体外对人胃癌细胞系 SGC-7901 具有显著的抑制作用,其机制可能与诱导细胞凋亡和抑制细胞周期有关。

2. 对肝脏作用 研究者通过动物实验证明甜瓜蒂可以有效降低梗阻性黄疸兔总胆红素水平,并延长梗阻性黄疸兔生存时间。

3. 对肾脏作用 有学者研究甜瓜蒂对 5/6 肾切除大鼠残留肾组织中转化生长因子 β mRNA 表达水平的影响,通过实验研究发现瓜蒂浸液抗纤维化作用可能与其抑制残留肾组织中 TNF-β mRNA 的表达有关,但瓜蒂抑制 TNF-β mRNA 表达的机制还需要进一步探讨。

4. 其他作用 研究者观察瓜蒂有效部位对嗜酒犬的戒酒作用,通过实验发现瓜蒂有效部位的中、高剂量组和阳性对照组较模型对照组酒精成瘾度均显著降低，瓜蒂各剂量组间随剂量增大，酒精成瘾度变小，实验结果指出瓜蒂有效部位可减少酒精依赖犬的含酒食物摄食量，可以起到戒酒的治疗作用。

（三）案例

何某，女，58 岁，2020 年 9 月 10 日就诊。

患者 2013 年 10 月体检时发现血糖升高，具体数值不详，后就诊于当地医院行进一步检查诊断为 2 型糖尿病，予以二甲双胍 0.5g b.i.d.+ 阿卡波糖 50mg t.i.d. p.o. 治疗，后患者因胃肠胀气反应明显遂停用阿卡波糖，后间断服用汤药治疗，自诉在饮食运动＋药物控制下，血糖情况尚可。近半年无明显诱因出现心烦、失眠等症，为进一步诊治遂来中国中医科学院广安门医院就诊。刻下症：稍有口干、口黏，双目干涩，自觉有烘热感，易烦躁，手脚心热，乏力，纳食尚可，夜间休息差，入睡困难，多梦，易醒，醒后难以入睡，大便干，2～3 日 1 次，小便正常。既往史：有高血压病史，否认冠状动脉粥样硬化性心脏病史。否认过敏史。否认吸烟、饮酒史。舌质红，苔中后部黄腻，脉沉细数。西医诊断：2 型糖尿病，失眠，便秘；中医诊断：消渴，不寐，便秘。以栀子豉汤加减治疗，药用：栀子 15g、淡豆豉 20g、生地黄 20g、当归 6g、川芎 10g、地骨皮 30g、桑葚 30g、柏子仁 15g、知母 15g、赤芍 15g。14 剂，水煎，日 1 剂，分 2 次早晚饭后温服。

按语：患者虚烦不得眠，系糖尿病阴虚火旺，火热炽盛，上扰心神，心烦不得安寐，遂以栀子豉汤为基础方进行加减。方中栀子苦寒清透胸膈之邪热，解郁除烦，又清泄三焦之火导热下行；豆豉辛凉宣散透邪，使热清郁伸，则心烦自除。知母清热泻火，滋阴润燥；生地黄清热生津；桑葚、芍药养阴生津；地骨皮清热除烦；柏子仁、当归润肠通便；川芎活血化瘀。此方总以滋阴清热为主，热去则心烦自止，阴液得到补充，使阴阳平衡，阳入于阴则可安寐。

┃第五节┃ 小　结

阳明也可称为二阳。从经络关系来看，阳明经包括足阳明胃经及手阳明大肠经，分别与足太阴脾经及手太阴肺经相表里，互为络属。阳明病是由外感病过程中邪入阳明而引起,可由他经传来或是阳明自病引起,阳明感邪发病,每易导致胃肠功能失常,邪从燥化,是以《素问·阴阳脉解》篇云:"阳明主肉,其脉血气盛,邪客之则热,热甚则恶火"。柯韵伯则谓"阳明为成温之薮"。邪入阳明,邪正相争剧烈,故多表现为邪盛正实,这是阳明为病的主要特征,故其病变性质多表现为里热实证。阳明病的主要证候包括了阳明经证和阳明腑证两大类,在治疗时多采用清热、通腑两法,治疗原则以清下实热、保存津液为主,而不可妄用发汗、利小便等法。

胃与大肠均为机体对饮食物消化吸收传导的重要脏器,如若胃与大肠的生理功能出现异常,就会产生多种病理变化。如胃的受纳腐熟功能异常,可出现功能减退或是功能亢进两种情况,功能减退多表现为食少纳呆、食后痞胀等症状,与糖尿病性胃轻瘫在症状上存在相同之处;功能亢进多表现为消谷善饥、口渴引饮、大便秘结。若大肠的传导功能失常,多表现为便秘,但有燥热内结、湿热积滞、虚寒内生、津液亏虚等多种类型,最新研究显示,糖尿病的进展与胃肠道菌群的功能和分类改变密切相关。菌群的失调会损害肠壁的完整性,从而导致肠道内的毒素转移到全身循环。内毒素会导致慢性炎症和氧化应激,可能引起细胞死亡或者胰岛素抵抗。

本章论及白虎汤类证、栀子豉汤类证、承气汤类方、茵陈蒿汤类方以及抵当汤类证等与糖尿病及其并发症之间的联系,并通过方证研究角度、现代药理学研究角度以及临床病例举隅进行阐述,论证了糖尿病从阳明论治的可行性。

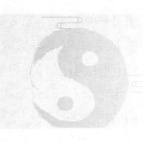

第三章 少阳病与糖尿病

▌第一节▌少阳病概述

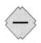

一 少阳的定义

张仲景论述少阳的特点，其基本含义有四个方面：①少阳者东方也，"东方"者，寓意太阳即将冉冉升起，亦即阳气渐渐升起；②少阳者东宫也，太子之所居，借寓将来继任之皇帝，寓意阳气蓄积待发；③《周易》记载的四象之一。巽、坎为少阳，巽为木为风，坎为土为水，木土者代表土生木，寓阳气生机勃勃，风水者代表风水相击，寓意阳气渐渐生长；④少阳代表春天万物之生长，寓意阳气生机盎然。从中医角度理解"少阳"，可知"少阳"具有阳气初升、生机勃勃之性。

研究"少阳"的概念，须知少阳包括手少阳三焦、足少阳胆两经，及其所属的三焦及胆二腑，并分别与手厥阴心包、足厥阴肝相表里。相火发于命门，寄于胆，游行于三焦，少阳脉亦贯通三焦，相火经足少阳胆经敷布于三焦，进而游行周身上下。关于少阳的病位：外在腠理，内在三焦，皆属少阳。《金匮要略》曰："腠者，是三焦通会元真之处，为血气所注；理者，是皮肤脏腑之文理也。"可见腠理归属于三焦。陈修园也云："少阳内主三焦，外主腠理。"

少阳经脉的生理特点为"少阳为枢"。《说文解字》云"枢，户枢也，户所以转动之枢机也"，"机，木也"。太阳在表，主敷畅阳气，谓之开；阳明在里，主受纳阳气，谓之阖；少阳在表里之间，转斡阳气，犹如枢轴，所以称之为枢。枢涉及阴阳转换，即离合出入，少阳内藏相火，少阳相火即是转枢三阳的枢机。

二 少阳病的定义

研究少阳病要从六经六气、五行角度理解。天有六气,风、热、火(暑)、湿、燥、寒,地有五行,木、火、土、金、水。五行备于人身,即木、火、土、金、水,相对人体肝、心、脾、肺、肾,其中火包括君火与相火,人体五行实质为六行,与六经对应,即为厥阴风木,少阴君火,少阳相火,太阴湿土,阳明燥金,太阳寒水。"少阳病",就是六经病变中的"少阳相火"为病。手少阳三焦以相火主令,胆以足少阳甲木而化气于相火。所以少阳病就是手少阳三焦经不降,足少阳胆经不升,而引发的系列相火升降失衡、枢机不利的疾病。由于少阳病是外感热病发展过程中由表入里的中间阶段,一般通过和解法调畅枢机治疗该病。

 三 少阳病发生的原因

少阳病成因,不外本经受邪或他经传入两种。本经受邪多因素体虚弱,抗邪无力,外邪直接侵犯少阳经脉,或邪气从经入腑。如《伤寒论》曰:"血弱气尽,腠理开,邪气因入,与正气相搏,结于胁下。正邪相争,往来寒热,休作有时,嘿嘿不欲饮食。……小柴胡汤主之,服汤已,渴者属阳明,以法治之"。他经传入者或因太阳失治、误治后邪传少阳。《伤寒论》曰"本太阳病不解,转入少阳者,胁下硬满,干呕不能食,往来寒热,尚未吐下,脉沉紧者,与小柴胡汤";或因三阴正气来复,脏邪还腑,阴病出阳,转出少阳所致。

 四 少阳病的证候分类

少阳病的证候主要分为以下两大类型:一为少阳病本证即小柴胡汤证,少阳枢机不利为主要病机。二为少阳病兼证:①柴胡桂枝汤证(少阳病兼表证);②大柴胡汤证(少阳病兼里实证)、柴胡加芒硝汤证(少阳病兼里实轻证);③柴胡桂枝干姜汤证(少阳病兼水饮内结证);④柴胡加龙骨牡蛎汤证(少阳病兼烦躁谵语证)。

 五 少阳病发生的病机

少阳系统主要生理功能表现为调畅太阳与阳明二阳经之间的气血,也是人体调节情志、生发阳气、疏利气机功能的概括。生理情况下,情志调畅,阳气升降出入有序,气机条达。病理情况下,情志抑郁,阳气不伸,气郁化热,则可表现为胸胁苦满,心烦郁闷,口苦咽干,头晕耳鸣等,即为少阳系统病变典型证候。因三阴三阳不同系统存在着有机联系,临床上也常有两个或多个系统同时受病或一个系统病变为主,累及其他系统功能的情况,即并病或合病,即少阳枢机调控开合失职,易致变证多端。

 六 少阳病的临床表现

少阳病常常是经腑同病,易气郁、易化火,易生痰、生饮、生水,易伴发太阳、阳明、太阴之气不和。若邪犯少阳,兼表邪未解者,可见发热、微恶寒、肢节烦疼、微呕、心下支节等临床表现;若邪郁少阳,入里化燥成实,可见郁郁微烦、呕不止、心下急或痞硬、大便秘结等临床表现;若邪郁少阳,三焦气化不利,水饮内结者,可见胸胁满微结、小便不利、渴而不呕、但头汗出等临床表现;若邪气弥漫三焦,可见胸满烦惊、谵语等临床表现。

 七 少阳病的治疗

少阳主枢,其气畏郁,治疗少阳病应当和枢机、解郁结。所以"和解"是少阳病的治法。也就是要重视少阳作为枢机的生理功能,通调三焦之气机,调畅少阳之枢机、疏解人体之郁结作为首要治法,临床处方以柴胡汤类方为主,即使患者患病时未曾见到十分明显的少阳证表现,若考虑存在枢机不利的病理特点,也提倡在六经辨证的指导下,加柴胡剂作为基础方,畅达枢机、和解少阳。

少阳本证,当遣方小柴胡汤和解少阳;少阳胆腑热实证或邪在少阳正气未衰,方用大柴胡汤以和解少阳,通下里实;若辨证为少阳不和,三焦失畅,津亏脾寒,方用柴胡桂枝干姜汤以和解少阳,温化水饮;若辨证为太阳少阳并病之轻证,方用柴胡桂枝汤和解少阳,兼以解表;若辨证为表里三焦为病,主以少阳邪郁而出现神智症状较为突出者,方用柴胡龙骨牡蛎汤和解少阳,通阳泻热。和解法治疗少阳病治疗方法见表3-1。

表 3-1　和解法治疗少阳病治疗方法

方剂		药物组成	减药	加药	证治
小柴胡汤类方	小柴胡汤	柴胡、黄芩、半夏、人参、炙甘草、生姜、大枣			少阳胆火内郁,枢机不利证(寒热往来,胸胁苦满,心烦喜呕,嘿嘿不欲饮食,口苦,咽干,目眩,脉弦细)
	柴胡桂枝汤	约原方的 1/2 量		桂枝、芍药	邪犯少阳,兼太阳表证(发热,微恶风寒,肢节烦疼,微呕,胸胁心下微满,苔薄白,脉浮弦)
	大柴胡汤	本方	人参、甘草	芍药、枳实、大黄、生姜	少阳枢机不利,阳明腑实结聚(小柴胡汤证而心下急,郁郁微烦,心下痞硬而痛,大便秘结或臭秽不爽,舌红,苔黄,脉弦数)
	柴胡桂枝干姜汤	本方	半夏、人参、生姜、大枣	桂枝、干姜、牡蛎、花粉	少阳枢机不利,水饮内结(往来寒热,心烦,胸胁微满结,口苦,便溏,用于少阳证水饮内结或胆热脾寒证)
	柴胡加龙骨牡蛎汤	约原方 1/2 量		龙骨、牡蛎、大黄、茯苓、铅丹	邪犯少阳,弥漫三焦,表里俱病(能下肝胆之痰,用于少阳邪气弥漫,烦惊谵语的治疗)

第二节 | 少阳胆系的理论基础

 少阳胆系的生理基础

　　足少阳胆经循于人体的头身两侧,其主要生理功能有:①主枢机,可以转枢表里阴阳之气机、通调脏腑之气机,以发挥利胆气、疏泄胆汁、助中焦运化、通心气调节人体精神活动的功能。②升发阳气,胆当东方震位,能行使启动阳气并输送阳气于人体各脏腑经脉之职能,胆能逐日、逐时、逐方位输注阳气给各脏腑经脉,使阳气能推动维持全身脏腑经脉的气血正常运行,以维持正常的生命活动。因此,胆经主升发一身之阳气。③敷布相火,温煦长养,相火为人体生养之少火,寄存于胆,经足少阳胆经敷布于三焦,进而游行周身上下,起着温养和激发脏腑经络功能的作用。④舒筋利节,足少阳经脉循行经过全身多处关节,且少阳主筋,筋以约束骨节,故有统领少阳经气和舒筋活络之功效。

 少阳胆系的病理基础

若少阳转枢功能失常,会出现一系列病理情况。若邪犯少阳引起枢机不运,会出现往来寒热;少阳经气失和,则会导致胆汁的贮藏、排泄障碍以及胃失和降,如《灵枢·邪气脏腑病形》云:"胆病者口苦,呕宿汁。"若升发阳气功能异常,一则致少阳经气郁滞,胆气不能升发,胆气郁结,出现善太息;二则火性上炎,循经上扰于目,而致目疾,上扰于咽,而致口苦,胆气上逆,致咳呕胆汁。若相火妄动,就会"煎熬真阴,阴虚则病";若下元不足,"相火弱,即不能统下身之官窍精血,则遗尿、滑精、女子带下、二便不禁,诸病作矣";若少阳之气之失常,还会造成机关不利。张介宾注曰:"机关者,筋骨之要会也。胆者,筋其应。少阳厥逆则筋不利,故为此机关腰项之病。"因此,可考虑从胆经论治关节不利性疾病。

│第三节│ 少阳三焦的理论基础

 少阳三焦的生理基础

《素问·灵兰秘典论》曰:"三焦者,决渎之官,水道出焉。"《难经·六十六难》曰:"三焦者,原气之别使也,主通行三气,经历于五脏六腑。"说明三焦是人体水液和阳气运行的通路。关于三焦的生理功能,《灵枢·营卫生会》云:"上焦如雾,中焦如沤,下焦如渎。"说明三焦有气化的功能,在饮食物的受纳、腐熟、运化、排泄糟粕的过程中发挥作用。

手少阳三焦经,布胸中,散络心包,下膈属三焦,手足少阳经在头部相连接,共同主持水火气机的升降、共同化气行水。即少阳胆气升发条达,使三焦气化得行,水液得行;三焦津液通利,也可滋养少阳春升之气。

二　少阳三焦的病理基础

少阳枢机不利，常常引起三焦一系列病理情况。临床可出现三焦气郁，或三焦水道壅滞，或三焦水气同病。临床表现为胸满烦惊、小便不利、谵语、一身尽重，不可转侧。少阳经气不利，故胸闷；少阳相火上炎，心神被扰，则谵语；邪热阻滞三焦，气机受阻，水液不行，故小便不利、一身尽重，不可转侧。还可兼见惊惕不安、心下悸等临床表现。

▍第四节▍方证与糖尿病

一　小柴胡汤证与糖尿病

（一）方证研究

【原文记载】

1. 太阳病，十日以去，脉浮细而嗜卧者，外已解也。设胸满胁痛者，与小柴胡汤。（《伤寒论·辨太阳病脉证并治》）

2. 伤寒五六日中风，往来寒热，胸胁苦满，嘿嘿不欲饮食，心烦喜呕，或胸中烦而不呕，或渴，或腹中痛，或胁下痞硬，或心下悸、小便不利，或不渴、身有微热，或咳者，小柴胡汤主之。（《伤寒论·辨太阳病脉证并治》）

3. 血弱气尽，腠理开，邪气因入，与正气相搏，结于胁下。正邪纷争，往来寒热，休作有时，嘿嘿不欲饮食。脏腑相连，其痛必下，邪高痛下，故使呕也。一云脏腑相连，其病必下，胁膈中痛。小柴胡汤主之。（《伤寒论·辨太阳病脉证并治》）

4. 得病六七日，脉迟浮弱，恶风寒，手足温，医二三下之，不能食，而胁下满痛，面目及身黄，颈项强，小便难者，与柴胡汤。（《伤寒论·辨太阳病脉证并治》）

5. 伤寒四五日，身热恶风，颈项强，胁下满，手足温而渴者，小柴胡汤主之。（《伤寒论·辨太阳病脉证并治》）

6. 伤寒阳脉涩，阴脉弦，法当腹中急痛，先与小建中汤，不差者，小柴胡汤主之。（《伤寒论·辨太阳病脉证并治》）

7. 太阳病，过经十余日，反二三下之，后四五日，柴胡证仍在者，先与

小柴胡。(《伤寒论·辨太阳病脉证并治》)

8. 伤寒十三日不解,胸胁满而呕,日晡所发潮热,已而微利,此本柴胡证,下之以不得利,今反利者,知医以丸药下之,此非其治也。潮热者,实也,先宜服小柴胡汤以解外,后以柴胡加芒消汤主之。(《伤寒论·辨太阳病脉证并治》)

9. 妇人中风,七八日续得寒热,发作有时,经水适断者,此为热入血室,其血必结,故使如疟状,发作有时,小柴胡汤主之。(《伤寒论·辨太阳病脉证并治》)

10. 伤寒五六日,头汗出,微恶寒,手足冷,心下满,口不欲食,大便硬,脉细者,此为阳微结,必有表,复有里也。脉沉亦在里也。汗出为阳微,假令纯阴结,不得复有外证,悉入在里,此为半在里半在外也。脉虽沉紧,不得为少阴病。所以然者,阴不得有汗,今头汗出,故知非少阴也,可与小柴胡汤。(《伤寒论·辨太阳病脉证并治》)

11. 阳明病,发潮热,大便溏,小便自可,胸胁满不去者,与小柴胡汤。(《伤寒论·辨阳明病脉证并治》)

12. 阳明病,胁下硬满,不大便而呕,舌上白胎者,可与小柴胡汤。上焦得通,津液得下,胃气因和,身濈然汗出而解。(《伤寒论·辨阳明病脉证并治》)

13. 阳明中风,脉弦浮大而短气,腹都满,胁下及心痛,久按之气不通,鼻干不得汗,嗜卧,一身及目悉黄,小便难,有潮热,时时哕,耳前后肿,刺之小差。外不解,病过十日,脉续浮者,与小柴胡汤。(《伤寒论·辨阳明病脉证并治》)

14. 本太阳病不解,转入少阳者,胁下硬满,干呕不能食,往来寒热,尚未吐下,脉沉紧者,与小柴胡汤。(《伤寒论·辨少阳病脉证并治》)

15. 呕而发热者,小柴胡汤主之。(《伤寒论·辨厥阴病脉证并治》)

16. 伤寒差以后,更发热,小柴胡汤主之。(《伤寒论·辨阴阳易差后劳复病证并治》)

【组成】

柴胡半斤、黄芩三两、人参三两、半夏半升洗、甘草(炙)三两、生姜三两(切)、大枣十二枚(擘)。

【功效和主治】

功效：和解少阳。

主治：胡希恕先生及其学术继承人总结小柴胡汤的主治范围——小柴胡汤四大症，即往来寒热、心烦喜呕、胸胁苦满、嘿嘿不欲饮食，此为基本证型，符合一项表现或一项以上可视为柴胡证。以下为伤寒中风有柴胡证但见一证便是，不必悉具的例子。①太阳证传少阳而见脉浮细、嗜卧而胸满胁痛者用小柴胡汤。②三阳并病，治从少阳，身热、恶风、颈项强、胁下满、手足温而渴者用小柴胡汤。③少阳阳明合病，阳明病发潮热，大便溏、小便自可、胸胁满不去者或阳明病胁下硬满，不大便而呕舌上白苔者因未热结成腑实同时有柴胡证用小柴胡汤。④往来寒热的"热入血室"，用小柴胡汤。⑤"呕而发热者"，用小柴胡汤。⑥诸黄，腹痛而呕者用小柴胡汤，具体治疗以加茵陈等祛黄为宜。⑦产后郁冒、产后发热者，因符合"血弱气尽"机制用小柴胡汤。

【辨证要点】

本方为和解少阳的代表方剂。以往来寒热，胸胁苦满，心烦喜呕，嘿嘿不欲饮食，口苦，咽干，目眩，脉弦细为辨证要点。

【制方详解】

柴胡汤可分为三组药物。第一组为柴胡配黄芩：柴胡祛寒热邪气，则往来寒热可治；去肠胃中结气，饮食积聚推陈致新则胸胁苦满，嘿嘿不欲饮食，心烦喜呕可除；恰好地应对了小柴胡汤四大主症；黄芩清泄里热；柴胡、黄芩相配，一升一降。二是生姜配半夏，既能和胃止呕，又因辛味能散解郁滞。三是人参、大枣、甘草，为张仲景方中最常见的补益胃气之组合；既可补益中焦气血生化之源，为祛邪外出提供动力；又能杜绝邪气进一步内传。全方寒温并用，升降协调，开郁活气，和枢机而疏利三焦。

【小柴胡汤方证与糖尿病的联系】

胰岛素抵抗和/或胰岛β细胞分泌缺陷是2型糖尿病的病理基础，目前未发现任何一种口服降糖药可以逆转胰岛β细胞功能衰退的进程及血糖的逐渐失控。随着胰岛β细胞功能的逐渐衰退，仅一种或联用口服降糖药难以长时间维持理想血糖，并增加了并发症的风险，按照目前渐进性的治疗方式，从饮食运动疗法到降糖药再到胰岛素治疗阶段，患者往往度过了一段长期不稳定的血糖管理。联用胰岛素，增加血糖达标率的同时加重了患者的注射负担及低血糖风险，影响患者生活质量。小柴胡汤能够调理三焦气机，清热解郁生津，可恢复糖尿病患者正常的津液链，以此论治糖尿病。并且小柴胡汤加减治疗糖尿病已有大量循证医学证据支持。

动物实验证明，小柴胡汤能改善 2 型糖尿病模型小鼠的糖脂代谢功能，降低血清胰岛素水平，显著降低血糖，其机制可能是小柴胡汤提升小鼠脂肪组织过氧化物酶体增殖物激活受体 γ 和 GlUT4 水平，使外周组织对胰岛素的敏感性增强。一项临床研究将 60 例糖尿病患者随机分为对照组及治疗组，对照组单纯口服西药控制血糖，治疗组在此基础上予小柴胡汤加减治疗，连续治疗 4 周后治疗组总有效率为 90.0%，对照组为 66.67%。有研究纳入 80 例 2 型糖尿病患者，经中医辨证分型为少阳型，随机分为试验组 40 例（常规＋小柴胡汤）和对照组 40 例（常规治疗），使用糖尿病特异性生存质量量表评分比较两组患者的生存质量。结果显示试验组生理维度、心理维度、社会维度、治疗维度评分均优于对照组（$P<0.05$），说明对糖尿病辨证为少阳证的患者在基础治疗的基础上使用小柴胡汤进行治疗，可以明显提高患者的生存质量。应用 meta 分析对小柴胡汤治疗糖尿病的疗效进行系统评价，共选入 726 例患者，结果显示，治疗组（单用或加用小柴胡汤）可以降低空腹血糖、餐后 2h 血糖、糖化血红蛋白、甘油三酯水平，明显改善患者口干、多饮、多尿等临床症状，提高患者生活质量。可见小柴胡汤加减治疗糖尿病效果显著，值得临床推广。

（二）现代药理学研究

1. 抗炎　本方广泛用于多种急慢性炎症性疾病，其主要组成药物如柴胡、黄芩、人参、甘草、生姜等均有显著抗炎作用。具体来说，柴胡抗炎的主要有效成分——柴胡皂苷，其抗炎强度与泼尼松龙相似，对多种变态反应性炎症有显著抑制效果，并可抑制炎性介质的释放；黄芩抗炎成分为黄芩苷及黄芩素；人参的抗炎作用来自于其增强机体非特异性抵抗力的能力；甘草的抗炎成分为甘草酸和甘草次酸，其作用类似氢化可的松，但较弱；生姜可促进发汗而加强散热，也有抗炎作用。

2. 免疫调节　小柴胡汤对 T 细胞、B 细胞、自然杀伤细胞及免疫相关细胞因子均有一定作用。T 细胞可通过诱导或抑制其他免疫细胞的活化、增殖和分化来调节免疫。B 淋巴细胞可以介导抗体产生细胞的前体细胞，而自身抗体介导的Ⅱ型或Ⅲ型超敏反应，则是自身免疫经典的免疫类型；还可通过非机体依赖的机制影响 T 淋巴细胞的激活，而参与自身免疫的过程。细胞因子具有双重效应，既可抵御和治疗某些疾病，也可导致和促进某些疾病的发生。

3. 保肝

（1）保护肝脏：小柴胡汤有增加肝血流量，保护肝细胞和肝脏的作用。

（2）抑制乙肝病毒：小柴胡全方抗乙肝病毒效果最佳。

（3）预防肝癌：小柴胡汤能增强机体的免疫力，抑制肝硬化患者向肝细胞癌方向发展。

（三）案例

刘某，女，45 岁，于 2020-08-18 入院。

主诉：间断口干、多饮 5 月余，加重伴泡沫尿 1 月。

现病史：2020 年 3 月初患者无明显诱因出现口干、多饮，于当地医院就诊，查空腹血糖 14.0mmol/L，嘱患者调整生活方式，配合中药降糖。患者控制饮食，加强运动，减重 7kg。1 月前患者口干多饮加重，伴泡沫尿增多，就诊于中国中医科学院广安门医院肾病科，查尿微量白蛋白肌酐比为 418.51mg/g，诊断为蛋白尿，予厄贝沙坦片 75mg p.o. q.d. 等药物治疗；当时查空腹血糖 8.5mmol/L，未予降糖药物。1 周前患者无明显诱因出现口干、多饮加重，于中国中医科学院广安门医院内分泌科门诊就诊，查空腹血糖 10.2mmol/L，糖化血红蛋白 7.7%，诊断为 2 型糖尿病，予盐酸二甲双胍肠溶片 500mg p.o. t.i.d. 控制血糖。后患者出现心慌、周身乏力、腹胀不适等症，自行改为 250mg p.o. b.i.d.，未系统监测血糖。现患者为进一步系统治疗，收入病房住院治疗。

既往史：2019 年 12 月患者出现尿热等症就诊于某中医院。尿常规示：白细胞 +、尿蛋白 +，诊断为尿路感染，给予甲磺酸左氧氟沙星片、热淋清颗粒等药物口服，患者服药后尿热等症状好转，后患者就诊于肾病科，查尿蛋白 ++，予黄葵胶囊等药物治疗。患者 18 岁时由于紧张血压升高至 140/90mmHg，最高血压达 200/100mmHg，2020 年 7 月开始以厄贝沙坦片 75mg p.o. q.d 控制血压，平素血压控制尚可；高甘油三酯血症 8 年，未规律服药；轻度脂肪肝病史 1 月；双下肢静脉曲张病史 8 年，未系统治疗；子宫肌瘤病史 8 年；否认肝炎史、疟疾史、结核史；否认手术史、外伤史、输血史；青霉素过敏，否认其他过敏史；预防接种史不详。

个人史：出生于原籍，无疫水接触史及疫区旅行史，无吸烟饮酒不良嗜好。无化学药物及毒物接触史。无冶游史。

月经及婚育史：已婚女性，15 岁月经初潮，经期为 5～7 日，28～30 日一行。

家族史：父亲糖尿病史，母亲身体健康。

体格检查：血压 168/92mmHg，BMI 26.41kg/cm²，神清，精神可，双侧呼吸音清，未闻及干湿性啰音、哮鸣音。心音正常，心率 78 次/min，律齐，未闻及病理性杂音。腹软，无压痛，无反跳痛，腹部未触及包块，双下肢无水肿。专科检查：甲状腺无肿大，质软，未闻及病理性杂音。双下肢皮温略减低，双侧足背动脉搏动正常，双下肢振动觉减退，位置觉、温度觉正常。10g 尼龙丝试验阴性。

辅助检查：全血细胞分析＋CRP：平均血红蛋白浓度 357.0g/L↑；生化检查：血清肌酐 36μmol/L↓，葡萄糖 11.13mmol/L↑，钠 134.8mmol/L↓，补体 C1q 242.30mg/L↑，糖化白蛋白 17.20%↑，碳酸氢盐 21.3mmol/L↓；尿常规化学分析、心梗相关指标、凝血功能：未见明显异常。心电图：窦性心律，T 段压低（2020-08-18 入院急查）。

中医诊断：消渴肝郁脾虚证。

西医诊断：2 型糖尿病；高血压 3 级（极高危）；轻度脂肪肝；双下肢静脉曲张；子宫肌瘤。

治疗：①中医内科常规二级护理，低盐低脂糖尿病普食。②饮食处方：每日总热量 1 500kcal，碳水化合物 225g，蛋白质 63.4g，脂肪 33.33g。③药物治疗：阿卡波糖片 50mg p.o. t.i.d 控制血糖。

患者入院第二天，主任医师查房，患者诉间断口干、多饮，小便量可，无尿频、尿热，伴泡沫尿，偶有头晕，偶有腹胀，腹部怕凉，汗出，纳可，眠差，大便可。舌黯淡，舌体胖大，苔薄白略腻，脉弦细。空腹血糖 8.18mmol/L。四诊合参，辨病为消渴，证属肝郁脾虚，以疏肝健脾为法，方用小柴胡汤加味。药物：柴胡 15g、清半夏 9g、太子参 15g、甘草 6g、黄芩 9g、麸炒白术 12g、茯苓 15g、醋香附 9g、麸炒枳壳 9g、姜厚朴 9g、当归尾 12g、赤芍 15g、百合 15g、生地黄 15g、麦冬 15g、炒酸枣仁 15g（3 剂，代煎，日 1 剂早晚服用）。另予药枕 1 剂外用安眠，药用：玫瑰花 50g、菊花 25g、月季花 25g、夜合花 30g、灯心草 25g、梅花 15g、首乌藤 15g、炒决明子 25g、蚕沙 100g。

2020-08-23 二诊，患者服药后睡眠安，头晕基本缓解，仍偶有口干，多汗，舌淡，舌体胖大，苔薄白，脉弦细。处方：上方去炒酸枣仁、百合，加北沙参 3g、玉竹 3g（7 剂，代煎，日 1 剂早晚服用）。

按语：患者平素性情急躁，郁怒伤肝，肝失调达，横乘脾土，脾气亏虚，运化失常，津液输布不足而发为消渴。津液不能上承，故口干、多饮；肝失调达，气机不舒，故头晕；脾气亏虚，失于运化，故腹胀；肝郁气滞，郁久化热伤阴，上扰心神，故眠差。结合舌脉，四诊合参，辨病为消渴，证属肝郁脾虚，病位在肝、脾，治以小柴胡汤加味。

小柴胡汤是《伤寒论》的经典名方。该方柴胡清扬升散，能够使郁滞之气得以宣发调畅；黄芩善泄少阳之热；半夏配生姜调理脾胃，有降胃气之功；人参（党参）和大枣顾护中土，甘草助参、枣扶助正气，兼有调和诸药的作用。张仲景在《伤寒论》中第 96 条提出小柴胡汤证或然证："或胸中烦而不呕，或渴，……小柴胡汤主之。"；第 101 条指出："有柴胡证，但见一证便是，不必悉具。"依据这 2 条原文拓宽了小柴胡汤的临床应用范围，无论是外感伤寒，还是内伤杂病，可随证加减变通用之。一方面，消渴主要临床表现是口干口渴，小柴胡汤证或然证中有"或渴"一证，依此加减来治疗糖尿病；另一方面，枢机不和为糖尿病病机关键，而小柴胡汤具有和枢机、诸邪同治的作用，使津液布扬，各如其常，进而治疗糖尿病。临床上，运用小柴胡汤为主方治疗糖尿病，又宜病、证、症结合，选具有降糖作用的中药，如生地黄、麦冬、百合、茯苓等。

 柴胡桂枝汤证与糖尿病

（一）方证研究

【原文记载】

伤寒六七日，发热，微恶寒，支节烦疼，微呕，心下支结，外证未去者，柴胡桂枝汤主之。（《伤寒论·辨太阳病脉证并治》）

【组成】

桂枝（去皮）一两半、黄芩一两半、人参一两半、甘草（炙）一两、半夏二合半（洗）、芍药一两半、大枣六枚（擘）、生姜一两半（切），柴胡四两。

【功效和主治】

功效：和解少阳，调和营卫。

主治：①疏解太阳少阳并病而见发热微恶寒、支节烦疼、心下支结和微呕等症状；②调和阴阳气血，以治心腹卒中痛；③通达三焦津液，以治大汗后谵语。

宋代、明代、清代医家总结经验心得，扩大柴胡桂枝汤应用范围，使其用于治疗：①太阳少阳合病的胸胁满；②少阳头汗；③桂枝汤轻证、表证见自汗、盗汗、内热或谵语者；④春温、长夏伤风、伤风重症，症见咽干音哑、时行伤寒属太阳少阳合病者、风温身热心烦动气；⑤外证未解兼心下支结兼表证；⑥疟证；⑦兼发热或寒热往来的自汗、脉浮紧的盗汗；⑧虫行皮中身痒。

【辨证要点】

以发热、微恶寒、肢节疼痛而烦扰不宁、微呕、心下微满、舌苔薄白、脉浮弦为辨证要点。

【制方详解】

柴胡桂枝汤为小柴胡与桂枝汤合方之半。小柴胡汤为和解少阳之主方，而少阳主枢，管辖人体阳气的内外出入。小柴胡汤通过柴胡、半夏升降气机，黄芩降泄相火，自可枢转人体阴阳。桂枝汤中芍药滋阴敛营，桂枝温通卫阳，为调和营卫之核心，临证常重用二药以止汗。中焦土气为生命之主，营卫气血阴阳的化生均赖于此，故方用党参、甘草、生姜、大枣顾护脾胃可充实化源。由此可见，柴胡桂枝汤通、敛、补合用，可通畅阴阳之道路，且可使阳升于左而阴降于右，为和调阴阳气血之总方。

【柴胡桂枝汤方证与糖尿病的联系】

糖尿病是一种以慢性高血糖为主要特征的内分泌代谢性疾病，常兼及人体多个脏腑器官系统的并发症和合并病，是一种全身性疾病，其疾病发展过程和转归由表入里、由热转寒、由实及虚、由脏传腑、由轻变重。张仲景首创的寒温并用、表里同治、攻补兼施的治疗大法可以用来应对糖尿病病情的复杂多样性，其中柴胡桂枝汤就是寒温并用、表里同治、攻补兼施的典型例方。

李赛美教授应用柴胡桂枝汤糖尿病时，主要见于以下两大类症状：一类以糖尿病常见症状如头晕、夜寐不安、口干、口苦、视物昏蒙、神疲倦怠、纳差、周身疼痛和皮肤瘙痒为主，均属于因某些原因如应激状态、低血糖反应等导致血糖的波动而造成的糖尿病症状；另一类则以外感表证为主，兼夹上述糖尿病症状,如恶寒、咳嗽有痰、咽痒、纳差、周身痛等。

糖尿病性周围神经病变在临床表现和病程演化中常见肝脾不和、肝肺不畅、营卫失调、阴阳偏损、寒热错杂等证。故在治疗上可以柴胡桂枝汤为基础方,根据患者的具体情况,随证加减。对于病程较短,发病较急,疼痛剧烈,可兼有风寒外邪不去或寒热错杂并见之偏于实证者,其病机侧重于气机失常,营卫不和,宜从少阳、太阳入手,用柴胡桂枝汤加减,扶正祛邪。

（二）现代药理学研究

1. 调节免疫 柴胡桂枝汤能显著增强机体的细胞免疫功能,纠正免疫功能低下状态;提高自然杀伤细胞和吞噬细胞活性。

2. 调节内分泌 试验表明,本方有预防胰腺炎复发以及慢性胰腺炎急性加重的效果。

3. 抗衰老 在 D-半乳糖亚急性中毒小鼠的拟衰老实验研究中,研究者观察到本方能够降低鼠脑匀浆中 MDA 水平,提高全血谷胱甘肽过氧化物酶(GSH-Px)活力,提高脑匀浆上清液内 GSH-Px 和 SOD 活力,从而发挥保护生物膜、提高学习记忆能力的作用。

（三）案例

患者李某,女,62 岁,糖尿病患者,2013 年 5 月 9 日就诊。

主诉:间断口干、喜饮 8 年,干咳无痰、汗出、头晕 1 周。

现病史:患者有糖尿病病史,间断口干、喜饮 8 年。刻下症:干咳无痰、口淡、汗出、头晕、视物昏蒙、眼眵多、神疲懒怠、下肢痹痛,偶有胸闷、腰痛。胃纳佳,二便调。舌淡红,苔厚腻。脉浮弦。空腹血糖 9.0mmol/L。方药:柴胡 10g、桂枝 10g、白芍 10g、黄芩 10g、法半夏 9g、党参 30g、炙甘草 10g、黑枣 10g、木贼 10g、菊花 10g、炒僵蚕 10g、浙贝母 10g、玄参 15g、麦冬 30g、生地黄 20g。30 剂,每日 1 剂,水煎 250～300ml,饭后温服。西药:二甲双胍片 0.5g p.o. t.i.d.;格列美脲片 2mg p.o. b.i.d.。

二诊(2013-06-19):刻下症见口淡、头晕、视物昏蒙、下肢瘦痛、牙肉肿痛,已有多颗牙齿脱落。纳可,寐可,小便调,大便 3～4 日一行,质软,需用力排便。舌淡红,苔白润,脉细弦。空腹血糖 8.7mmol/L。方药:柴胡 10g、桂枝 10g、白芍 10g、黄芩 10g、法半夏 9g、党参 30g、炙甘草 10g、黑枣 10g、茯苓 30g、白术 30g、菊花 10g、枸杞子 15g、补骨脂 15g、菟丝子 15g、淫羊藿 15g、生姜 10g,30 剂,每日 1 剂,水煎 250～300ml,饭后温服。西药:二甲双胍片 0.5g p.o. t.i.d.；格列美脲片 2mg p.o. b.i.d.。

三诊（2013-07-20）：刻下症见视物昏蒙，牙肉肿痛，下肢痹痛，纳可，眠稍差，服中药期间大便正常，停药则大便 3～4 日一行，舌淡红，苔薄白，脉细弦。空腹血糖 8.3mmol/L。方药：柴胡 10g、桂枝 10g、白芍 30g、黄芩 10g、法半夏 9g、党参 30g、炙甘草 15g、黑枣 10g、茯苓 30g、白术 30g、当归 15g、川芎 15g、枸杞子 15g、补骨脂 15g、菟丝子 15g、酒山茱萸 30g，共 7 剂，日 1 剂，水煎 250～300ml，饭后温服。西药：二甲双胍片 0.5g p.o. t.i.d.；格列美脲片 2mg p.o. b.i.d.。

按语：患者患糖尿病 8 年，久病脾肾阳虚，肾不暖土，脾脏运化无权，清阳不升，五脏肢体气血失荣，见口淡、头晕、视物模糊、神疲懒怠、下肢痹痛和腰痛等症状。体虚复感外邪，机体无力抗邪外出，邪渐入半表半里，太阳少阳合病，邪热入里化热伤津，故见干咳无痰、汗出和胸闷。舌淡红，苔厚腻，脉浮弦提示脾肾亏虚，运化失职，湿浊内生，复感外邪。方用柴胡桂枝汤合增液汤加味，柴胡桂枝汤疏解外邪，和解少阳，治疗少阳证兼表证，尤其擅长治疗以汗出为特征的太阳中风病；辅以吴鞠通《温病条辨》的增液汤滋阴清热，加强去除少阳郁热，濡润五脏之力；再配伍几味药物解表利咽、明目退翳。全方正邪兼顾，祛邪而不伤正，解决表里虚实夹杂病。

一个半月后患者复诊，空腹血糖水平稍降，外感病已愈，舌苔变薄。仍见脾肾亏虚症状如口淡、头晕、视物昏蒙、下肢痹痛、牙肉虚浮肿痛、神疲懒怠，排便费力等。故主方仍以柴胡桂枝汤为主，合四君子汤加几味补肾药，共奏温肾健脾之效。

患者第三次复诊，空腹血糖水平持续下降，口淡、头晕和神疲懒怠症状消失，脾肾阳虚症状逐步改善，余下视物昏蒙、牙肉虚浮肿痛和下肢痹痛，故续用柴胡桂枝汤，并合用八珍汤，以加强补脾益肾和气血双补的功效。

 三　大柴胡汤证与糖尿病

（一）方证研究

【原文记载】

1. 伤寒发热，汗出不解，心中痞硬，呕吐而下利者，大柴胡汤主之。（《伤寒论·辨太阳病脉证并治》）

2. 太阳病，过经十余日，反二三下之，后四五日，柴胡证仍在者，先与

小柴胡。呕不止，心下急，一云呕止小安。郁郁微烦者，为未解也，与大柴胡汤，下之则愈。（《伤寒论·辨太阳病脉证并治》）

3．伤寒十余日，热结在里，复往来寒热者，与大柴胡汤。（《伤寒论·辨太阳病脉证并治》）

4．伤寒发热，汗出不解，心中痞硬，呕吐而下利者，大柴胡汤主之。（《伤寒论·辨太阳病脉证并治》）

【组成】

柴胡半斤、黄芩三两、芍药三两、半夏半升（洗）、枳实四枚（炙）、生姜五两（切）、大枣十二枚（擘）、大黄二两。

【功效和主治】

功效：和解少阳，内泻热结。

主治：①小柴胡汤证而郁郁微烦，心下急或痞硬，大便秘结或下利臭秽不爽，即少阳病之重证——少阳病腑实证；②大柴胡汤是一首解郁力较强的方子，六经之郁皆可以考虑使用；③大柴胡汤可用于少阳邪热呕利兼气机痞塞之证。

黄煌教授将其用药指征归纳为以下几个方面：①根据体质判定。多用于紧张性体质，即性格偏内，喜静不好动，情绪易紧张、焦虑，对外界的各种刺激感受性强而适应性差的患者，表现为痛阈低，睡眠、饮食、情绪易受外界的影响而波动，肌肉易于紧张，肩颈部常有酸重、拘挛感。望诊可见四方脸，嘴较阔，唇较厚，唇色黯红，肤色偏黑，皮肤较干燥，肌肉比较坚紧，体格较壮实，颈部粗短，上腹角偏宽。②根据主诉判定。可见发热或往来寒热，便秘，尿黄或下痢，或呕吐，或黄疸，或头痛等表现。③根据舌脉判定。可见舌苔黄白、干燥，脉滑数或弦而有力等表现。④根据腹证表现判定。《伤寒杂病论》有关大柴胡汤腹证的描述是心下急、心下痞硬、按之心下满痛。"急"是指症状出现的急迫和剧烈；"满"说明腹部脂肪较多，外形较圆，呈饱满状，季肋下压迫无凹陷；"痞硬"即用手触之质地较硬，有紧绷感；"痛"包括心下或腹部的疼痛。临床考虑用大柴胡汤时可不拘胖瘦，但必须有心下满痛的腹证，即肥胖者腹部厚实不松软，瘦者腹直肌紧张，压之深部均有抵抗。

【辨证要点】

本方是治疗阳明少阳合病的常用方。以往来寒热、胸胁苦满、心下满痛、呕吐、便秘、苔黄、脉弦数有力为辨证要点。

【制方详解】

方中柴胡、黄芩清泄少阳之热，调节少阳之枢化，使邪有出路；枳实、半夏、生姜辛开外散，助热达表，与苦寒药物相配，疏理气机，辛开苦降，热结得散，郁热得除；芍药、大黄养阴和营，泻热除瘀，防止郁热耗伤营阴，体现"先安未受邪之地"的治未病思想；大枣甘温和中，补健脾气，扶正祛邪，防止苦寒之药太甚伤后天之气。诸药相合，共复三阳之开合枢机的正常生理功能。

【大柴胡汤方证与糖尿病的联系】

大柴胡汤主要用来治疗糖尿病前期肝胃郁热证、糖尿病（尤以初发肥胖2型糖尿病为多）、糖尿病胃轻瘫等病证。

1. 糖尿病前期肝胃郁热证 糖尿病前期大致相当于中医范畴"脾瘅、食郁"的范畴。现代人饮食不节，久则食热内蕴，致脾不散精，蕴而化浊为脾瘅。仝小林院士等认为肝胃郁热是糖尿病前期的重要病机，大部分糖尿病前期患者都有不同程度的肝胃郁热证候。而大柴胡汤专为疏散肝郁，泄下胃热而设，故其所治糖尿病前期是以肝胃郁热所致化燥伤津为主要病机。研究者观察大柴胡汤治疗肝胃郁热证糖尿病前期临床疗效，将临床诊断为肝胃郁热证糖尿病前期患者随机分为治疗组30例（大柴胡汤治疗）和对照组30例（二甲双胍治疗），对比2组治疗前后中医症状积分、血糖等变化；结果发现大柴胡汤和二甲双胍治疗糖尿病前期均有效，且大柴胡汤治疗组疗效在中医症状积分改善、糖尿病前期控制率、血糖、胰岛素抵抗指数等方面均优于二甲双胍对照组。

2. 初发肥胖2型糖尿病 《素问·奇病论》云："肥者令人内热，甘者令人中满，故其气上溢，转为消渴。"指出中满内热是消渴的重要病机。肥胖糖尿病是以肥胖为主要特征的一类糖尿病，血糖升高的同时常伴有血脂、血压、血尿酸的升高，有流行病学调查显示，2型糖尿病患者中，肥胖者占72.7%，临床调查也显示，肥胖2型糖尿病患者中医证型分布为：肝郁胃热证占52.9%，胃肠实热证占14.6%，气滞痰阻证占6.8%，其他证型占25.7%，前三种证型均属于"中满内热"病机范畴，占74.3%。故应以"开郁清热"为主要治法，选用大柴胡汤加减治疗，一方面疏利肝胆之气滞，又可涤荡肠胃之实热瘀浊。肝气条达，清除郁热，气滞除邪热消，使气通而不滞，散而不郁，气机和调，经络通利，津液输布运行无阻，血行无滞；另一方面通腑泄浊，则邪热除，痰浊、瘀血之有形实邪消，脉道通畅，血运无阻。临床观察证实，大柴胡汤加减在用于治疗初发肥胖 2 型糖尿病在中医、西医两方面指标均有改善：患者多食，口干渴、口苦或口臭，脘腹胀满，心烦易怒，头昏，倦怠乏力，大便干结，脉弦数等症状均有不同程度好转；改善血糖指标总有效率分别达到了空腹血糖 90.0%，餐后 2 小时血糖 83.3%。有学者认为大柴胡汤治疗口服药失效的肥胖型糖尿病患者疗效佳，通过调节脂肪 - 胰岛轴，从而降低血糖，有效提高患者胰岛素的敏感性。

3. 糖尿病胃轻瘫　糖尿病性胃轻瘫是在糖尿病消渴基础上发展而来，《千金翼方·十六卷》记载："食不消，食即气满，小便数起，胃痹也……痹者闭也，疲也。"食谷不消、胃气闭郁，食物不能按时进入小肠谓之闭；脾胃虚弱，胃之运动无力谓之疲怠不仁，与西医学胃轻瘫表现极为相似，所以在症状上，糖尿病性胃轻瘫可属于"痞满"范畴，其病位在脾胃，总病机是本虚标实，治则为标本并治，攻补并用。有学者发现糖尿病胃轻瘫症状多兼有实证，如痰浊中阻、腑实不通等，临证以"通"为法，以茯苓桂枝白术甘草汤合大柴胡汤加减辨证施治，运脾胃化痰浊，泻实通腑，颇有疗效。

（二）现代药理学研究

1. 利胆　实验与临床研究表明，本方可解除胆汁、胰液的淤积，治疗胆囊炎、胆石症急性发作疗效良好。

2. 护肝　实验表明，本方对急性肝炎大鼠及肝硬化小鼠具有明显的炎症抑制作用。还可直接抑制肝纤维化的形成。本方还具有免疫激活能力，对于偏实证的慢性活动期肝炎和初期肝硬化有良好疗效。

3. 调节脂质代谢　动物实验表明，本方能改善大鼠机体对血糖浓度的调节能力，降低血中脂质水平，改善低下的肾上腺功能。临床也证实大柴胡汤可改善高脂血症病情。

4. 抗动脉粥样硬化　本方在调节脂质代谢的基础上，有一定程度的抗动脉粥样硬化功能。本方可改善高脂血症所致的动脉内皮损伤和平滑肌损伤状态。

5. 调节胃肠功能　动物实验表明，本方可抑制肠痉挛，并对阿司匹林、乙醇所致胃黏膜损伤形成有抑制作用。临床试验证实本方治疗胃下垂、胆汁反流性胃炎、胃扭转、麻痹性肠梗阻效果佳。

6. 抗炎 本方对急慢性炎症模型具有强烈的抗炎作用,其作用近似阿司匹林。实验表明,本方对大鼠角叉菜胶性足趾肿胀、葡聚糖性足肿胀及热烫伤足肿胀,均有明显抑制作用。

（三）案例

患者,男,46 岁,郑州市人,2013 年 12 月 13 日初诊。

主诉:间断口渴多饮 1 年,伴眩晕 5 日。

现病史:患者形体肥胖,平素口渴喜饮,多食易饥,周身疲乏郁胀,小便频,大便干。1 年前体检时发现空腹血糖 9.0mmol/L,未予重视和治疗。既往史:有脂肪肝、高脂血症病史。近 5 日眩晕时作,自觉心下痞硬,胀及两胁,郁郁微烦,不思饮食,身困乏力,气短,自汗出,烦热。舌质红,苔厚稍黄,脉弦微数。空腹血糖:10.1mmol/L。收缩压:130～140mmHg;舒张压:90～96mmHg。西医诊断:2 型糖尿病。中医诊断:消渴,证属肝胆气郁,兼气阴两虚。治宜疏肝利胆,益气养阴。予大柴胡汤加减治疗,药用:柴胡10g、黄芩 10g、白芍 15g、法半夏 9g、枳实 10g、大黄 6g、决明子 15g、苍术15g、玄参 20g、郁金 15g、党参 20g、麦冬 12g、五味子 10g。7 剂,水煎,日 1剂,早晚饭后半小时温服。

二诊:服药后,患者诉乏力,气短,自汗出,烦热症状好转,空腹血糖8.8mmol/L,但小便依然频多,夜尿 3～4 次。上方去党参、麦冬、五味子,加乌药 10g、益智仁 10g、菟丝子 20g,7 剂,水煎,日 1 剂,早晚饭后半小时温服。

三诊:服药后,小便频多症状减轻,空腹血糖 6.9mmol/L。嘱患者继服下方:柴胡 10g、黄芩 10g、白芍 15g、法半夏 9g、枳实 10g、大黄 6g、决明子15g、苍术 15g、玄参 20g、郁金 15g,水煎,日 1 剂,早晚饭后半小时温服,随症加减治疗 2 月余。血糖、血脂、血压均在正常范围之内,无其他明显不适,体重亦下降 2.7kg。

按语:首诊时患者少阳阳明证候凸显,用大柴胡汤加减助肝疏泄、和解少阳、内泻热积。现代药理学研究表明,柴胡可显著降低甘油三酯水平,并加速胆固醇从粪便排出;黄芩有保肝、利胆、降血脂等作用;枳实能收缩胆囊;大黄有保肝、降压、降低血清胆固醇水平等作用;决明子的水浸出液有降低血压的作用;郁金有保护肝细胞、促进肝细胞再生、去脂和抑制肝细胞纤维化的功能;苍术、玄参能降低肌糖原和肝糖原水平,抑制糖原生成。二诊时患者血糖显著降低，出现肾阳虚证候，故加用乌药、益智仁、菟丝子以补肾阳。三诊时患者出现血瘀兼证，故在大柴胡汤基础之上加用郁金以活血化瘀，行气止痛。

 柴胡桂枝干姜汤证与糖尿病

（一）方证研究

【原文记载】

伤寒五六日，已发汗而复下之，胸胁满微结，小便不利，渴而不呕，但头汗出，往来寒热，心烦者，此为未解也，柴胡桂枝干姜汤主之。（《伤寒论·辨太阳病脉证并治》）

【组成】

柴胡半斤、桂枝三两（去皮）、干姜二两、栝楼根四两、黄芩三两、牡蛎二两（先煎）、甘草二两（炙）。

【功效和主治】

功效：和解散寒，生津敛阴。

主治：兼有少阳病症状（胸胁满微结、往来寒热、心烦等）和胆热脾寒证表现（渴而不呕，口苦，小便不利，但头汗出，便溏）者。也用于经期前后发热如疟，或产后恶露不行而发热者。

【辨证要点】

以往来寒热、心烦、胸胁满微结、口苦、便溏为辨证要点。

【制方详解】

柴胡桂枝干姜汤证，属少阳转太阴之际，寒热错杂，症状复杂，仅治津伤、治水饮、治肝胆、治火热均不能奏效。此方直入少阳、太阴，并以少阳为枢，可使病从阴出阳，祛邪扶正。方中柴胡、黄芩相配，疏少阳之郁，清胆郁之火。脾虚生寒，水饮内停，饮为阴邪，故用桂枝伍干姜，温阳健脾，通阳化饮。天花粉配牡蛎，实为瓜蒌牡蛎散，其中天花粉清热生津、牡蛎逐饮散结。炙甘草调和诸药，且合桂枝干姜则辛甘化阳，又助瓜蒌牡蛎散生津止渴功效。此方可令少阳枢机气和，太阴阳生津布，同解胆热脾虚、火郁水停之困。

【柴胡桂枝干姜汤方证与糖尿病的联系】

近年来，各位医家结合自己的临床经验，在糖尿病病机探讨基础上，运用柴胡桂枝干姜汤为基础方治疗糖尿病及糖尿病自主神经病变（糖尿病胃肠病变为最多）获得了较好疗效。有学者从胆热脾寒病机出发，以柴胡桂枝干姜汤治疗糖耐量异常取得良好效果。有学者以温脾补肾舒肝法采用柴胡桂枝干姜汤加味治疗63例糖尿病高脂血症患者，临床有效率可达84.13%。一项回顾性研究显示，柴胡桂枝干姜化裁方能够改善肝胆郁热、脾肾阳虚之寒热错杂证糖尿病伴血糖控制不佳患者的临床症状、血糖，并且具有抑制胰岛素抵抗及增加胰岛素分泌的功效。

糖尿病胃肠病是由于长期糖尿病引起糖、脂肪、蛋白质代谢紊乱，胃肠自主神经功能失调所引起的，以胃肠动力异常为特征的综合征，可出现腹泻、恶心、便秘等症状，是糖尿病患者消化系统常见的并发症，多发生在血糖控制不佳、病程长的糖尿病患者。糖尿病胃肠病变的发生以脾胃虚弱为基础，肝胆气郁为条件。肝胆郁滞或肝强脾弱，致使脾虚寒湿内生，会出现各种太阴兼少阳的证候，故少阳不合兼太阴脾虚证符合糖尿病胃肠病变之病因病机。少阳不和，胆火内郁而见口苦，脾胃运化功能失调，水谷精微不化，津液不能正常输布，聚而成饮，水饮互结，中焦升降失常而见大便时溏时干，或数日不下，或者连续数日大便日数次而泻下不止，小便或利或不利之症。以糖尿病腹泻为例，当临床上遇到符合此证型之糖尿病腹泻时宜和解少阳、畅达三焦、温脾生津，方以柴胡桂枝干姜汤加减化裁治疗。泄泻较重可加大干姜剂量，黄芩适当减量，热口渴甚，或下利津伤者，可加玉竹、生地黄、麦冬之品；年老或下利甚者可加山茱萸以养肾阴，亦可加沙参五味子以养肺阴，或加人参气阴双补。有学者进行了一项回顾性研究，观察柴胡桂枝干姜汤治疗寒热错杂型糖尿病腹泻的疗效，证实了柴胡桂枝干姜汤具有较好的降糖作用和降脂作用。现代药理学研究也表明，方中天花粉的丙酮多级沉淀粗提物可以抑制脂肪分解，具有胰岛素样活性成分；糖尿病模型小鼠的黄芩实验研究提示，黄芩中的黄芩苷具有一定剂量范围内能降低糖尿病小鼠的血糖，显著提高抗氧化酶活力的能力，对糖尿病有一定的防治作用；牡蛎活性肽具有促进胰岛组织修复和恢复其分泌的功能，对胰岛的损伤有一定的改善作用，其提取液可以降低血糖水平；柴胡可降低血液中甘油三酯和总胆固醇水平，黄芩可升高高密度脂蛋白水平；干姜具有抗氧化、解热抗炎、抗病原体、保肝利胆等多种药理作用。

（二）现代药理学研究

1. 调节胃肠功能 本方组成药物具有调节胃肠激素的分泌、调节肠蠕动、抑制胃肠道平滑肌收缩的作用,可用来治疗胃肠型感冒、反流性食管炎、肠易激综合征、溃疡性结肠炎。

2. 加强胆囊收缩　本方具有加强胆囊收缩、促进胆汁排泄的作用,能够改善慢性胆囊炎患者的胆囊动力学指标,治疗慢性胆囊炎效果较好。

3. 镇静　柴胡桂枝干姜汤能够缩短清醒至进入睡眠的时间,具有安神镇静的作用。

（三）案例

患者徐某,男,43 岁,2014 年 1 月 5 日入院。

主诉:间断多饮多食 4 年,大便次数增多 2 年。

现病史:4 年前因多饮,多食,小便频多,体重明显下降（1 月下降 10kg）,于当地医院查空腹血糖 14.2mmol/L,餐后 2 小时血糖 22.0mmol/L,诊断为"糖尿病",未经任何治疗。3 年前开始服用中药治疗,未正规监测血糖。2 年前无明显诱因出现大便次数增多,每日 3～4 次,便质溏结不调,间断服用口服降糖药控制血糖,具体药物及血糖监测情况不详。6 个月前来中国中医科学院广安门医院门诊就诊,查空腹血糖 9.1mmol/L,予格列美脲 2mg p.o. q.d.、阿卡波糖 50mg p.o. t.i.d. 控制血糖,血糖控制可。一月前自行改用降糖宁 5 粒 p.o. t.i.d.,近一周监测空腹血糖 10～11mmol/L,餐后小时血糖 15～17mmol/L,故来就诊,收入院治疗。

既往史:高血压 1 年,最高血压 190/100mmHg,使用缬沙坦氨氯地平 85mg p.o. q.d. 降压。

家族史:无家族遗传病史。

体格检查:血压 102/70mmHg。神清,精神可,双侧呼吸清,未闻及干湿性啰音、哮鸣音。心音正常,律齐,未闻及病理性杂音。腹软,无压痛,无反跳痛,腹部未触及包块,双下肢无水肿。未见其他阳性体征。

辅助检查:随机血糖 11.3mmol/L。

中医诊断:消渴、泄泻（水饮内停,肝郁脾虚证）。

西医诊断:2 型糖尿病、高血压 3 级（极高危）。

治疗:①完善相关入院检查。②天麻素注射液静脉滴注平肝潜阳;格列美脲、阿卡波糖同第一口饭嚼服、盐酸二甲双胍口服控制血糖。③缬沙坦氨氯地平口服控制血压。

入院后患者诉其全身乏力,口干喜饮,晨起眩晕,头目胀痛,汗出,近年来心急易怒，视物昏花，左侧肢体麻木，纳眠佳，大便一日次，质稀，偶尔质软，小便余沥不尽，色黄。诊其舌质红，苔薄白，脉沉弦。中医辨证为水饮内停，肝郁脾虚证，治宜温化水饮，疏肝健脾，以柴胡桂枝干姜汤合泽泻汤加减治疗，药用：柴胡、天花粉各40g，黄芩、桂枝、大枣、生晒参各15g，生黄芪30g，牡蛎、炒白术各20g，干姜10g，泽泻50g，葛根、苍术各60g，炙甘草5g。3剂，水煎服，日1剂，早晚温服。

二诊（2014-01-09）：患者诉服药后第二天大便7～8次，质稀，伴有腹痛，患者曾有服用二甲双腹泻经历，自行停服，大便次数减少，昨日大便3次，质稀。仍感全身少力，汗出较多，口干不明显，情绪缓和，晨起眩晕及头目胀痛似有好转，视物昏花，左侧肢体麻木，小便同前。舌质红，苔薄白，脉滑。糖耐量试验：空腹葡萄糖7.29mmol/L，2小时葡萄糖15.27mmol/L，空腹胰岛素8.33mIU/L，2小时胰岛素42.32mIU/L，空腹C肽0.792mmol/L，2小时C肽2.28nmol/L。糖化血红蛋白7.2%。早期肾功能：尿微白蛋白60.1mg/L。24小时尿蛋白定量163.2mg/24h。凝血功能、大便常规、胸部X线检查及心电图正常。今日空腹血糖6.32mmol/L，餐后2小时血糖9.28mmol/L，血压108/64mmHg。治疗：停用二甲双胍，嘱患者连续监测天空腹及三餐后2小时血糖，以便调整用药方案时参考。中医治疗遵原方加减，药用：柴胡、天花粉各40g，黄芩、桂枝、大枣、生晒参、炒白术各15g，干姜10g，泽泻50g，葛根60g，浮小麦、夏枯草各30g，牡蛎、天麻各20g，炙甘草5g。4剂，水煎服，早晚分服。

三诊（2014-01-12）：患者精神好转，乏力明显改善，汗出减少，晨起眩晕、头目胀痛较前缓解，时有视物模糊，肢体麻木，大便2次/d，质软，小便通利。舌质红，苔薄黄，脉滑数。近日空腹血糖波动在7.0～8.5mmol/L，餐后2小时血糖波动在8.0～10.5mmol/L。中医治疗以原方化裁，药用：柴胡、天花粉各40g，黄芩、桂枝、大枣、生晒参、茺蔚子、黄连各15g，炒白术、牡蛎各20g，干姜10g，泽泻50g，葛根60g，浮小麦、夏枯草各30g，炙甘草5g。4剂，水煎服，早晚分服。

四诊（2014-01-17）：精神好转，情绪平稳，汗出正常，偶有短暂头目眩晕，视物模糊，大便1次/d，质软，小便正常。舌质红，苔黄白相兼，脉滑数。以葛根芩连汤加减治疗，药用：葛根、苍术各60g，黄芩、黄连、枸杞、山药各15g，生晒参、黄精、桑椹各10g，炙甘草10g。4剂，水煎服，早晚分服。

2014-01-21 患者无明显不适，近日血糖、血压控制良好，建议其出院门诊随访。

按语：此例糖尿病合并泄泻案实际并有小便不利，由于以大便次数增多为主诉归于泄泻案中。入院之初便溏、乏力为脾虚的表现，晨起眩晕为水饮停滞的征象，口干、小便不利为饮停津伤所致。虽无典型的口苦症状，但有心急易怒，头目胀痛等肝胆气机不利的表现。以上均符合刘渡舟教授提出的胆热脾寒，气化不利病机。7 剂药后其舌脉出现热象，反思由于饮为阴邪，水饮偏盛掩盖了热象，饮邪已去大半则火热之征逐显端倪，故疏解气机、利水逐饮的同时清热泻火。后期在清其余热治标的同时不忘健脾益肾固本，达到比较好的治疗效果。

 柴胡加龙骨牡蛎汤证与糖尿病

（一）方证研究
【原文记载】

伤寒八九日，下之，胸满烦惊，小便不利，谵语，一身尽重，不可转侧者，柴胡加龙骨牡蛎汤主之。（《伤寒论·辨太阳病脉证并治》）

【组成】

柴胡四两，黄芩、人参、生姜（切）、铅丹、桂枝（去皮）、茯苓、龙牡各一两半，半夏二合半，大黄二两，红枣六枚（擘）。

【功效和主治】

功效：和解少阳，通阳泻热，重镇安神。

主治：证见胸满，烦、惊；一身尽重，不可转侧；小便不利；谵语。总结国内及日本汉方医家对此方的研究，可将柴胡加龙骨牡蛎汤的主治症状扩大化。如胸满烦惊扩展为心悸、不眠、烦闷、易惊、焦躁易怒、易动感情、善太息、胸胁苦满、胸中满而有堵塞不通感、心神不安、遇事而惊、气短而喜忿怒、胆怯而形狂、情绪变化无常等；小便不利常见小便频数或失禁，小便难，并增加大便秘结症状；将谵语看作思维与语言障碍，也是一种精神障碍；将一身尽重、不可转侧扩展为疲乏，身体不灵活，或为木僵状，或为行动迟缓，或为意欲低下，或为反应迟钝，患者常常诉说身体重，拖不动。

【辨证要点】

以胸胁苦满、心烦心悸、惊惕不安、谵语为辨证要点。

【制方详解】

本方为小柴胡汤去甘草,加龙骨、牡蛎、铅丹、大黄、桂枝、茯苓组成,其方药基本可以分为三部分,功效分别为和解、宣泄和重镇。方中用小柴胡汤去甘草(甘草性缓不利于宣泄邪热)以和解少阳,解决少阳枢机不利以治胸满;用桂枝、茯苓、大黄来宣泻热邪,其中,桂枝通阳散热,可助太阳化气行津,具有宣热的作用,以治一身尽重、不可转侧,茯苓宁心利水,使邪热从小便而出,具有利小便的作用,以治小便不利,大黄泻阳明之热,使邪热从大便而下,具有泻热的作用,以治谵语,故桂枝宣上、大黄畅中、茯苓渗下,三焦并治,以祛弥漫三焦之邪气;邪气入心扰神,而见烦惊,故用龙骨、牡蛎、铅丹镇惊安神。诸药配伍,邪热得清,心神得宁,小便得利,正气得补,诸症则愈。

【柴胡加龙骨牡蛎汤方证与糖尿病的联系】

糖尿病痛性神经病变属于感觉性周围神经病变,疼痛可呈持续性,自发性或痛觉过敏。由于长期的疼痛刺激,多数患者会伴有心境和情绪方面的异常,如失眠、抑郁和焦虑等,严重影响了患者的生活质量。糖尿病痛性神经病变属于中医学消渴、痹证范畴;抑郁症属于中医郁证的范畴。柴胡汤加龙骨牡蛎汤出自《伤寒论》,"伤寒八九日,下之,胸满烦惊,小便不利,谵语,一身尽重,不可转侧者,柴胡加龙骨牡蛎汤主之"。柴胡加龙骨牡蛎汤既能疏利肝胆气机,畅达少阳郁热而止痛;又能泻火化痰降浊,镇静安神定志而解郁,对糖尿病神经病变引起的烦躁不安、失眠、纳差、胸胁苦满疗效显著。现代药理学研究证实,柴胡加龙骨牡蛎汤可抑制慢性应激引起的下丘脑 - 垂体 - 肾上腺轴(hypothalamic-pituitary-adrenal axis,HPA)功能亢进,可改善大鼠的抑郁状态,具有较好的抗抑郁作用。吴文霞等将 60 例 2 型糖尿病痛性神经病变伴抑郁患者随机分为治疗组(采用柴胡加龙骨牡蛎汤治疗)和对照组(采用氢溴酸西酞普兰片治疗)各 30 例,2 组均治疗 12 周,以汉密尔顿抑郁量表(Hamilton depression scale,HAMD)评定患者治疗前后抑郁程度,采用视觉模拟评分法(visual analogue scale,VAS)评估疼痛改善情况。结果显示柴胡加龙骨牡蛎汤可明显缓解 2 型糖尿病痛性神经病变合并抑郁症患者的疼痛程度,VAS 评分甚至优于阳性对照组,能改善抑郁状态,临床疗效良好,副作用少。

糖尿病睡眠障碍属于中医消渴不寐范畴,既是糖尿病最常见的伴随症,又是最主要的血糖难控因素之一，严重影响着患者的身心健康，理当引起足够重视。糖尿病性失眠的原因十分复杂，失眠与血糖二者相互影响，研究发现，睡眠障碍会通过各种机制影响胰岛素分泌，增加外周组织胰岛素抵抗，从而使血糖水平升高。从六经角度而言，少阳型不寐占很大一部分原因。《黄帝内经》云"少阳为枢"，其为三阳之枢、表里之枢、三焦之枢、肝胆之枢，消渴病不寐的很大一部分原因是肝胆郁滞，胆火上炎，内扰神明，心神不安，更有三焦气机不利，故而不眠。柴胡龙骨牡蛎汤是改善睡眠的经典方剂。研究者将受试对象随机分成对照组（采用常规降糖方案 + 艾司唑仑治疗）和治疗组（采用常规降糖方案 + 柴胡加龙骨牡蛎汤治疗），评价柴胡加龙骨牡蛎汤对少阳型消渴伴不寐患者的临床疗效。结果显示，两组治疗方案均可降低血糖水平、中医证候积分、匹兹堡睡眠质量指数（Pittsburgh sleep quality index，PSQI）评分，但治疗组在改善中医症状及降低血糖方面疗效显著优于对照组，且柴胡加龙骨牡蛎汤在降血糖的同时，还具有镇静助睡眠的作用，且不良反应少。

（二）现代药理学研究

1. 治疗代谢综合征　柴胡加龙骨牡蛎汤能调控代谢综合征大鼠空腹血糖、血脂等各项指标；降低代谢综合征大鼠 TNF-α 和 IL-6 水平；在蛋白质水平上能够调控信号 PI3K 通路从而增强代谢综合征大鼠胰岛素受体底物 1（insulin receptor substrate 1，IRS1）和 GLUT4 表达水平。

2. 改善睡眠，治疗精神类疾病　柴胡加龙骨牡蛎汤可使抑郁大鼠下丘脑、纹状体、边缘区和大脑皮质去甲肾上腺素、多巴胺、3,4- 二羟基苯乙酸、5- 羟吲哚乙酸含量普遍增加，纹状体和边缘区 5- 羟色胺水平显著升高，脑内单胺类神经递质的含量增加。可能通过稳定下丘脑 - 垂体 - 卵巢轴来调节激素昼夜节律分泌，发挥改善睡眠作用。

3. 降压　柴胡加龙骨牡蛎汤能有效地降压，并能对抗高血压引起的心肌纤维化。

（三）案例

患者胡某，男，48 岁，2010 年 3 月 23 日来诊。

患者确诊 2 型糖尿病 8 年余，血糖控制在 7～8mmol/L，糖化血红蛋白7%。刻下症：头晕，无天旋地转感，伴耳鸣，腰酸，疲倦乏力，偶有口干，口苦口臭，左下腹时觉隐痛不适，胃纳尚可，睡眠欠佳，易醒，少梦，大便硬如羊屎状，小便较黄，舌红，苔少，脉弦滑。辨证为少阳胆火内郁、心神不安，处方如下：柴胡 10g、黄芩 10g、法半夏 9g、太子参 30g、珍珠母 30g、大枣 10g、炙甘草 6g、生姜 10g、生龙骨 30g（先煎）、生牡蛎 30g（先煎）、大黄 6g、茯苓 15g、桂枝 10g、木香 6g，5 剂，水煎服，早晚分服。

二诊时患者述头晕耳鸣较前明显好转，睡眠大有改善，大便通畅，质软，口不苦，左下腹隐痛基本消失，再服上方去大黄，5 剂收效。自测血糖波动于 5～6mmol/L。

按语：患者消渴日久，消烁阴液与正气，故口干口苦与疲倦乏力俱见，《黄帝内经》曰："胆足少阳之脉，起于目锐眦，上抵头角，下耳后，循颈行手少阳之前，至肩上却交出手少阳之后……其支者，从耳后入耳中，出走耳前，至目锐眦后；其支者，别锐眦，下大迎，合于手少阳。"相火亢旺，循经内扰，而见头晕耳鸣，心神不宁，故见睡眠欠佳，但患者易醒，处事易惊，舌红，脉弦滑均为胆火内郁之征。肝胆相照，肝经络阴器而循下腹部，经络气血不通而时见左下腹隐痛。

第五节 | 小 结

少阳有一阳、稚阳、小阳的称谓，阳气初生，应春生之象，有少血多气的特点。少阳统胆与三焦两腑，少阳系统主要生理功能表现为调畅太阳与阳明二阳经的气血，也是人体调节情志、生发阳气、疏利气机功能的概括。生理情况下，情志调畅，阳气升降出入有序，气机条达。病理情况下，情志抑郁，阳气不伸，气郁化热，则可表现为胸胁苦满，心烦郁闷，口苦咽干，头晕耳鸣等，即为少阳系统病变典型证候。

《素问·阴阳离合论》提出："少阳主枢。"枢，即升降出入之通道；广义的枢机是指人体自身的关键调控功能，包括人体相关脏腑对水谷精微物质的吸收与贮藏再到利用，代谢废物的排泄，以及气血阴阳的升降出入等，都属于枢机的范围。而 2 型糖尿病初期往往没有大虚大实，只是机体大环境的功能失调，故其病机可解释为枢机失调。禀赋不足，枢机不健、嗜食肥甘，枢机壅遏、劳逸失调，枢机失用、情志失调，枢机郁滞皆是少阳病致糖尿病的理论基础，故治疗糖尿病可从少阳论治。

具体来讲，少阳本证，当遣方小柴胡汤和解少阳；少阳胆腑热实证或邪在少阳正气未衰,方用大柴胡汤以和解少阳,通下里实;若辨证为少阳不和,三焦失畅,津亏脾寒,方用柴胡桂枝干姜汤以和解少阳,温化水饮;若辨证为太阳少阳并病之轻证,方用柴胡桂枝汤和解少阳,兼以解表;若辨证为表里三焦为病,主以少阳邪郁而出现神智症状较为突出者,方用柴胡龙骨牡蛎汤和解少阳,通阳泻热。

第四章

太阴病与糖尿病

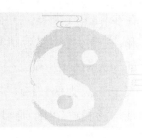

| 第一节 | 太阴病概述

一 太阴的定义

太阴为三阴之表。太阴之上，湿气主之，从本而化。从经络关系来看，太阴包括足太阴脾、手太阴肺经两脏，且与足阳明胃、手阳明大肠为表里。足太阴脾为湿土，手太阴肺为寒燥，肺为脾之储痰之器，清金不胜湿土而从湿化，表现为太阴之上，湿气主之，太阴本湿标阴，中见阳明燥气，但标本同气，远胜中见之气，故太阴从本化。涉及手太阴肺经、足太阴脾经，包括肺、脾两脏，经脉循行之所，以及肺主之皮毛、脾主之肌肉、四肢。藏精微物质为营血和气，主运化主气行津液。故其病机总体偏里虚寒，邪气伤之多从湿化，病痰饮水湿，病清浊不分，病位涉及肺、脾、肌肉、四肢、皮毛等，病证有太阴表证、太阴里证、太阴表证兼里证等。

二 太阴病的定义

按照六经传变，太阴病为三阴病开始阶段，病位主要在足太阴脾脏、脾经和四肢，以足太阴脾经病变为主的病证。太阴病的性质：里证、虚证、寒证。

太阴主湿属脾，主运化精微，为三阴之首，后天之本，至阴之脏，必赖阳气之温煦。病入太阴，则以脾阳虚衰，运化失司，升降紊乱，寒湿内盛为主，出现腹满而吐，食不下，下利，时腹自痛，舌苔白，脉缓弱等脉证。凡称太阴病者，多指本条证候，无论外感内伤，只要具备本条证候者，即可确诊为太阴病。太阴主湿，主运化精微，而赖阳气之温煦。并入太阴，则以脾阳不运、寒湿阻滞为主，故太阴病的辨证以临床表现可见"腹满而吐，食不下，自利益甚，时腹自痛"为提纲。

三 太阴病发生的原因

太阴病可由三阳传陷而入，也可由本经受邪而发病。当太阴病已成，而太阳表证未去者，即是太阴兼表证。若太阴脾络不和，致腹满时痛，或大实痛者，则为太阴腹痛证。若太阴病进一步发展，可致脾肾两虚，而使病情向少阴转化太阴病当阳气恢复之时，可有"脾家实、腐秽当去"之自愈机转。若太阴病日久，寒湿郁而化热者，亦可转属阳明。

四 太阴病的证候分类

太阴病的证候主要分为以下几类：一为太阴病本证即太阴脾脏虚寒证，以脾脏阳气虚衰，运化失司，升降紊乱，寒湿内盛为主要特征，可见腹满时痛、呕吐、食不下、自利不渴等。二为太阴经脉气血不和证，邪伤太阴经脉，可见腹满时痛、或大实痛。三为太阴表证，由于脾主四肢，而四肢在人体的外周末梢，风寒邪气侵袭四肢，可见四肢剧烈疼痛、脉浮。

五 太阴病发生的病机

太阴整体功能是对人体脾胃运化水湿、升清功能的高度概括。脾主运化，主肌肉，主四肢。与胃相表里，两者以膜相连，生理上相互配合，病理上相互影响。胃主受纳，腐熟水谷，水谷精微的转输，依赖于脾气的运化，脾运化有权，才能内养脏腑，外濡四肢。所以，太阴系统功能的维持，有关于脾胃、大小肠功能的正常发挥。正常情况下，脾胃健运，气血化生有源，津液输布有常，则清阳得升，浊阴得降，精微四布，水湿运行。简而言之，凡中焦脾胃运化功能障碍，所形成的以阳虚及水湿为表现的病症都属于太阴病变的范畴。

《素问·太阴阳明论》曰："脾者土也，治中央，常以四时长四脏，各十八日寄治，不得独主于时也。"提出脾主四季之末的各十八日，表明四时之中皆有土气，而脾不独主一时。人体的生命活动的维持，依赖脾胃所化生的水谷精微和津液的充养；心肺肝肾的生理功能，皆赖脾气及其化生的精微物质的支撑。脾气的运化功能正常，则四脏得养，功能正常发挥，人体健康，不易得病。故病理状态下多种因素可导致脾土失常，而中虚不足亦会导致诸多问题产生。

（一）脾虚水液运化失调

肺主行水，为水之上源。人体水液的正常输布与排泄有赖于肺气的宣发肃降，若肺气虚、肺虚寒，则其"通调水道"的功能异常，由脾转到肺的水液失去正常输泄，异变水饮，蕴留于肺，而出现咳嗽、吐痰清稀、畏冷肢凉甚至全身水肿等症。这些症状在经方中，如《金匮要略》肺痿篇中肺虚寒所致的甘草干姜汤证，及痰饮咳嗽病篇第37条"冲气即低，而反更咳，胸满者，用桂苓五味甘草汤，去桂加干姜、细辛，以治其咳满"的苓甘五味姜辛汤，均符合太阴之水病层次。《素问·逆调论》曰："肾者，水藏，主津液。"肾脏作为主水之脏，通过肾气蒸化及肾阳温煦的作用，对参与水液代谢的诸脏腑功能起到协助效应，而在水液代谢过程中起到根本作用。《素问·水热穴论》说："肾者，至阴也；至阴者，盛水也……故其本在肾，其末在肺，皆积水也。"肾主水失常，全身津液代谢异常，变生废水，将形成诸多水病：《金匮要略》之肾着，脾肾阳气虽虚，然未及真阳，而以水饮泛溢下焦为候，予甘姜苓术汤以温里散寒化饮，属太阴之水病层次；《伤寒论》第282条中"少阴病……但欲寐……小便色白者……"所论述的就是真阳亏虚，水失温化，故小便色白，且卫阳根于真阳，卫阳亏不能出于营分，故欲寐，为少阴之水病的情况。

（二）脾虚心血生化失职

《素问·痿论》曰："心主身之血脉。"心主血脉包括运血和生血两个方面。心气心阳推动，心脏正常跳动，血液循于脉道。《素问·阴阳应象大论》曰："心生血，血生脾，心主舌。"由脾胃化生的营气和津液在心阳（心火）温煦作用下，生成血液。若心气虚甚则心阳虚而致"心主血脉"功能异常，由此而出现心悸、失眠、面白、多梦的心血虚证候，在六经病中可见于太阴之血病层次，如《伤寒论》第102条所描述的"伤寒二三日，心中悸而烦者，小建中汤主之"，其中小建中汤证，即因津血亏虚不能濡养所致。《素问·调经论》曰："肝藏血。"肝藏血，指其贮藏血液、调节血量、和防止出血的功能。《诸病源候论·虚劳筋挛候》说："肝藏血而候筋。虚劳损血，不能荣养于筋，致使筋气极虚。"肝血充盈，筋脉得养，经筋舒利；若藏血失司，导致肝血虚，出现四肢酸疼、筋脉拘挛等症，则属太阴之血病层次，治疗时应针对证候使用，如太阴腹痛的桂枝加芍药汤、虚劳的小建中汤。"女子以肝为先天"，肝藏血失职，冲任虚寒而不固，导致异常出血，亦与太阴之血病相合，如《金匮要略·妇人妊娠病》第4条有言："师曰，妇人有漏下者，有半产后因续下血都不绝者，有妊娠下血者。假令妊娠腹中痛，为胞阻，胶艾汤主之。"另外，血精同源，相因为病，太阴血病可表现为肾精亏虚的"失精"之候，如《金匮要略》虚劳失精所导致的桂枝加龙骨牡蛎汤证、小建中汤证即是由太阴中风进一步传变而来的；太阴病、厥阴皆有肝血虚症状，太阴病以虚为主，而厥阴病以虚实夹杂为主，如温经汤证。

（三）太阴水血同病

脾胃为太阴所属之脏，胃脾互为表里，合为后天之本，故伤寒注家对于太阴病也多从脾胃功能异常注解。太阴病涉及脾胃，强调了太阴寒湿不解之太阴水病层次，然对太阴血病机要阐述不多。脾胃同居中焦，升降相因，胃主受纳腐熟水谷而脾主运化水谷，脾胃虚寒则不能纳运水谷，转为饮邪，代表证型如理中汤证，临床表现可有纳呆、脘痞、泄泻等，为太阴水病之病机所致。《灵枢·决气》曰："中焦受气取汁，变化而赤，是谓血。"这里的"汁"乃指水谷之精微，包括营气和津液。若脾胃虚寒，不仅营气、津液无法化生，且因无"汁"可取，血亦无源可化，致使在水病基础上出现津血亏虚之证，如《金匮要略》之大建中汤用人参、饴糖以补养津血，即考虑到太阴血病之层次。由于临床疾病复杂多端，上文中太阴病所涉脏腑及其病候，实则互相联系，常常兼夹出现，临证应具体问题具体分析。

 太阴病的临床表现

《伤寒论》第277条："自利不渴者，属太阴。"第278条："伤寒脉浮而缓，手足自温者，系在太阴。"第279条："腹满时痛者，属太阴也。"以及第273条太阴病提纲言"太阴之为病，腹满而吐，食不下，自利益甚，时腹自痛"，均可指导太阴病病症的辨证论治。太阴病为中阳不足，运化失职寒湿内停，升降失常所致中焦阳虚寒凝气滞而成；或因运化失职，寒湿内阻，气机不畅，故见腹满；中阳不足，升降失职，浊阴上逆则呕吐，中气下陷，寒湿下渗则见自利；脾胃虚弱，受纳腐熟运化功能失职，故食不下。兼有表证者，可见四肢剧烈疼痛、脉浮等证候。太阴经脉气血不和证者，症见腹满时痛，或大实痛。

 太阴病的治疗

《伤寒论》太阴病篇讨论了太阴脾病的证候性质，病变机制，但治法和方药并不完善,许多相关的证治散见于《伤寒论》其他各篇,学者当前后互勘,方能全面了解太阴病的治疗。

（一）脾虚寒湿证

"太阴之为病,腹满而吐,食不下,自利益甚,时腹自痛。若下之,必胸下结硬。"《伤寒论》277条云:"自利不渴者,属太阴,以其脏有寒故也。当温之,宜服四逆辈。"脾胃阳虚,寒湿内盛,升降失常。轻者(临床表现可见下利清稀、腹痛不甚等)可用理中汤温中祛寒,重者(临床表现可见下利清谷、恶寒蜷卧、脉沉微细等)则用四逆汤补火生土。

（二）脾虚兼表证

《伤寒论》云:"太阳病,外证未除,而数下之,遂胁热而利,利下不止,心下痞硬,表里不解者,桂枝人参汤主之。"太阳病误下,致脾虚寒而兼表不解者,用人参汤(理中汤)温里,加桂枝后下以和表。

（三）脾虚气滞证

《伤寒论》云:"发汗后,腹胀满者,厚朴生姜半夏甘草人参汤主之。"因发汗太过,致脾虚气滞腹胀满。以厚朴燥湿温运,生姜辛温宣散,半夏燥湿开结,人参、甘草健脾益气。此方健脾行滞,消补兼施。从运用剂量来看,厚朴、生姜、半夏的用量远大于人参、甘草,故消大于补。

（四）脾络瘀滞证

《伤寒论》云:"本太阳病,医反下之,因尔腹满时痛者,属太阴也,桂枝加芍药汤主之。大实痛者,桂枝加大黄汤主之。"太阳病误用下法致邪陷太阴,脾伤气滞络瘀,治当温中散寒,泻实导滞。轻者温阳和络,用桂枝加芍药汤;重者温阳泻实,用桂枝加大黄汤。《伤寒论》280条云:"太阴为病,脉弱,其人续自便利,设当行大黄芍药者,宜减之,以其人胃气弱,易动故也。"强调脾胃虚寒者,苦寒之药宜慎用。

（五）中虚饮逆证

《伤寒论》云:"伤寒发汗,若吐若下,解后心下痞硬,噫气不除者,旋覆代赭汤主之。"吐下伤胃,脾胃失和,饮气上逆,兼有土虚木乘,肝胃气逆。故以旋覆花代赭石下气消痰,重用生姜配伍半夏和胃化饮消痞,人参、甘草、大枣补益脾胃。

（六）脾阳不足,饮停气逆证

《伤寒论》云:"伤寒若吐若下后,心下逆满,气上冲胸,起则头眩,脉沉紧,发汗则动经,身为振振摇者,茯苓桂枝白术甘草汤主之。"吐下损伤脾阳,脾虚水液不能正常输布,停而为饮,逆阻于胸脘之间,所以心下逆满,气上冲胸。脾虚不能升清于上,清窍被上冲之水气所蒙,故起则头眩。寒饮阻滞于里,所以脉象沉紧。治以茯苓桂枝白术甘草汤温阳健脾,利水降冲。

第二节 太阴脾系的理论基础

 太阴脾系的生理基础

脾位于腹中,在膈之下,与胃相邻。《素问·太阴阳明论》说:"脾与胃以膜相连。"

脾的主要生理功能是主运化,统摄血液。脾胃同居中焦,是人体对饮食物进行消化、吸收并输布其精微的主要脏器。人出生之后,生命活动的继续和精气血津液的化生和充实,均赖于脾胃运化的水谷精微,故称脾胃为"后天之本"。脾气的运动特点是主升举。脾为太阴湿土,又主运化水液,故喜燥恶湿。

脾在体合肌肉而主四肢,在窍为口,其华在唇,在志为思,在液为涎。足太阴脾经与足阳明胃经相互络属于脾与胃,相为表里。脾在五行属土,为阴中之至阴,与长夏之气相通应,而旺于四时。

 太阴脾系的病理基础

脾主运化,主升清,主统血,主肌肉、四肢。胃与脾同属中焦,主受纳、腐熟水谷,主通降,与脾相表里,共有"后天之本"之称,五脏六腑,四肢百骸皆赖脾所养。脾胃的病理表现是受纳、运化、升降、统摄等功能的异常。

脾为太阴湿土之脏,喜温燥而恶寒湿,得阳气温煦则运化健旺。胃有喜润恶燥之特性,胃不仅需要阳气蒸化,更需要阴液的濡润,胃中阴液充足,有助于腐熟水谷和通降胃气。若脾的运化水谷精微功能减退,则运化吸收功能失常,以致出现便溏、腹胀、倦怠、消瘦等病变;运化水湿功能失调,可产生湿、痰、饮等病理产物,发生泄泻等病证。若胃受纳、腐熟水谷及通降功能失常,不仅影响食欲,还可因中气不能运行,而发生胃痛、痞满及大便秘结;若胃气通降失常而上逆,可致嗳气、恶心、呕吐、呃逆等。

脾胃与肝肾关系最为密切。脾虚化源不足，五脏之精少而肾失所养；肾阳虚衰则脾失温煦，运化失职而致泄泻；肝木疏土，助其运化，脾土营木，利其疏泄，肝郁气滞易犯脾胃，引起胃痛、腹痛等。依据脾胃生理功能和病机变化特点，故将胃痛（吐酸、嘈杂）、痞满、腹痛、呕吐、呃逆、噎膈（反胃）、痢疾、便秘等归属胃脾胃病证。上述病证虽归属于脾胃，但与其他脏腑亦密切相关，临证中应注意脏腑的关联，随证处理。

此外，脾胃为人体重要脏腑，气血、津液等方面的病证多与之有关，如便血可因脾失统摄所致；脾失传输，水津敷布失常，水湿停聚，可致痰饮或水肿等，但从主病之脏和相关体系着眼，分别将其归属于气血津液及肾系病证。至于脾虚生痰、上渍于肺之咳嗽，脾胃虚弱、气血化源不足、心失所养之心悸、脾气虚弱、运化失职、水湿停聚之鼓胀等病证，都属于脏腑的相互影响所致，应注意整体关系。

▎第三节▎ 太阴肺系的理论基础

太阴肺系的生理基础

太阴肺系位于胸腔，左右各一，覆盖于心之上。肺有分叶，左二右三，共五叶。肺经肺系与喉、鼻相连，故称喉为肺之门户，鼻为肺之外窍。

肺的主要生理功能是主气司呼吸，主行水，朝百脉，主治节。肺气以宣发肃降为基本运行形式。肺在五脏六腑中位置最高，覆盖诸脏，故有华盖之称。肺叶娇嫩，不耐寒热燥湿助邪之侵；肺又上通鼻窍，外合皮毛，与自然界息息相通，易受外邪侵袭，故有"娇脏"之称。

肺在体合皮毛，其华在毛，在窍为鼻，在志为悲，在液为涕。手太阴肺经与手阳明大肠经相互属络，肺与大肠相为表里。肺在五行属金，为阳中之阴，与自然界秋气相通应。

太阴肺系的病理基础

肺主气，司呼吸，开窍于鼻，外合皮毛，故风、寒、燥、热等六淫外邪易从口鼻、皮毛而入，首先犯肺。又因肺居胸中，其位最高，覆盖诸脏之上，其气贯百脉而通他脏，故内伤诸因，除肺脏自病外，其他脏腑有病亦可影响到肺。因此其发病原因有外感、内伤两个方面。主要病理变化为肺气宣降失常，实者由于邪阻于肺，肺失宣肃，升降不利；虚者由于肺脏气阴不足，肺不主气而升降无权。如六淫外侵，肺卫受邪则为感冒；内、外之邪干肺，肺气上逆则病咳嗽；痨虫蚀肺则病肺痨；痰邪阻肺，肺失宣降则为哮、喘；肺热生疮则成肺痈；久病伤肺，肺气不能敛降则为肺胀；肺叶痿而不用则为肺痿。

此外，肺有通调水道的功能，与大肠相表里，可助心主治节，肺肝升降相因，脾为金母，金水相生，故其为病可涉及心、脾、肝、肾、膀胱、大肠，与其他多个相关病证有密切的关系。

┃第四节┃ 方证与糖尿病

一 桂枝加芍药汤证与糖尿病

（一）方证研究

【原文记载】

本太阳病，医反下之，因尔腹满时痛者，属太阴也，桂枝加芍药汤主之；大实痛者，桂枝加大黄汤主之。（《伤寒论·辨太阴病脉证并治》）

【组成】

桂枝三两（去皮）、芍药六两、生姜三两（切）、大枣十二枚（擘）、甘草二两（炙）。

【功效和主治】

功效：通阳益脾，和营通络，缓急止痛。

主治：本方即桂枝汤加倍使用芍药组成，可用于治疗本太阳病，医反下之，因而腹满时痛，病属太阴者。临床用于治疗慢性胃炎、胃溃疡、慢性结肠炎、溃疡性结肠炎、肠易激综合征、慢性肝炎、慢性胆囊炎、慢性胰腺炎等。桂枝加大黄汤临床用于治疗感冒腹痛、慢性肠炎、顽固性便秘、粘连性肠梗阻、胃肠型荨麻疹等疾病。

【辨证要点】

太阳病治宜发汗解表，由于医者误下伤及脾土，致邪气内陷太阴。又因感邪轻重及病者体质强弱不同，而证有偏虚偏实两种。若症见腹满痛，时作时止，时轻时重，或挛急疼痛，但腹部按之柔软，且喜温喜按，为邪陷太阴，气滞络瘀，时通时不通，治用桂枝加芍药汤通阳益脾，和营通络，缓急止痛。若症见腹满痛较为剧烈，持续不减，疼痛拒按，或伴大便不通，为邪陷太阴，腐秽不去，气滞络瘀，实邪壅结，治用桂枝加大黄汤通阳益脾，和营通络，泻壅导滞。柯韵伯《伤寒来苏集》云："太阴则……阴道虚也；……阳明则……阳道实也。满而时痛，下利之兆；大实而痛，是燥屎之征……桂枝加大黄……"

【制方详解】

方中桂枝、生姜温中阳散寒气；炙甘草、大枣健脾补中益气；重用芍药，和营通络，缓急止痛。本方桂枝、生姜、炙甘草、大枣相配辛甘化阳；芍药、炙甘草、大枣相配，酸甘化阴。诸药配伍调理阴阳，通阳和络，缓急止痛。

【桂枝加芍药汤方证与糖尿病的联系】

糖尿病是代谢性疾病，西医学认为是遗传因素与后天疾病共同作用的结果，胰岛素分泌缺陷和/或胰岛素抵抗造成了糖代谢紊乱。血糖长期增高可致多系统的损害，可引起诸如心、脑、肾、眼底、胃肠道、生殖泌尿系统神经、血管的进行性慢性病变，致使各脏器功能缺陷进而衰竭。胃肠自主神经功能受损及微血管病变是胃肠病变的病理基础，可出现腹泻、胃轻瘫、便秘等症状，在中医学里属消渴兼泄泻、痞满的范畴。胃动力障碍为特点的临床综合征，表现为因胃排空延迟而致的恶心、呕吐、食欲缺乏、早饱、饭后饱胀、腹胀、嗳气、反胃及体质量减轻等，症状可反复发作，是继发于糖尿病基础上的消化道慢性并发症之一，其患病率占糖尿病患者的50%以上，严重影响糖尿病患者的生活质量。糖尿病的胃肠动力障碍常以恶心呕吐、腹痛腹满、腹冷、腹泻或便秘等为主要表现。尤以腹中冷感、腹满腹痛、食生冷后症状加重为主者，主因太阴脾虚受邪，脾失健运，阴寒内生，经脉气血失和所致。

桂枝加芍药汤出自《伤寒论》，曰："本太阳病，医反下之，因尔腹满时痛者，属太阴也。"桂枝加芍药汤由桂枝、赤芍、炙甘草、生姜、大枣5味中药组成，具有调和营卫、理脾和中、缓急止痛的功效，临床常用于治疗痛经、胃痛、腹痛、胃肠痉挛、慢性痢疾等症。桂枝加芍药汤是在桂枝汤的基础上芍药用量加倍而成的，芍药性阴柔，味酸缓急，可养血和营、缓急止痛；桂枝散寒止痛、温经通阳；生姜温中散寒；大枣、炙甘草健脾暖胃，和中缓急。

（二）现代药理学研究

现代药理学研究发现，桂枝加芍药汤中的桂皮醛、肉桂酸、芍药苷、甘草酸等均具有抗炎、抗菌、抗病毒、镇痛的作用。桂皮醛是桂枝中主要的挥发油成分，具有镇痛、抗炎、抗菌、抗肿瘤等作用；肉桂酸是桂枝中主要的有机酸类成分，具有杀菌、止血、抗肿瘤等作用。芍药苷为赤芍的主要成分，芍药内酯苷为芍药苷的同分异构体，均具有镇痛、镇静、解痉及免疫调节的作用。炙甘草中的甘草苷可用于治疗咽炎、急性咳嗽、慢性咳嗽，具有抗抑郁、神经保护等作用；甘草素是炙甘草中含量较高的黄酮类成分之一，为甘草苷的苷元，具有保肝的作用；甘草酸是炙甘草的主要成分，可在体内转化为甘草次酸，进而发挥抗炎、抗免疫、镇痛等作用，其以甘草酸铵为指标成分进行含量测定。6-姜酚是生姜中主要的挥发油成分，具有抗炎、止痛、强心、抗血小板聚集、抗氧化、抗肿瘤等作用。可用于糖尿病胃肠神经病变的治疗。

（三）案例

杨某，男，71岁。北京市海淀区人，于2018年1月16日就诊。

主诉：脐周胀满6月，加重伴大便不畅2周。

现病史：患者自诉其于半年前开始出现脐周胀满不适，热敷或按摩腹部后可缓解，近两周腹胀痛伴大便不畅明显，时腹泻或便秘，自行服用润肠丸或使用开塞露有所缓解，但是停用后腹胀痛再次出现并伴有双踝轻度水肿。现患者于中国中医科学院广安门医院脾胃科门诊就诊，寻求中医药治疗。刻下症：脐周胀痛，烦躁，下肢傍晚至夜间略有水肿，晨起消失；双足尖刺痛；怕冷，乏力，口干；视物模糊；偶头晕；纳一般，眠尚可，大便不成形，2～3日一行，小便短少。舌淡红，苔厚腻微黄，脉弦细。既往史：患者有高血压病史6年，有2型糖尿病病史6年，有亚临床甲状腺功能减退病史3年。体格检查：体温36.4℃、脉搏72次/min、呼吸20次/min、血压135/85mmHg，身高172cm、体重72kg，余略。2018-01-10尿常规：尿比重1.021，白细胞（Leukocytes）75++，白细胞（white blood cells，WBC）-，葡萄糖-，酮体-，尿蛋白-。甲状腺功能：游离甲状腺素1.1pmol/L，游离三碘甲状腺原氨酸2.56pmol/L，促甲状腺激素4.046mIU/L；生化检查：随机血糖6.8mmol/L，甘油三酯2.3mmol/L↑，总胆固醇1.8mmol/L，LDL-C 2.4mmol/L。西医诊断：2型糖尿病，2型糖尿病微血管病变，2型糖尿病周围神经病变，2型糖尿病肾病；高血压；高脂血症；双侧颈动脉粥样硬化。中医诊断：消渴，证属脾肾两虚、脉络瘀阻、瘀水互结；眩晕病。

治疗：西药常规治疗；中药以益肾健脾、活血通脉、化瘀利水为法，方选桂枝加芍药汤化裁，药用：苍术 15g、厚朴 10g、白术 10g、白芍 30g、桂枝 10g、当归 10g、川芎 12g、山茱萸 12g、益智仁 10g、覆盆子 12g、茯苓 15g、泽泻 10g、陈皮 15g、大腹皮 10g、炙甘草 6g（颗粒剂），14 剂，日 1 剂，开水冲服，早晚饭后各服用 1 次。

2018 年 2 月 2 日二诊：患者自诉服药后脘腹胀痛及双踝轻度水肿有所缓解，仍自觉偶有双足尖刺痛；怕冷，乏力，口干；视物模糊；舌黯红，苔白腻，脉弦滑。2018-02-27 尿常规：白细胞（Leukocytes）25 +，尿蛋白 −，白细胞（white blood cells，WBC）−，葡萄糖 −；甲状腺功能：游离甲状腺素 2.1pmol/L，游离三碘甲状腺原氨酸 1.56pmol/L，促甲状腺激素 3.046mIU/L，抗甲状腺球蛋白抗体 18.5IU/ml，抗甲状腺过氧化物酶抗体 <28IU/ml；生化检查：血清肌酐 104mmol/L↑，甘油三酯 3.13mmol/L↑。

处方：中药以当归芍药散加减。药用：当归 6g、炒白术 20g、白芍 30g、川芎 6g、茯苓 20g、猪苓 30g、瞿麦 10g、金钱草 30g、白茅根 30g、马鞭草 15g、野菊花 15g、石韦 10g、冬瓜皮 15g、冬瓜仁 15g、桂枝 9g、汉防己 6g，14 剂，日 1 剂，水煎服，早晚饭后服用；可用药渣泡脚。余同前。

2018 年 4 月 3 日三诊：患者自诉服用上药后，脚踝水肿消失，偶觉怕热，易汗出，稍有乏力；纳可，眠安，大便成形，日 1 次，质不黏，夜尿 2 次。舌淡红，苔薄白舌体稍大，脉细滑。尿常规：−。生化检查：随机血糖 6.11mmol/L，血尿素氮 7.0mmol/L，血清肌酐 105μmol/L↑，尿酸 318μmol/L，ALT 22.5U/L，AST 28.5U/L，甘油三酯 2.59mmol/L↑，LDL-C 2.57mmol/L，极低密度脂蛋白 1.18mmol/L↑；甲状腺功能：游离甲状腺素 1.26pmol/L，游离三碘甲状腺原氨酸 2.67pmol/L，促甲状腺激素 2.924mIU/L，抗甲状腺球蛋白抗体 45.0IU/ml，抗甲状腺过氧化物酶抗体 35.3IU/ml。

遵前法予以益气健脾，活血利水方进行治疗，药用：太子参 30g、生黄芪 30g、苍术 15g、茯苓 20g、猪苓 15g、泽泻 10g、桂枝 9g、生薏苡仁 30g、败酱草 30g、瞿麦 20g、白茅根 30g、石韦 15g，21 剂，日 1 剂，水煎服，早晚饭后各 1 次。

按语：患者老年男性，以大便不畅为突出症状，结合其病史，可知乃糖尿病所造成的胃肠及神经病变。中医治疗糖尿病周围神经病变多以"消渴痹证"论治，属消渴后期虚实夹杂的疑难病症之一。主要是由于消渴日久渐致气阴阴阳俱虚，阴血不足，经脉失养并以久病入络，络脉痹阻所致。治法当温补脾肾、滋养筋脉以扶正固本，祛湿散寒、活血通络以治标。结合患者的临床症状，可知本案患者乃脾肾阳虚，失于温煦，气血运行不畅，各种运化代谢产物堆积所致；须知脾胃与糖尿病的关系，消渴又有"脾瘅"之称，结合其概念及病变的发展过程，我们可以知道，脾瘅可以导致的病证不只局限于中焦脾土燥热所致的津液代谢及运化失常，还应当包括病变后期由脾土阴燥热虚所致的脾阳虚证，甚至还包括脾肾阳虚证。

《伤寒论》提出治疗太阴病之主方桂枝加芍药汤，其实特别契合此时糖尿病相关并发症病机，用以温通经络、滋润脾土、恢复中焦运化。桂枝加芍药汤载于《伤寒论•辨太阴病脉证并治》篇，张仲景云："本太阳病，医反下之，因而腹满时痛者，属太阴也，桂枝加芍药汤主之。"《伤寒论》第386条治疗霍乱吐利的方法也记载了对"身痛不休者"，用桂枝汤调营卫、止身痛。桂枝加芍药汤是在桂枝汤的基础上，把芍药的用量加倍而成的，芍药的用量由原来的三两加到六两，起到和里缓急的功效，并能滋养筋脉、疏通经脉。桂枝加芍药汤是治疗太阴脾经受邪，经脉气血失和的良方，方中桂枝辛温散寒，但温补脾肾之力略显不足，因此加以附子增其功效。附子是温阳圣药，用于治疗阳虚身痛，筋脉得阳气温养、血脉通利，则肢体麻木、疼痛、乏力等诸症消失。

糖尿病周围神经病变患者多以四肢麻木、疼痛为主要临床症状，此为糖尿病日久，久病入络，气滞血瘀、络脉痹阻的表现，因此方中佐以活血化瘀之全蝎、地龙。活血化瘀中药的有效成分具有钙通道阻滞剂特性，能扩张微血管，改善微循环，溶解纤维蛋白，降低血黏度和红细胞聚集性，改善神经细胞的缺血缺氧状态，减轻或消除神经细胞的水肿、坏死或变性，提高神经传导速度。因此，桂枝加芍药汤加减能温补脾肾，滋养筋脉，活血通络，在缓解糖尿病周围神经病变患者临床症状、体征以及改善感觉、运动神经传导中疗效显著。此外，可见本案患者还有糖尿病微血管病变所导致的肾脏改变，虽然处于初期，但此时正是中医药发挥防治作用的关键是时期。糖尿病是临床最常见的慢性疾病之一，常伴有严重的并发症。糖尿病肾病（diabetic nephropathy, DN）是糖尿病患者最主要的并发症，也是导致终末期肾脏疾病的重要原因。从中医学的角度来说,糖尿病属于"消渴"的范畴,糖尿病肾病是"消渴"发展的一个阶段,古有"下消""消肾"之称。

糖尿病早期肾损害的病机为血瘀、气滞、水停,三者互为因果,杂合而致。现在医家在防治本病上多主张以活血、利水兼行气通络为主,以加味当归芍药散方治疗,效果显著。研究表明,糖尿病肾病发生发展的重要因素是高血糖导致的炎症反应和氧化应激过度激活。糖尿病肾病也适合使用当归芍药散进行治疗,当归芍药散出自张仲景的《金匮要略》,由当归、芍药、茯苓、白术、泽泻、川芎组成,本方原是为治疗妇人肝虚气郁,脾虚血少,肝脾不和之证而设。白芍具有养血柔肝,通利血脉,缓急止痛,利小便的功效,因此为本方的君药。川芎擅长活血祛瘀;泽泻具有利水渗湿的功效,这两药合用,可助芍药疏通血瘀,渗利水湿,以消除瘀血或津液阻滞,为本方的臣药。方中当归养血活血,以助芍药补肝血不足,助川芎祛瘀之效;白术燥湿,使湿从内化,茯苓渗湿,使湿从下走,二药合用,益气健脾,与当归同为本方的佐药。和酒服用,可以助血行,通经络,酒在本方中充当使药的角色。诸药相配伍,能柔和筋脉、疏肝健脾、活血化瘀、健脾利湿,使得诸症消失。糖尿病患者的病变是一个整体,各种病理状态其实都涵盖在整体的病变之中,只是根据个人的差异体现在不同的系统之中,本案患者虽然症状繁多,但是究其成因都是因为消渴日久,久病中阳受损入络,脉络瘀阻,血水互结,络气不畅所致的,故三诊都遵循这一原则,健脾益气,活血化瘀利水,则诸证可除。但此时患者年龄偏大,病程较长,正虚邪实,互相夹杂,故在用药时要注意辅助正气,恢复机体的正常代谢,以固其本。

桂枝加大黄汤证与糖尿病

(一) 方证研究

【原文记载】

本太阳病,医反下之,因而腹满时痛者,属太阴也,桂枝加芍药汤主之;大实痛者,桂枝加大黄汤主之。(《伤寒论·辨太阴病脉证并治》)

【组成】

桂枝三两(去皮)、大黄一两、芍药六两、生姜三两(切)、甘草二两(炙)、大枣十二枚(擘)。

【功效和主治】

功效：解肌发表，调和营卫，通腑泻实。

主治：本太阳病，医反下之，因而腹满大实痛者。现临床可使用于胃痛、咳喘、发热、头痛等病症见便秘燥结、腹痛、舌苔厚干者。

【辨证要点】

桂枝加大黄汤所治疗的腹痛为持续性腹痛，而且拒按、便秘，舌苔也较厚干，里实显著。

【制方详解】

桂枝加芍药汤、桂枝加大黄汤载于《伤寒论·辨太阴病脉证并治》篇，曰："本太阳病，医反下之，因而腹满时痛者，属太阴也，桂枝加芍药汤主之；大实痛者，桂枝加大黄汤主之。"桂枝加大黄汤，即桂枝加芍药汤复加二两大黄。对此两方的作用，历代医家甚少提出异议，多认为桂枝加芍药汤是解表和脾之剂，桂枝加大黄汤为解表攻下之方，如柯韵伯曰："表邪未解而阳邪陷入于阳明，则加大黄以润胃燥，而除其大实痛，此双解表里法也。"

有《伤寒论》注家认为桂枝加大黄汤是温下之剂。如《冉注伤寒论》云："桂枝为群方之魁，讯应曲当，可以和外，可以和内。究之温煦暖营，是为温法，加芍药，加大黄是寓下法于温法之中。"本方加大黄是为肠中实邪阻滞而致"大实痛"所设，但据方据理，桂枝加大黄汤证仍是在脾阴不足的病理基础上产生。因桂枝加芍药汤是滋阴之剂，再于方中加上二两苦寒泻下的大黄，充其量不过起到滋阴攻下的作用。由此可见，见方中有桂枝之温、大黄之下，便不假思索认为桂枝加大黄汤是温下之剂是很不妥当的。

桂枝加芍药汤证和桂枝加大黄汤证的病机均是脾阴亏损，两方都有滋养脾阴的功效，其区别就在于前者临床表现是无形之气机阻滞所致的"腹满时痛"，后者临床表现为兼夹有形实邪，如食滞、燥屎等阻滞肠中而致的"大实痛"。所以，前者只须用芍药、炙甘草、大枣益阴滋脾，辅以桂枝、生姜通畅气机即可，而后者则更须加少量大黄，这样既能起到攻下肠中积滞的作用，又能不伤已亏之阴液，用药可谓丝丝入扣，切中病机。对于"本太阳病，医反下之……大实痛者，桂枝加大黄汤主之"中的"大实痛"，后世有"阴实"和"阳实"之争，有谓大实痛是气血壅滞较甚者；有谓大实痛是脾实，不是胃实者；有谓大实痛是血分之邪实，不是气分之邪实者。众说纷纭，莫衷一是。其实，原文第187条就有言："太阴者，身当发黄，若小便自利者，不能发黄。至七八日大便硬者，为阳明病也。"这里张仲景明确指出太阴虚寒有向阳明腑实转化的可能，说明这个"实"是阳明之实即"阳实"，而非"阴实"，这个"实"是气分之实而非血分之实。

太阴虚寒腹痛证的治疗已如前述，用桂枝加芍药汤治疗。若病证完全转属阳明，其治疗也是有章可循，张仲景在阳明病篇用很大的篇幅论述了有关阳明腑实证的治疗。现在问题的关键是在太阴病向阳明病转变的过程中，太阴病还没完全转化成阳明病，太阴虚寒的病机存在，而又见阳明里实，里实不甚之时，如何正确地治疗。里虚寒不能下而里实证又必须下，治疗比较难于定夺，颇费周章。

张仲景提出的桂枝加芍药汤、桂枝加大黄汤正是针对上述中间病理状态所设立的治疗方药。也正因为这种病证处于动态变化之中，不易掌握分寸，所以张仲景紧接着告诫："太阴为病，脉弱，其人续自便利，设当行大黄、芍药者，宜减之，以其人胃气弱，易动故也。"桂枝加大黄汤是桂枝汤加倍使用芍药再加大黄而来的，亦即桂枝加芍药汤加大黄。"太阴为病，脉弱，其人续自便利，设当行大黄、芍药者，宜减之"一语，也反证了"大便不利"即硬结难解，为桂枝加芍药汤及桂枝加大黄汤的应用指征之一。若太阴脾虚，推动无力，肠中糟粕不能及时排外，日久化燥，大便秘结，即可用桂枝加大黄汤，温中止痛，推导积滞。有脾虚寒的病理基础，即使见大便硬，在治疗之时，还必须顾及原有脾虚寒的体质，不到全部转至阳明、完全化燥化实，不可轻易用承气汤治疗。所以张仲景在阳明病篇还反复提醒："阳明病，下之，心中懊𢙐而烦，胃中有燥屎者，可攻。腹微满，初头硬，后必溏，不可攻之。若有燥屎者，宜大承气汤。""阳明病，谵语发潮热，脉滑而疾者，小承气汤主之。因与承气汤一升，腹中转气者，更服一升，若不转气者，勿更与之。明日又不大便，脉反微涩者，里虚也，为难治，不可更与承气汤也。"其中"初头硬，后必溏"以及"脉反微涩"都是脾虚寒的病理反应。桂枝汤证－桂枝加芍药汤证－桂枝加大黄汤证－小承气汤证，这一过程，最好地诠释了"虚则太阴，实则阳明"的病理变化。桂枝加芍药汤证、桂枝加大黄汤证是从太阴病转化为阳明病过程中的两个中间环节，处于既有脾虚寒又有阳明腑实的矛盾状态。

【桂枝加大黄汤方证与糖尿病的联系】

糖尿病患者病变复杂，多同时兼具多种慢性并发症改变，若患者常出现腹胀、腹痛、排便不畅等情况,属脾阴亏虚,兼有胃肠燥实者;又或糖尿病周围神经病变兼有胃肠不适,或汗出异常者,又或糖尿病肾病兼见腑实不通,证属阳明腑实,但兼胃肠阴液不足,或卫表不和者,皆可用桂枝加大黄汤加减治疗。

(二)现代药理学研究

1. 镇痛作用 疼痛能改变糖尿病患者的精神心理状态,使其情绪不稳,同时影响机体的内分泌系统、心血管系统和呼吸系统,使患者出现胃肠功能紊乱,生活质量下降。桂枝加大黄汤出自《伤寒论》,后世医家在此基础上有所发挥,如曹颖甫的《经方实验录》中有用此方治疗头痛的记述。可见桂枝加大黄汤的镇痛作用古已有之,但目前对桂枝加大黄汤的镇痛作用机制却没有深入研究,仅从其中的组成药物加以分析。方中桂枝虽不是一味镇痛药,但通过配伍能产生镇痛效应,古代医家多用于有疼痛症状的病症。大黄的主要化学成分大黄总蒽醌类化合物有明显的镇痛作用,可以影响花生四烯酸的代谢过程和抑制炎症。方中用量最大的芍药在抗炎镇痛方面效果明显,有文献报道称白芍醇提液能显著降低光热法致痛的小鼠痛阈值,延长醋酸致小鼠扭体反应潜伏期以及扭体次数。

2. 改善肾功能 研究发现,桂枝加大黄汤有降低血尿素氮、血清肌酐水平和改善肾脏病理形态的作用。现代研究证实,复方桂枝汤对汗腺分泌作用的实验研究证明它具有调节体温,参与排泄废物的作用。不但它对发热有清热作用,而且对低体温有温经作用;下利用之利可止,便秘用之可通便的调节作用等。但这不能完整地解释方剂煎后的有效成分,也不能代表桂枝加大黄汤的治疗原理。目前只能将该方拆开单味药解释:方中桂枝含挥发油,能刺激汗腺神经,扩张血管,促进血液循环,故能发汗解热从而有明显降氮作用,因为血尿素氮比血清肌酐的分子量小容易从汗腺排出;大黄含大黄酸大黄素等,能刺激大肠,增加肠的张力和使肠蠕动、分泌增强而产生泻下作用,能抑制体内蛋白质分解,从而减少体内尿素和肌酐的来源,并促进尿素和肌酐从肾脏排出,能明显抑制肾脏代偿性肥大并降低高代谢状态,抑制肾小管上皮细胞肥大和增殖,缓解细胞的高代谢状态,这可能也是大黄治疗慢性肾衰竭的主要机制之一,能明显抑制系膜细胞的增殖,并且这种抑制作用具有可逆性,延缓肾功能恶化的机制可能与减少肾细胞凋亡有关,也表明了大黄能使肾的形态学改变;白芍和赤芍共同点是都含有挥发油、苯甲酸、鞣质等物质，具有镇静、镇痛、改善循环及抑制细菌作用，尤其对肠痉挛引起的腹痛，有明显缓解作用；生姜含挥发油，主要含大蒜辣素，能促进汗腺分泌，有发汗解热作用；大枣含蛋白质、糖类、有机酸、维生素 A、维生素 B$_2$、维生素 C、钙，磷、铁等；甘草含甘草酸，有强心、解毒、抗炎等作用。

（三）案例

毕某，女，37 岁。山东菏泽人，2019 年 3 月 15 日初诊。

主诉：乏力 3 年，加重伴便秘 3 月。

现病史：患者 2016 年于当地医院行右侧甲状腺切除加淋巴结清扫术，术后病理提示：乳头癌。术后开始使用左甲状腺素钠替代治疗至今。患者术后常出现乏力、怕冷等不适，近 1 年来有所减轻，间断出现心慌、燥热等症状。患者近 3 月间断出现乏力、便秘的情况，且乏力加重，大便常依靠通便药物。现患者于中国中医科学院广安门医院脾胃科门诊就诊，寻求中医药治疗。刻下症：左颈胀，无疼痛，无咽部异物感；口干，偶多汗，时有燥热；偶有双下肢疼痛及轻度浮肿，双下肢部分皮肤色黯；纳可，腹胀，入睡困难，大便难，小便可，舌胖黯淡嫩，苔白腻，脉弦滑。既往史：患者 2015 年诊断为 2 型糖尿病，血糖控制尚可，现口服盐酸二甲双胍片控制血糖。家族史：父亲患 2 型糖尿病。月经史：14 岁初潮，既往月经调，末次月经 2 月 10 日，周期 32 日，量色可，血块 +-，痛经 -。体格及理化检查（2019-03-14）：身高 171cm，体重 80kg。甲状腺功能：促甲状腺激素 0.18mIU/L↓，游离三碘甲状腺原氨酸 3.61pmol/L，游离甲状腺素 1.2pmol/L，三碘甲状腺原氨酸 0.96nmol/L，甲状腺素 11.29nmol/L；空腹血糖 6.83↑，糖化血红蛋白 4.8%。现用药：左甲状腺素钠 162.5μg p.o. q.d.，盐酸二甲双胍片 0.5g p.o. t.i.d.。西医诊断：甲状腺癌术后，甲状腺功能减退，2 型糖尿病，周围神经病变。

治疗：左甲状腺素钠 100μg p.o. 早上用，50μg 晚上用；盐酸二甲双胍片 0.5g p.o. t.i.d.。中药以益气健脾，活血和肾为治则，药用：太子参 30g、生黄芪 30g、苍术 20g、茯苓 20g、蚕沙 30g、泽泻 10g、花椒 6g、肉桂 10g、桂枝 9g、汉防己 10g、荷叶 30g、连翘 20g、白茅根 30g、焦山楂 30g、水蛭 6g、川牛膝 15g、车前子（包煎）30g、红花 6g、炒王不留行（包煎）30g、川芎 6g、大黄 6g，21 剂，日 1 剂，水煎服，分 2 次早晚饭后服用。嘱经期勿服。

2019 年 4 月 12 日二诊：患者自诉服用前药后乏力及下肢疼痛有所缓解，

大便较前通畅，但次数偏少；现仍自觉颈部肿胀，口干，眼周色黑，无心慌胸闷；双下肢发凉，色素沉着，纳可，眠安，大便 3～5 次 /d，较多，先硬后溏，质黏，小便一般。舌淡胖大，苔白腻，脉弦滑。末次月经：2019 年 4 月 11 日，无痛经，月经周期规律，量色可。理化检查（2019-04-11）：餐后 2 小时血糖 7.63mmol/L；空腹血糖 5.9mmol/L；甲状腺功能：促甲状腺激素 0.08mIU/L↓，游离三碘甲状腺原氨酸 3.45pmol/L，游离甲状腺素 1.23pmol/L，三碘甲状腺原氨酸 1.03nmol/L，甲状腺素 12.08nmol/L↑。

遵前法中药治疗，药用：柴胡 15g、黄芩 10g、苏子 30g、炒枳壳 10g、淡豆豉 30g、赤芍 15g、连翘 20g、荷叶 30g、陈皮 15g、茯苓 20g、黄连 6g、白茅根 30g、川牛膝 10g、车前子（包煎）30g、汉防己 10g、桂枝 9g、虎杖 20g、焦山楂 60g、莪术 10g、大黄 6g，21 剂，日 1 剂，水煎服，早晚饭后各 1 次。大黄单包大便次数增多后取出。

2019 年 5 月 10 日三诊：患者自诉服药后症状减轻，腹胀缓解；偶口干，口苦，月经前乏力明显，眼周色黑，纳可，眠可，大便 2～3 日，小便调。舌淡，边有齿痕，苔白，脉弦细。末次月经：2019 年 4 月 15 日，无痛经，色淡，量少，夹血块。甲状腺功能：游离三碘甲状腺原氨酸 5pmol/L，游离甲状腺素 22.67pmol/L，促甲状腺激素 0.032mIU/L↓；空腹血糖 5.71，餐后 2 小时血糖 6.1mmol/L。

以益气健脾利湿方加减治疗，药用：太子参 30g、生黄芪 30g、汉防己 10g、桂枝 6g、茯苓 20g、泽泻 10g、猪苓 15g、泽兰 10g、苍术 20g、葛根 30g、天花粉 30g、荷叶 30g、连翘 15g、炒莱菔子 15g、焦山楂 20g，21 剂，日 1 剂，水煎服，早晚饭后各 1 次。

按语：患者乃中年女性，有甲状腺癌术后及 2 型糖尿病病史。甲状腺癌属于中医学"瘿瘤""石瘿"等范畴。《尔雅》很早就有"瘿"的说法。《说文解字》提出："瘿，颈瘤也。"宋代陈无择著《三因极一病证方论》中道："坚硬不可移者，名曰石瘿。"依据中医基础理论并结合临床，甲状腺癌的发生主要与环境因素、情志因素及体质因素有关。《吕氏春秋·尽数》有言："亲水所，多秃与瘿人。"就是说瘿瘤的发病原因与居住环境有密切关系。《养生方》云："诸山水黑土中出泉流者，不可久居，常食令人作瘿病，动气增患。"提出瘿病的发生与地理环境和饮食生活有关。《圣济总录·瘿瘤门》言："妇人多有之，缘忧郁有甚于男子也。"表明情志因素是本病发生的重要因素，忧郁等情志内伤致肝脾气逆、脏腑失和、痰浊内生，气郁痰浊久瘀成毒，故气滞、痰浊、瘀毒结与颈发为此病。患者长期情志内伤致肝气郁结、气滞血瘀、脾失健运、痰浊内生，气滞血瘀痰浊结于颈前发为此病。因此甲状腺癌的三大主要病因为环境因素、情志因素、体质因素。基本病机为气滞、痰凝、血瘀；病位在甲状腺，与肝、脾、肾关系密切。甲状腺癌术后患者，由于手术损伤、术后促甲状腺激素抑制治疗等易损耗正气，耗伤气血津液，故以正虚邪实为辨证要点。

结合四诊及病史，可知本案患者以脾肾阳虚为主，同时伴有气血瘀阻；患者有2型糖尿病史4年，既往血糖控制尚可，但患者已经出现周围神经及血管的病变，如患者双下肢疼痛及轻度水肿，消渴并发双下肢病变，隶属于中医学消渴"痹证"的范畴，也称为"血痹"。在清代《王旭高医案》中记载患者"消渴日久，但仍手足麻木，肢冷如冰"，说的就是糖尿病日久导致的周围神经病变。消渴开始多为阴虚燥热，但是病程日久以后必然气阴亏虚，气血不足，气虚则无力推动血行，血液运行无力，阳气以及水谷精微无以达于四末，四肢机体失养；血虚则脉道不充，血流缓慢，脉络瘀滞，甚则闭塞不通，气血两虚，从而四肢百骸失去温煦濡养，故而身体消瘦，肌肉萎缩，麻木不仁，形成痹证甚至痿证。此外，患者出现了糖尿病胃肠病变，糖尿病胃肠病变是糖尿病常见的并发症，病变主要发生在其食管到直肠的消化道各个部分，一般表现为食管功能障碍和糖尿病胃轻瘫等，可见明显的胃肠不适、腹胀及大便不畅。

本病的发病机制目前尚不清楚，经相关研究发现，这种病变可能与糖尿病神经病变和血清胃肠激素紊乱等有一定关系。少数患者存在轻微症状，部分患者发生功能性改变。中医看来，糖尿病胃肠病变患者主要表现为餐后饱胀感和恶心以及嗳气、厌食等，属中医"消渴""痞满""呕吐"等范畴。乃消渴日久，正气虚损，伤及脾肾，脾肾阳虚，失于温煦，脾虚失运，水谷不化，胃失和降所致。脾虚失运是此疾病发病之根本。主要以温补脾肾和胃为治疗原则。综合本案患者的临床表现应属于脾肾阳虚，气血瘀阻。病本在于太阴阳虚，运化不足，故治疗当以健脾益气，活血利水为主。

首诊，方中太子参、黄芪益气养阴；苍术、茯苓、蚕沙、泽泻、荷叶健脾化湿；花椒、肉桂、桂枝、汉防己，温阳化气通络；白茅根、车前子利水渗湿消肿；水蛭、川牛膝、红花、炒王不留行、川芎活血通经；大黄攻下腑实。诸药合用共奏益气温阳，健脾利湿，活血利水，行气通腑之效。二诊治则不变，患者此时腑实证已经有所减轻，故及时去除攻下之大黄，防止苦寒伤阳。对于本案患者，虽然症状多端，同时患有甲状腺疾病及糖尿病，但是究其根本病机乃出于太阴，脾胃运化能力减弱，故气血瘀阻，痰水内停，循经结于经前日久，故形成甲状腺结节及甲状腺癌；脾虚运化不及，中焦痰湿内停，阻碍气机运行，导致糖尿病及其并发症的进一步发生与发展。本案治疗处方中同时使用了桂枝与大黄，一方面体现了桂枝大黄汤之义，即治疗"大实痛"；另一方面，也表明太阴病中焦阳虚，大黄的使用并不是与病机相悖的，而要根据患者的症状辨证地分析。

 三　桂枝人参汤证与糖尿病

（一）方证研究

【原文记载】

太阳病，外证未除而数下之，遂协热而利，利下不止，心下痞硬、表里不解者，桂枝人参汤主之。（《伤寒论•辨太阳病脉证并治》）

【组成】

桂枝四两（另切）、甘草四两（炙）、白术三两、人参三两、干姜三两。

【功效和主治】

功效：解表温里。

主治：太阳表证未解，内有实热积滞，腹满实痛，大便不通者。现代临床可用于治疗慢性腹泻肠道有炎症、溃疡、增生、功能紊乱患者，以及非肠胃病变等引起有类似表现的患者，临床特征为既有大便次数增多，又有大便不成型。

【辨证要点】

本条病案开始是太阳病，外证未除即患者仍然处于太阳表证阶段。正确的治法应该是汗法解表，但是他医却误用下法，而且是多次误下。本方剂都是温性药物，温性比较强，不适合有里热、郁热的情况。本方证虽然有发热，但是表证的发热，当用此方。如果有非表证的发热就不能用此方。也就是说，只要是典型的里虚寒体质感受外寒，不管有没有发热，都可以用此方。当前人群虚寒体质占比较高，外感之后经常出现本方证，因此本方证应用范围极其广泛。

【制方详解】

方中桂枝解肌发汗，温暖脾胃；人参补益中气；白术健脾益气；干姜温中散寒；甘草益气和中。桂枝与干姜属于相使配伍，辛温解肌，温阳散寒；人参与白术属于相须配伍，人参益气偏于补气，白术益气偏于健脾；桂枝与人参属于相使配伍，人参助桂枝辛甘化阳，桂枝助人参甘温补阳；桂枝与白术属于相使配伍，温阳健脾，化生阳气；桂枝与甘草属于相使配伍，温阳益气化阳；桂枝、干姜与人参、白术、甘草属于相使配伍，温阳之中以益气，益气之中以化阳；方药相互为用，以温补中气，解肌散邪为主。

本方由理中汤加桂枝而成。太阴里虚兼表下利，症见发热恶寒、头痛、下利稀溏、胃脘痞闷、小便清白、口淡不渴，当以桂枝人参汤温中解表，表里双解之剂，以温中为主，解表为辅。《伤寒悬解•太阳经下篇》曰："太阳病外证不解而数下之，外热不退而内寒亦增，遂协合外热而为下利。利下不止，清阳既陷，则浊阴上逆，填于胃口，而心下痞硬，缘中气虚败，不能分理阴阳，升降倒行，清浊易位，是里证不解而外热不退……当内外兼医。桂枝人参汤，桂枝通经而解表，参、术、姜、甘温补中气，以转升降之机也。"

【桂枝人参汤方证与糖尿病的联系】

本方临床应用广泛，其应用主要有二：一为表里同病，外有太阳表邪，内有太阴脾虚；二为脾胃虚寒而兼阳不化气者。桂枝一味，既可走表，亦可行里，故有表者可散风寒，无表者可通阳化气，加强理中汤温脾散寒，化湿通阳之效，故现代临床多用于治疗胸痹、慢性浅表性胃炎、萎缩性胃炎、胃及十二指肠溃疡、慢性肝炎、慢性胰腺炎、慢性结肠炎等属脾胃虚寒、湿浊内阻者。

糖尿病患者多形体肥胖，却经常倍感乏力，乃形盛气虚之故。常因脾虚痰湿，上凌于心，而致心胸闷痛不适，乃痰湿内阻，脾阳不足，心阳不展所致，可辨证使用桂枝加人参汤，温脾复气，宽胸理气。糖尿病患者又因痰湿内阻，困于胃肠而出现胃肠动力改变，可运用本方治疗，本方既可散表，又可温里，帮助恢复胃肠之职。

（二）现代药理学研究

1. 改善糖尿病冠状动脉粥样硬化性心脏病临床症状 桂枝人参汤加味在临床上用于治疗糖尿病冠状动脉粥样硬化性心脏病具有较好的效果。研究发现，加味桂枝加人参汤能够有效地改善冠状动脉粥样硬化性心脏病患者的临床症状同时促使异常心电图恢复到正常,延缓了冠状动脉粥样硬化性心脏病的发生与发展。

2. 改善 2 型糖尿病胰岛素抵抗 研究发现加味桂枝人参汤可以明显增加胰岛素抵抗人肝癌细胞的葡萄糖消耗量,改善模型细胞的胰岛素抵抗。

3. 调节糖脂代谢 现代药理学研究证明,理中汤(人参汤)具有抗炎、抗氧化、调节免疫等多种药理作用。该方药理作用与改善脂代谢能力有关,组方结果虽是以中医理法方药为指导的,但与现代药理学对胰岛素抵抗的防治思路不谋而合。研究发现,桂枝人参汤加味能显著改善患者的临床症状,降低血清空腹血糖、总胆固醇、甘油三酯、极低密度脂蛋白及极低密度脂蛋白胆固醇水平,使患者 BMI 及腰围均有所下降,降低胰岛素抵抗指数,减轻肥胖程度,改善体质量及血脂分布。这对改善胰岛素抵抗和预防患者的心血管系统并发症有很大益处,能够防患于未然。

4. 改善胃肠功能 药理学研究发现,桂枝主要成分为桂皮醛,桂皮醛有明显的镇痛、抗炎作用,并能兴奋唾液及胃液分泌而缓和肠胃刺激。白术内酯类成分是白术中比较有特征的挥发油类成分,白术通过影响胃肠道中 AchE 活性以促进胃肠道运动。干姜提取物能够增强胃肠动力,增加机体抗氧化及保护胃黏膜能力,调控相关代谢基因发挥抗细胞损伤、消炎镇痛作用,从而抑制胃黏膜不典型增生和肠化。人参中人参皂苷对消化系统有促进胃肠道消化、吸收,保护胃黏膜、抑制胃酸分泌及镇痛的功能;同时,人参皂苷有抗疲劳、提高免疫的功效,针对糖尿病患者中后期气短乏力症状疗效显著。甘草能够保护胃黏膜、抑制胃酸分泌、消炎镇痛。研究发现,桂枝加人参汤能够明显降低患者的临床症状评分,同时能显著改善患者的胃镜表现,证明了桂枝人参汤加减方对虚寒型胃肠病变患者的治疗有非常令人满意的疗效。

（三）案例

王某,男,53 岁。

主诉:糖尿病 12 年,反复腹泻 3 月。

患者于 12 年前发现糖尿病,近 3 月来,反复出现泄泻,每天 10～18 次,以夜间为甚,白天 4～5 次,夜间 10 余次,形体明显消瘦,曾在某医院住院治疗,经各项检查,未发现胃肠道感染及占位性病变,诊断为"糖尿病肠病",经治无效,出院寻求中医治疗,服用中药后腹泻减至每天 10 次,但再服无效。刻下症：精神疲倦，四肢乏力，行走缓慢，形体消瘦，面色无华，皮肤干燥，口干多饮，口苦，大便每天 10 余次，昼轻夜重，多为稀水样便，或夹有不化水谷，时有心烦，夜寝较差，舌黯红，苔腻微黄，脉弦滑。属寒热错杂之症，拟以温寒清热为法，用桂枝人参汤加乌梅丸加减施治。药用：乌梅15g、细辛 3g、桂枝 6g、党参 18g、制附子 10g（先煎）、花椒 5g、黄连 6g、黄柏9g、干姜 6g、当归 10g、葛根 18g、薏苡仁 18g、人参 10g。服药 7 剂后大便次数稍有减少，又连服 7 剂后大便较为成形，次数明显减少，余症亦好转。之后随症加减治疗，用药 21 剂后患者大便成形，精神较佳，改用七味白术散善后，至痊愈。

按语：脾主运化与糖尿病的发生及发展关系密切。脾主化生，化生精气。脾主运化，包括了脾主运和脾主化，但运和化并不是截然分开的，而是好比阴阳相互渗透，相互消长，相互协调以完成"脾为胃行其津液"的功能。《素问·经脉别论》曰："食气入胃，散精于肝……浊气归心，淫精于脉，脉气流经，经气归于肺，肺朝百脉，输精于皮毛。""饮入于胃，游溢精气，上输于脾，脾气散精，上归于肺，通调水道，下输膀胱，水精四布，五经并行。"水谷入胃，胃主受纳腐熟，小肠泌别清浊，通过脾主运化，化生精气，转运输布至肝，至心，至脉，至经，至肺，至皮毛，以至全身。故张景岳在《类经·脏象十二官》载："脾主运化，胃司受纳，通主水谷，故皆为仓廪之官。""小肠居胃下，受盛胃中水谷而分清浊。""胃司受纳水谷，而脾受其气以为运化，所以独受其浊，而为清中之浊也。"可见，运与化是同时进行，而且运中有化，化中有运，时运时化。但是在病理状态时，脾失运化，可能偏于失运，多有郁滞之象；或偏于失化，因化生不足，而往往表现为虚象；或者同时失于运化，因虚致实，而多见虚实夹杂。因而，临床表现以及治法也有不同。偏于失运时，可以用桂枝汤调节；偏于失化时，可以用理中汤通阳；失于运化时，可用桂枝人参汤表里通调。

本案患者乃糖尿病合并胃肠病变，患者口苦多饮，舌红，苔黄，乃内热之象，而下利清谷，为脾阳虚衰、不能消磨腐熟水谷之证，据患者之临床表现，为寒热错杂之征，方用桂枝人参汤合乌梅丸治疗。方中黄柏、黄连苦寒燥湿以清热，干姜、附子、花椒、细辛、桂枝温阳祛寒，参归调理气血，乌梅固涩而厚肠，葛根"轻厚，生用则升阳生津，熟用则鼓舞胃气"（《本经逢原》），人参"最能升发脾胃清阳之气"（《本草正义》），薏苡仁健脾渗湿，二药配合可使清升浊降，自有止泻功效。后用七味白术散，原名白术散，功效健脾和胃，益气生津。用此有"治病求本"之意，此案泄泻病，先贤有"泄泻之本在脾胃"之说，原发病糖尿病为本，《张氏医通》和《医宗金鉴》都把七味白术散列为治疗消渴的主方，故长服以善其后。

 ## 四 茯苓桂枝白术甘草汤证与糖尿病

（一）方证研究

【原文记载】

伤寒，若吐、若下后，心下逆满、气上冲胸、起则头眩、脉沉紧，发汗则动经，身为振振摇者，茯苓桂枝白术甘草汤主之。（《伤寒论·辨太阳病脉证并治》）

【组成】

茯苓四钱、桂枝三钱、白术三钱、甘草二钱。

【功效和主治】

功效：温阳健脾，利水消肿。

主治：治中阳不足，痰饮内停，胸胁支满，目眩心悸，咳而气短，舌苔白滑，脉弦滑。在临床上应用于神经衰弱、精神分裂症、慢性支气管炎、支气管哮喘、肺气肿、冠状动脉粥样硬化性心脏病、心包积液、胸腔积液、心功能不全、心源性喘息、神经性心悸、心源性水肿、脑积水、慢性肾小球肾炎、肾病综合征、梅尼埃综合征、视神经盘水肿及羊水过多、产后尿潴留等属脾虚水停者。

【辨证要点】

临床应用以胸胁支满、目眩心悸、舌苔白滑、脉弦滑为辨证要点。

【制方详解】

茯苓桂枝白术甘草汤的配伍可以作以下方解，方中茯苓健脾利水，渗湿化水，即可消已聚之饮，又能杜生痰之源，为君药。臣以桂枝温阳化气，合茯苓有温化痰饮之功。佐以白术健脾燥湿，可以配茯苓彰健脾化饮之效。炙甘草合桂枝辛甘化阳，以襄助温补中阳之力；合白术益气健脾，以崇土而增制水之功；并可调和诸药，而兼佐使之用。本方温而不燥，利而不峻，标本兼顾，配伍严谨，为治疗痰饮病之和剂。

茯苓桂枝白术甘草汤证为太阳病变证，用治脾胃阳虚证。原文67条论曰:"伤寒,若吐、若下后,心下逆满、气上冲胸、起则头眩、脉沉紧,发汗则动经,身为振振摇者,茯苓桂枝白术甘草汤主之。"本方证虽出现在伤寒表证中,本应该用发汗解表的方法,但是如果失职误治则可能损伤脾胃阳气。脾胃虚弱,既可能由于脾失运化而导致水饮内生,又可能使水饮失于脾土制约,而致水饮上冲。水停心下则心下逆满,水饮上冲于胸,则见气上冲胸。头晕目眩则可能是目为水冲,被水气所蒙蔽,或是由于脾转运之清阳为水饮阻隔,不能上升于头目所致。脉沉主水,《金匮要略·水气病脉证并治篇》曰:"脉得诸沉,当责有水。"紧脉主寒。本证脾阳虚,水气上冲,治疗当用茯苓桂枝白术甘草汤温化水饮。若水气上冲发生之后,不知温阳健脾利水治之,反根据脉沉,以为寒甚而误发其寒,从而导致阳气进一步损伤。阳虚不能温煦筋肉,则筋肉动惕,出现身体震颤动摇之象,此时病已更进一层,由脾损及于肾。治疗当温阳健脾,利水降冲。方用茯苓为主药,淡渗利水;桂枝温阳降冲,配合茯苓温阳化气,淡渗利水。白术与茯苓相配,健脾利水,与甘草相配,健脾益气。本方温能化气,甘能补脾,燥能胜湿,淡能利水,合奏温阳健脾,利水化饮之效。尤在泾有言,此伤寒邪解而饮发之症。饮停于中则满,逆于上则气冲而头眩,入于经则身振振而动摇。《金匮要略》云:"膈间支饮,其人满喘,心下痞坚,其脉沉紧。"又云:"心下有痰饮,胸胁支满,目眩。"又云:"其人振振身瞤剧,必有伏饮。"发汗则动经者,无邪可发,而反动其经气。故与茯苓、白术以蠲饮气,桂枝、甘草以生阳气。所谓病痰饮者,当以温药和之也。

【茯苓桂枝白术甘草汤方证与糖尿病的联系】

茯苓桂枝白术甘草汤为温阳健脾、利水化饮名方,张仲景用以治疗脾阳虚弱、水饮内停、痰饮及微饮等证。现代医家活用本方之妙,如脾虚无制,水气凌心之风湿性心脏病、肺源性心脏病、心肌炎、心包积液、心力衰竭。

糖尿病患者常并发心血管疾病,糖尿病性心脏病是患者致死的主要原因之一。常与其他并发改变和而致病。如痰饮犯肺之急、慢性支气管炎,脾虚水停而为之肿满的肾病综合征、肾小球肾炎、尿潴留,痰饮上逆、蒙蔽清阳(窍)的眩晕、目疾等。怪病多痰,本方可用于治疗多种疑难病症,包括上、中、下三焦之病。究其原理,一是脾虚与痰饮,互为因果。如因劳倦、饮食、外邪等因素损伤脾阳,则必然运化失职,水饮(痰)内停。停饮便是病症,此病理产物又能转化为新的病因,继而损伤人体,乃转至脾阳损伤。是致病之所，复为再伤之地，辗转反复，为患无穷。故唯识得多变之病机，方能驾驭多变之病症。二是痰饮水气，变动布局，随气机之升降，或上冲下窜，或横溢旁流，无所不至，故前述种种病症，尽可概之。三是痰饮之流注经隧者，常有较强的隐蔽性。如有病症显然，而痰饮难征者，若非仔细推求，难得怪病责之于痰之真谛。四是温阳健脾，利水化饮法，张仲景括而言之曰"病痰饮者，当以温药和之"。此乃治病求本必要之图，明乎于此，则对本方之灵思妙用，尽在掌中矣。根据此病机及组方特点，本方亦可用于糖尿病及其并发症的治疗。

（二）现代药理学研究

1. 改善炎症状态及心肌损伤 现代药理学研究发现，茯苓中主要成分茯苓素对 Na^+-K^+-ATP 酶和细胞中总 ATP 酶有激活作用，说明茯苓具有改善心肌运动和促进水液代谢的作用。同时，茯苓化学成分中所含的三萜类物质可以抑制多种氧自由基生成，降低心肌活动耗氧量和减慢血流速度，缓解心肌损伤程度和氧化程度。单味药桂枝和甘草均有抗脂质过氧化、抗自由基作用，这可能是其抗心肌缺血功效的重要机制之一。白术有效成分白术多糖作为免疫调节剂不仅可以增强机体的免疫功能，同时还可以增强机体对自由基的清除能力及抗氧化能力，还呈现出显著和持续的利尿作用。其有效成分为桉叶油醇，能有效抑制 Na^+-K^+-ATP 酶的磷酸化反应，并有清除活性氧自由基以及扩张血管和降血压作用，有助于水和钠离子排出，减轻心脏前负荷，还有抗炎、保护心血管等作用，但其对心房肌有抑制作用。

实验研究证实，在炎症因子中 TNF-α 的表达水平与心肌和乳头肌的肌力作用呈负相关，直接影响心室重塑。同时 TNF-α 具有负性肌力作用，可以对心室构建造成影响，细胞实验显示 TNF-α 的表达对心肌细胞和相关心脏恶性重症、衰竭等病症的发生、发展具有重要的影响。药理学实验通过给予模型大鼠茯苓有效成分茯苓多糖，发现模型大鼠 TNF-α 含量显著下降。有研究结果表明，茯苓桂枝白术甘草汤治疗组患者治疗后血清 TGF-β1、IL-10 水平显著低于常规治疗组患者，说明茯苓桂枝白术甘草汤能够改善患者心脏功能，并能使疗效明显提高。

2. 预防心肌缺血再灌注损伤 茯苓桂枝白术甘草汤经研究证明对缺血再灌注损伤的心肌细胞具有一定保护作用。有学者在研究该方对大鼠心肌缺血再灌注损伤心肌细胞凋亡的影响时发现，茯苓桂枝白术甘草汤具有抑制大鼠缺血再灌注损伤心肌细胞凋亡的作用，其保护心肌缺血再灌注损伤的机制之一可能为上调 Smad7 蛋白的表达水平和下调 Smad3 蛋白的表达水平。有学者将茯苓桂枝白术甘草汤作用于缺血再灌注大鼠，结果表示，茯苓桂枝白术甘草汤减轻缺血再灌注大鼠心肌损伤程度的机制可能与其下调心肌组织 TGF-β1mRNA 及蛋白的表达水平有关。康天济等考察了在茯苓桂枝白术甘草汤影响下，心肌缺血再灌注损伤家兔模型 SOD 活性与 MDA 含量，并对其防治再灌注损伤的可能机制从生物化学方面进行了讨论，得出该方对心肌缺血再灌注损伤具有防治作用的结论，且高剂量组疗效显著优于低剂量组。有学者发现参附汤合茯苓桂枝白术甘草汤加减可使心力衰竭（congestive heart failure，CHF）患者的 N 末端 B 型利钠肽原（NT-proBNP）水平明显降低，同时证实该方能够显著改善 CHF 患者的心功能。另外，相较于单纯西药常规治疗，西药常规治疗与茯苓桂枝白术甘草汤及其加味方合用可增强治疗心力衰竭的临床疗效。

3. 改善糖尿病肾脏病变　　大量实验结果表明，茯苓桂枝白术甘草汤在肾病治疗方面已取得了较好的成效，现常用于肾病的单独治疗及与其他药物合用的辅助治疗。有学者研究并探讨了加味茯苓桂枝白术甘草汤对大鼠肾纤维化模型的影响及其可能机制。结果表明，从血清肌酐、血尿素氮及肾组织 TGF-β1 水平来看，模型对照组显著升高，加味茯苓桂枝白术甘草汤组的上述各组指标比模型对照组明显下降。实验证明该方具有保护肾功能的作用，机制为下调 TGF-β1 的表达水平，从而延缓肾纤维化进展。有学者探讨了茯苓桂枝白术甘草汤对肾病综合征模型大鼠的保护作用，结果表明该方能升高血清白蛋白含量，使得模型大鼠 24h 尿蛋白量以及血清中总胆固醇、甘油三酯、血尿素氮、血清肌酐水平明显降低，中剂量效果最好。因此，茯苓桂枝白术甘草汤可减轻肾病综合征大鼠水肿程度，有效恢复其肾功能，并具有降血脂作用，同时能够促进实验大鼠肾病综合征症状缓解。

4. 改善代谢紊乱　　肠道菌群失调会导致肠上皮细胞损伤和肠黏膜屏障功能障碍、通透性增强、内毒素移位、促炎因子异常分泌，这可能是骨损伤的触发因素之一。肠道菌群失调既与肥胖形成有关，又与胆汁酸代谢异常和炎症因子异常分泌密切相关，肠道菌群可能通过干预胆汁酸核受体——法尼酯 X 受体和促炎因子 IL-6 途径影响骨代谢。拟杆菌属与胆汁酸代谢相关，炎症可诱导毛螺菌属发生改变。研究发现，茯苓桂枝白术甘草汤能够上调小肠法尼酯 X 受体表达水平和下调血清 IL-6 含量，其作用机制可能部分与其上调拟杆菌属和下调毛螺菌属相对丰度有关。加味茯苓桂枝白术甘草汤对代谢综合征模型大鼠的血浆总胆固醇、甘油三酯水平升高有一定调节作用，并使之趋于正常。对由其所致血浆高密度脂蛋白水平降低、低密度脂蛋白水平升高亦有调节作用，使其降低的高密度脂蛋白升至较高水平，而使升高的低密度脂蛋白降至正常水平，并且能使代谢综合征模型大鼠的体质量及血压趋于正常。

有学者研究并探讨了茯苓桂枝白术甘草汤加味对抗精神病药物奥氮平诱导肥胖大鼠的减肥作用。实验表明，肥胖大鼠经加味茯苓桂枝白术甘草汤处理 5 周后，体质量、饮食量均明显低于模型组大鼠，脂肪湿重、血清游离脂肪酸（free fatty acid，FFA）、脂肪系数均明显降低，而高密度脂蛋白胆固醇（HDL-C）增加显著，高剂量使用该方还能明显降低肥胖大鼠 Lee's 指数。此外，通过研究该方对代谢综合征大鼠肾周脂肪中脂联素表达水平的影响，证实其还具有明显抗氧化和改善肥胖作用，其机制可能与增加过氧化物酶体增殖物激活受体 γ 含量、增强脂联素的表达水平有关。

（三）案例

范某，男，42 岁，2017 年 9 月初诊。

患者发现血糖升高 20 年余，平素予胰岛素注射液控制血糖，效可，2016 年查体发现尿常规：尿蛋白 +++，隐血 ++，24h 尿蛋白定量 13 200mg/24h，肌酐 89μmol/L 于外院就诊，予金水宝、肾炎康复片等口服治疗，疗效一般，定期门诊随诊，2017 年因中耳炎反复发作致肌酐持续升高，予抗炎治疗后，炎症基本消除，肌酐 151μmol/L。本月门诊就诊时症见：双下肢及眼睑浮肿，易疲劳乏力，腰酸腰痛，时有心慌憋喘，难以平卧，纳呆腹胀，时有恶心干呕，眠一般。小便伴泡沫，夜尿 2~3 次，大便日行 1 次，质稀，舌淡红，苔白厚，脉沉。辅助检查：尿蛋白 / 肌酐 17.1，白蛋白 26.1g/L，肌酐 155μmol/L。眼底检查：糖尿病性视网膜病变（双眼）。心脏彩超：二尖瓣关闭不全（轻度），三尖瓣关闭不全（轻度），少量心包积液。西医诊断：糖尿病肾病Ⅳ期。中医诊断：消渴病肾病（脾肾阳虚证）。治疗以温肾健脾、利水消肿为原则，方选理中汤合茯苓桂枝白术甘草汤加减，处方：茯苓 15g、苍术 15g、白术 15g、黄连 12g、干姜 9g、党参 30g、白芍 15g、太子参 30g、天冬 15g、麦冬 15g、六月雪 30g、山药 24g、甘草 9g，水煎服，日 1 剂。结合使用肾康注射液益气活血、降逆泄浊、通腑利湿，先后用上方加减 14 日余，复诊水肿较前减轻，无恶心呕吐，时有疲劳乏力，小便伴泡沫，夜尿 2 次，无口干口渴，纳眠可，大便日行 2 次，舌红，苔白腻，脉滑。复查生化检查结果如下：24h 尿蛋白定量 13 200mg/24h，白蛋白 25.6/L，肌酐 96μmol/L。后继用上方，随症加减。

按语：本案属中医学"消渴"肾病范畴，其发病机制在于阴津亏虚，燥热偏盛，又因阴阳互根，阴生阳长，若病程日久，则阴伤气耗，阴损及阳，导致阴阳俱虚，故本病之根本在于本虚标实。肾为先天之本，主水，藏先天之精；脾为后天之本，气血生化之源，藏后天之精。

水为阴邪，其性寒冽，伤阳气。基于《素问·经脉别论》关于水代谢的论述"饮入于胃，游溢精气，上输于脾，脾气散精，上归于肺，通调水道，下输膀胱，水精四布，五经并行，合于四时五脏阴阳，揆度以为常也"，水代谢主要由胃、脾、肺、肾、膀胱共同完成，水饮最先入胃，通过胃受纳腐熟的功用，将水中之精微物质上输于脾，脾主运化，帮助胃运行其水之精微，上归于肺，因肺为水之上源，具有宣发肃降的作用，可以使精微均匀分布，弥漫充斥，无所不至，而肾者水脏，主津液，凡下降之水，最后必归于肾，肾有蒸腾气化作用，使水之清者上升于肺，水之浊者下输膀胱，故《素问·水热穴论》云："肾者，胃之关也，关门不利，故聚水而从其类也。上下溢于皮肤，故为胕肿。胕肿者，聚水而生病也。"若以上脏腑协同不利，气化失调，阳不化阴，气不行水，蒸化失权，则气冷水寒，流溢失序，损伤阳气，各种水系病证则逐次发生。

中医文献中没有"蛋白质"的概念，故糖尿病肾病表现的蛋白尿可以理解为中医"精"的丢失，《金匮要略》有言"夫精者，身之本也"。脾肾先后天的不足间接导致精的生成减少，而脾肾功能的减退直接导致精的丢失增多。因此，健脾补肾以"扶正固本"为治疗此病贯穿始终的思路。

本案患者用茯苓桂枝白术甘草汤化裁治疗，张仲景的《金匮要略》关于茯苓桂枝白术甘草汤记载有云："茯苓四两，桂枝、白术各三两，甘草二两。上四味，以水六升，煮取三升，分温三服。"茯苓桂枝白术甘草汤具有温阳化饮、健脾利湿的作用。主治中阳不足之痰饮。本方所治之痰饮乃素体中阳本虚，脾胃失运，气化不能，致水饮湿邪内停，犹如乌云蔽日。因脑为清窍，诸阳之会，清气上升，浊气下降，则头脑清利聪耳明目。然若浊气逆而上，犹如乌云遮天蔽日，阳光难现。"浊气"随气升降，无处不到，若停聚于胸胁，则见胸闷憋喘：若阻滞于中焦，清阳不升，则见头晕目眩；若上凌心肺，则致心悸、短气而咳；舌苔白滑，脉沉滑或沉紧皆为痰饮内停之征。张仲景云："病痰饮者，当以温药和之。"故治当温阳化饮，健脾祛湿。方中茯苓利水渗湿，健脾宁心，长于通利小便，主祛除湿邪；白术益气健脾、燥湿和中，脾为后天之本、生痰之源，脾胃健运则痰饮无法形成，且两者合用，可大大提升健脾燥湿之功；又知桂枝辛甘而温，发汗解肌，温通筋脉，助阳化气，与茯苓共用，上补心阳之不足，中能温中降逆，下则温通血脉，甘草补脾益气调和诸药，有镇守中焦之义。药虽四味，但配伍严谨，温而不热，利而不峻，刘渡舟在《伤寒论临证指要》中称赞茯苓桂枝白术甘草汤大有千军万马之势。加之患者脾肾气虚见面色淡白或萎黄，神疲乏力，气短懒言，腰膝酸软，纳呆食少，小便频数，大便溏薄，运用茯苓桂枝白术甘草汤的基础上常以党参、山药、黄芪益气健脾补肾，偏畏寒肢冷阳虚者常加杜仲、川牛膝、肉桂、淫羊藿等温阳补肾类的药物；偏口干口渴、潮热盗汗阴虚者常加生地黄、天冬、玄参、枸杞、菟丝子等滋补肾阴。

▎第五节▎小　结

太阴为三阴之表，从经络关系来看，太阴包括足太阴脾、手太阴肺经。脾阳素虚，寒湿直中或是三阳病误治导致脾阳受损，外邪内侵，均可导致本病发生。

太阴脾和肺均参与人体的气机调节和水液代谢，脾胃为中焦气机枢纽，升清降浊，肺主宣发肃降；脾运化水谷精微，肺通调水道。一旦二者功能异常，气机失调，进而气机的郁滞，郁热化热，脾肺失运，水谷不化，湿气丛生而出现中满，可出现便溏、腹胀、泄泻等病变。寒湿内盛，痰浊阻滞的情况持续存在会导致糖尿病患者一方面存在形体肥胖，腹满少动，加重糖尿病患者胰岛素抵抗的发生；另一方面由于脾阳虚弱，运化失司，谷气下流导致了机体营养物质的亏虚，进一步导致了糖尿病周围神经病变及大血管病变的发生。

　　本篇中论及桂枝加芍药汤证、桂枝加大黄汤证、桂枝人参汤证和茯苓桂枝白术甘草汤证与糖尿病及其并发症的联系，并通过方证研究角度、现代药理学研究角度以及临床病例举隅进行阐述，论证了糖尿病从太阴论治的可行性。

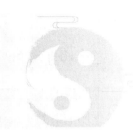

第五章
少阴病与糖尿病

▎第一节▎少阴病的概述

 少阴的定义

　　少阴病位于《伤寒论》卷第六，太阴之后。顾名思义，少阴即阴气较少的意思。人体内具有营养作用的精气来源于津液，而又少于津液，所以把津液和与津液活动有关的脾肺二脏，归属于太阴；而把精气和与精气相关的心和肾归属于少阴。精气从形迹上说，属于水，藏于肾。精气又是人体热能的物质基础，通过心可以转化为热能。热能从性质上说，属于火，而火又是心之所主。因此，少阴就代表了心、肾，而且水中有火，具有水火二气的妙用，对于人体的健康来说，起着极为重要的作用。

　　研究少阴，须知少阴生理包括少阴经脉、手少阴心及足少阴肾。足少阴经脉从足入腹，络膀胱属肾，穿膈过肺，循喉咙夹舌本；其支者，从肺出络心，交胸中。心为火脏，为阳中之太阳，通于夏气，主血脉，主神志，心阳旺，心血充，气血循环不息，精神为之所振。肾主水液，藏精气，内寄元阴元阳，为五脏六腑阴阳之气的根本。

　　《伤寒论》讲六经，讲三阴三阳，若把三阴三阳看作阳气进出的两个门，则少阴为三阴门之枢。若把少阳看作是三阳门之枢，则少阴之枢比少阳枢的重要性又进了一步，因为它主导水与火的枢机。心与肾对应水与火，二者既能相辅相成，又能相互制约。在正常情况下，精气支援心脏，转化为热能。心脏发挥其热能，反过来又促进肾脏对于精气的吸取、储藏与转化，即相辅相成。相辅相成，生生不息，人也就体魄壮健，精神饱满，健康无病。另一方面，肾水上承，能使心火热而不亢；心火下交，能使肾水行而不泛，即相互制约。相辅相成，促进了健康的发展，相互制约，又避免了病态出现。

这在中医学上称为"心肾相交""水火既济"。

 少阴病的定义

少阴病的发生实质为少阴枢机出了问题，因此导致水与火的调和失衡，所以少阴病的核心是寒化与热化的问题。少阴病的分类从病位分可分为少阴脏证、少阴经证与兼证。精气充盛，水火二气的相辅相成构成了少阴脏腑生理平衡，反之，如果水火两虚，不相促进，或水火失衡表现阳衰阴盛证或阴盛阳衰证，这些叫作"心肾两虚""心肾不交"，都是少阴之病态。少阴经入腹、穿膈过肺、循喉咙夹舌本，因此少阴经证病态多表现为咽痛证；同时少阴经脉络小肠，寒湿如果郁滞在小肠，又能出现下利带血和白冻似脓的症状。凡少阴病，都是里病。但少阴的精气与热能，不但在体内起作用，而且也支援了体表之阳，即《素问·生气通天论》所说的"阴藏精而起亟也，阳卫外而为固也"，因此心肾两虚，太阳之阳必衰，表现为太阳、少阴同病（太少两感）。

 少阴病发生的原因

少阴病的发生主要由于两大因素。一为外寒直中少阴，此可见心肾阳素虚而自感外邪，起病之初即为手脚发麻，血压下降，精神不振等周围循环衰退的表现。二为邪由他经传来，可分为表里传和循经传，表里传主要由阳经病误治发展而来，其中太阳病尤易转变为少阴病，以太阳和少阴相表里的缘故；循经传主要由太阴虚寒证发展而来。然而这仅是少阴病阳虚或伤阳，从阴化寒的一方面，亦有邪热伤阴，而致阴虚阳亢，从阳化热的另一方面，前者称为少阴寒化证，后者称为少阴热化证，两者病机截然相反。

 少阴病的证候分类

少阴病因阴阳失衡而导致的疾病证候分类可分为少阴寒化证和少阴热化证，少阴寒化证包括：①阳虚阴盛证；②阴盛格阳证；③阴盛戴阳证；④阳虚身痛证；⑤阳虚水泛证；⑥下利滑脱证。少阴热化证包括：①阴虚阳亢证；②水热互结证；③虚火上炎证。

并非阴虚阳盛或阳虚阴盛而导致的疾病可归为少阴病类似证，同时存在两经病变的证候可归为少阴病兼证。少阴病类似证包括：①肝胃气逆证；②热厥轻证；③客热咽痛证；④客寒咽痛证。少阴病兼证包括：①太少两感证；②少阴急下证。

 五　少阴病发生的病机

水火两虚、不相促进或水火未济构成少阴脏证主要病机。精不足，热能也不足，表现为体力疲惫不堪，精神萎靡不振；若下焦阴寒气盛，虚阳被格于上，则成为戴阳；亦会有内脏阴寒至极，虚阳被格于外的假象，此时病势已趋危急。肾水独虚不能上济于心，心火则会炽张无制；或心火独虚，不能下交，出现水邪泛滥。少阴病也有由外感所引起的，少阴里虚，外邪易直中少阴，也往往会有一段表证期，但里虚才是根本。客邪中于少阴经络会导致少阴经证，临床表现为咽痛、下里带血等。同时亦存在本虚标实之证，如阴盛阳虚而出现寒湿阻滞证及水气浸渍证。至于少阴兼证，因太阳与少阴相表里，因此太阳病失治误治亦可转变为少阴病，或为太少两感证。阳明燥热内盛，下伤肝肾之阴，少阴真阴耗伤，属阳明少阴兼阳明病。

 六　少阴病的临床表现

（一）少阴寒化证

少阴寒化证为心肾阳虚的全身虚寒证，主要表现为阳气衰微、阴寒独盛之无热恶寒；阳气虚衰无力鼓动气血之脉微细；阳气衰微、神气失养之但欲寐；肾阳虚衰、火不暖土之下利清谷以及心肾之阳大虚、气血不能温运四肢之四肢厥冷。

1. 阳虚阴盛证　证见畏寒蜷卧，冷汗自出，神疲欲寐，四肢痛，手足厥冷，饮食入口即吐，小便清长或小便不利，下利清谷，完谷不化，脉沉微细。

2. 阴盛格阳证　本证可见四肢厥冷，下利清谷与上证相同，身热反不恶寒，其人面色赤，脉微欲绝。

3. 阴盛戴阳证　本证与上证相比，厥冷下利、恶寒脉微等全同，但为望诊可见面色赤，两颧骨出现浮红。

4. 阳虚身痛证　本证因肌体肢节缺乏阳气温煦而导致寒湿郁滞，寒湿郁滞于身体骨节，证见肢体痛，骨节疼，口中和，手足寒，背恶寒而脉沉。

5. 阳虚水泛证　本证因阴盛阳虚，水气浸渍而致，较上证相比，本证阳虚略轻，主要是水气浸渍内外，内则腹痛下利，小便不利，心下悸，头眩，身瞤动，振振欲擗地，外则四肢沉重疼痛。

6. 下利滑脱证 本证主因脾肾虚寒，下焦不固而致，证见下利脓血，滑脱不禁，腹痛，小便不利，舌淡口淡。

（二）少阴热化证

少阴热化证主要病机为心肾水火失济，主要表现为阴虚火旺，心肾不交之阴虚阳亢证；少阴病阴虚阳亢，水气不利之水热互结证。

1. 阴虚阳亢证 本证为邪热入营，阴虚阳亢，真阴已虚，邪火复炽所致，证见心中烦不得卧，口燥咽干，舌绛苔黄脉细数。

2. 水热互结证 本证较上证比，虽亦有阴虚，但并不为重，主要病机为水气不利，水热互结，证见咳而呕渴，心烦不得卧，小便不利。

3. 虚火上炎证 证见下利后出现咽痛，胸满心烦，本证因液泄于下则阴伤，虚火上浮而致。

七 少阴病的治疗

阳虚为少阴寒化证根本病机，肾阳主一身之阳，心火为君主之火，心阳依赖肾阳的温煦而发挥作用，因此治疗少阴寒化证应以补肾阳法为基本大法；对于少阴热化证，以肾阴虚为根本病机，治疗应以滋补肾阴为大法，少阴病治疗具体理法、方药组成见表5-1。

表5-1 少阴病治疗理法方药组成

主证	分类	治法	方药	组成
	阳虚阴盛证	回阳救逆	四逆汤	甘草、干姜、附子
	阴盛格阳证	破阴回阳 交通内外	通脉四逆汤	干姜、甘草、附子
	阴盛戴阳证	破阴回阳 交通上下	白通汤	葱白、干姜、附子
寒化证	阳虚身痛证	温补肾阳 散寒化湿	附子汤	附子、茯苓、人参、白术、芍药
	阳虚水泛证	温肾阳 散水气	真武汤	茯苓、芍药、生姜、白术、附子

续表

主证	分类	治法	方药	组成
	下利滑脱证	温肾散寒 涩肠固脱	桃花汤	赤石脂、干姜、粳米
热化证	阴虚阳亢证	滋阴清火 交通心肾	黄连阿胶汤	黄连、黄芩、芍药、鸡子黄、阿胶
	阴虚水热 互结证	滋阴清热 利水渗湿	猪苓汤	猪苓、茯苓、泽泻、阿胶、滑石
	虚火上炎证	滋肾润肺	猪肤汤	猪肤、白蜜、白粉

▍第二节▍少阴心系的理论基础

 一　少阴心系的生理基础

　　手少阴心经循行从胸走手，穿膈肌络小肠，脉气由此与手太阳小肠经相连。心脏与小肠腑五行属火，生理功能上心主血脉，心气推动和调控血液运行；心亦主神志，主宰人体意识、思维等精神活动；小肠主液，吸收谷精与津液，由脾气转输全身，部分经三焦下渗膀胱，成为尿液。此外，心位于人体上部，其气宜下降，心火化为心气下行以助肾阳，即心肾相交。

 二　少阴心系的病理基础

　　基于心主血脉生理基础，若心气心血不足，影响血液化生，则出现血脉壅塞、血运失常，脏腑失养。血是神志活动物质基础之一，心血不足，心神失养，而见精神恍惚、心悸失眠等症。《血证论》云"血病即火病矣"，《黄帝内经》提出"伏邪"理论，"伏火"与心之少火同气相求，基于"心主生血"的少火乏力，伏火乘虚而入，火性上炎，伏于少阴心脉，于是便有"少阴伏火"之论。邪伏少阴易发生传变，伏邪或由三阳而出，或由肺胃，或陷厥阴，或夹湿内陷太阴，或结少阴，总结为"路经多歧，随处可发"，与临床中血液病、心脏病、神志病等疾病密切相关。

第三节 少阴肾系的理论基础

 少阴肾系的生理基础

足少阴肾经从足走腹，属肾络膀胱。肾主骨生髓，肾藏精，司人体生长发育、生殖及脏腑气化功能；肾主水，肾气对体内参与水液代谢的脏腑有促进作用；肾主骨生髓，肾精充足，髓海得养，脑发育健全，则思维敏捷，精力充沛；肾气上升，肾阳鼓动肾阴，化为肾气以上升，与上部心气交感互济，维持人体上下协调。肾与膀胱相表里，肾藏精，精气在内为阴气，在外化为阳气，肾之精气充盛则膀胱经卫外之气坚，膀胱气化功能正常。

足少阴肾经是人体元气的根本所在之处、发源之地。它参与十四经脉的循环往复，气血能源的保障供给，在经络学中起到了举足轻重的作用。同时少阴肾经为十二经脉中联系脏腑最多的经脉，分别与肾脏、膀胱腑、肝脏、肺脏、心脏相关，其脉气留注于心包经。因此其与泌尿生殖系统、神经系统、呼吸系统、消化系统及循环系统等密切相关。

 少阴肾系的病理基础

肾藏精为人体一切功能的基础，肾精足则肾气充，肾精亏则肾气衰。肾精、肾气不足，在小儿表现为生长发育不良，先天禀赋不足，则家族遗传病患病概率增加；在成人表现为生殖功能减退，骨骼失养，记忆力减退及早衰等；肾气衰则五脏气化功能减退，易变生他病。肾主水功能失常主要表现为肾气生尿、排尿功能失司，《素问·水热穴论》说："肾者，胃之关也，关门不利，故聚水而从其类也，上下溢于皮肤，故为胕肿。胕肿者，聚水而生病也。"肾气含肾阴肾阳，为人一身阴阳之根本，肾阳鼓动肾阴上济心阴，肾阴、肾阳一旦出现一方偏衰，则可致心火偏亢，临床常见心烦不寐等证。

基于少阴肾经联系脏腑广泛的生理基础，足少阴肾经经脉循行处的组织器官的异常则会引起相关综合征，这些症状与现代中医教材上的肺肾两虚、肝肾阳虚、脾肾阳虚、心肾不交等表现相似，类似五脏病中"同病""并病"的内容。

第四节 方证与糖尿病

 四逆汤证与糖尿病

（一）方证研究

【原文记载】

1. 伤寒脉浮，自汗出，小便数，心烦，微恶寒，脚挛急，反与桂枝，欲攻其表，此误也，得之便厥，咽中干，烦躁，吐逆者，作甘草干姜汤与之，以复其阳；若厥愈足温者，更作芍药甘草汤与之，其脚即伸；若胃气不和，谵语者，少与调胃承气汤；若重发汗，复加烧针者，四逆汤主之。（《伤寒论•辨太阳病脉证并治》）

2. 伤寒，医下之，续得下利，清谷不止，身疼痛者，急当救里；后身疼痛，清便自调者，急当救表。救里宜四逆汤；救表宜桂枝汤。（《伤寒论•辨太阳病脉证并治》）

3. 病发热头痛，脉反沉，若不差，身体疼痛，当救其里，宜四逆汤。（《伤寒论•辨太阳病脉证并治》）

4. 脉浮而迟，表热里寒，下利清谷者，四逆汤主之。（《伤寒论•辨阳明病脉证并治》）

5. 自利不渴者，属太阴，以其脏有寒故也，当温之，宜服四逆辈。（《伤寒论•辨太阴病脉证并治》）

6. 少阴病，脉沉者，急温之，宜四逆汤。（《伤寒论•辨少阴病脉证并治》）

7. 大汗出，热不去，内拘急，四肢疼，又下利厥逆而恶寒者，四逆汤主之。（《伤寒论•辨厥阴病脉证并治》）

8. 大汗，若大下利而厥冷者，四逆汤主之。（《伤寒论•辨厥阴病脉证并治》）

9. 吐利汗出，发热恶寒，四肢拘急，手足厥冷者，四逆汤主之。（《伤寒论•辨霍乱病脉证并治》）

10. 既吐且利，小便复利，而大汗出，下利清谷，内寒外热，脉微欲绝者，四逆汤主之。（《伤寒论•辨霍乱病脉证并治》）

【组成】

附子一枚（生用，去皮，破八片）、干姜一两半、甘草二两（炙）。

【功效与主治】

功效：回阳救逆。

主治：少阴病阳衰阴盛证。证见四肢厥逆，神疲欲寐，恶寒蜷卧，呕吐不渴，腹痛下利，舌苔白滑，脉沉微细；或太阳病汗多亡阳证。

【辨证要点】

本方是回阳救逆的代表方剂。临证以四肢厥逆，恶寒蜷卧，神疲欲寐，脉沉微细为辨证要点。

【制方详解】

本方所治为寒邪深入少阴所致的阴寒内盛，阳气衰微之证，又称阳衰寒厥证。《素问·厥论》曰："阳气衰于下，则为寒厥。"寒为阴邪，最易伤阳气。阳愈虚则寒愈盛，以致内至脏腑，外至四肢，均不得温养，故见四肢厥逆，恶寒蜷卧等。本证所见之四逆冷过肘膝，按之凉甚，为四逆之最重者。"阳气者，精则养神"（《素问·生气通天论》），阳气衰微，神气失养，则神疲欲寐。若肾阳虚衰，火不生土，则脾阳亦衰，而见腹痛吐利等。阳气虚愈，水液失于温化，湿浊内生，故见舌苔白滑；阳气虚衰，无力鼓动脉道、温行气血，则见脉来沉微。此证属阳衰阴盛，虚阳有脱散之势，病情危笃，非大剂辛热纯阳之品不足以破阴回阳而救逆。

方中生附子大辛大热，走而不守，通行十二经脉，以回阳救逆，破阴逐寒，为君药。干姜味辛性热，守而不走，专于温中散寒，助附子破阴回阳，为臣药。炙甘草甘温，益气守中，既解生附子之毒，又合干姜、附子具辛甘扶阳之意，兼缓其峻烈之性而持续药力，为佐使药。全方用药仅三味，但效专力宏，为回阳救逆之峻剂。制方特点为主以大辛大热，逐寒回阳；佐以甘温益气，缓峻制毒，为破阴回阳之药法。

（二）现代药理学研究

1. 强心作用　四逆汤能有效提高心肌收缩力，增加心排出量，且其药效与剂量呈现正相关关系，故对多种原因所致的实验性心力衰竭心肌细胞均有明显的保护作用，并能改善症状。拆方研究显示，附子单独使用虽然对造模动物的心功能也有一定改善，但其作用效果不及全方。三药合用能更全面地对心脏功能进行保护，其综合疗效评价优于地高辛；且全方配伍的毒性较单用附子或附子与干姜配伍明显降低，干姜与甘草合用对附子的毒性具有明显的减毒交互作用。关于作用机制的研究显示，四逆汤能抑制心力衰竭时心肌组织中 SOD 活性及使其 mRNA 表达水平降低、减少其线粒体内 MDA 的含量,提高心肌的抗氧化能力,保证心肌供能。

2. 调节血压 四逆汤对放血、肠系膜动脉栓塞、戊巴比妥等多种造模方法引起的血压下降,均有确切的升压作用,且呈剂量依赖关系。同时,四逆汤对肾性高血压模型大鼠又显示出一定降压作用,能够升高模型大鼠血液中 NO、内皮素(endothelin,ET)、降钙素基因相关肽(calcitonin gene-related peptide,CGRP)水平及降低心、肾组织中血管紧张素Ⅱ(angiotensinⅡ,AngⅡ)表达水平,研究提示其能够通过多环节产生降压作用。

 通脉四逆汤证与糖尿病

(一)方证研究

【原文记载】

1. 少阴病,下利清谷,里寒外热,手足厥逆,脉微欲绝,身反不恶寒,其人面色赤,或腹痛,或干呕,或咽痛,或利止脉不出者,通脉四逆汤主之。(《伤寒论·辨少阴病脉证并治》)

2. 下利清谷,里寒外热,汗出而厥者,通脉四逆汤主之。(《伤寒论·辨厥阴病脉证并治》)

3. 吐已下断,汗出而厥,四肢拘急不解,脉微欲绝者,通脉四逆加猪胆汁汤主之。面色赤者,加葱九茎;腹中痛者,去葱,加芍药二两;呕者,加生姜二两;咽痛者,去芍药,加桔梗一两;利止脉不出者,去桔梗,加人参二两。(《伤寒论·辨霍乱病脉证并治》)

【组成】

甘草二两(炙),干姜三两、强人四两,附子大者一枚(生用,去皮,破八片)。

【功效与主治】

功效:回阳救逆。

主治:少阴病阴盛格阳证。证见四肢厥逆,神疲欲寐,恶寒蜷卧,呕吐不渴,腹痛下利,舌苔白滑,脉沉微细;或太阳病汗多亡阳证。

【辨证要点】

通脉四逆汤实为重剂四逆汤,其功效较四逆汤更胜,能大破阴寒痼冷而招外越之阳,临床以下利清谷、手足厥逆、身反不恶寒、汗出而厥、脉微欲绝或面赤为辨证要点。

【制方详解】

通脉四逆汤证病因病机为少阴阳气大虚,阴寒内盛,故见下利清谷,手足厥逆,脉微欲绝等里寒证表现。证除少阴四逆证表现外,更有身反不恶寒,其人面色赤,或腹痛,或干呕,或咽痛,或利止,脉不出等,是阴盛格阳、真阳欲脱之危象,所以在四逆汤的基础上增加干姜、附子用量,更能使阳回脉复,故方后注明分温再服,其脉即出者愈。若吐下都止,汗出而厥,四肢拘急不解,脉微欲绝者,是真阴真阳大虚欲脱之危象,故加用苦寒之胆汁,既防寒邪拒药,又引虚阳复归于阴中,亦是反佐之妙用。

【通脉四逆汤方证与糖尿病的联系】

张仲景制通脉四逆汤方之意为回阳救逆,以手足厥逆、脉微欲绝为辨证要点。该方虽非为糖尿病专设,但根据方证相应理论,当临床出现相应症状时,可在通脉四逆汤方基础上酌情加减使用。糖尿病合并双下肢动脉硬化患者,下肢动脉病变不严重时,一般无明显临床症状。若出现间接性跛行、缺血性坏疽等,多须行创伤性治疗,甚至截肢,治疗相当困难。糖尿病患者下肢截肢率比正常人高 5～10 倍,原因在于患者长期的高糖毒性能改变血管内皮细胞、平滑肌细胞和血小板功能,增加血液凝固性,内皮细胞功能障碍继而诱发动脉硬化的发生。根据中医辨证,此病若属阳虚气滞、痰瘀互结证者,可用通脉四逆汤方酌情加减治疗,以起温阳活血之功效。

（二）案例

赵某,女,36 岁。2015 年 5 月 12 日初诊。

主诉:皮肤变硬 3 年。

患者双手出现雷诺现象 6 年,面部、四肢皮肤变硬 3 年,外院查血抗核糖核蛋白抗体结果显示阳性,皮肤活体组织检查证实为硬皮病。患者每逢秋冬季节则出现四肢皮肤冰冷,色紫,皮肤、肌肉肿胀、僵硬,近年病情更剧,即使天气转热仍四肢不温,遇寒冷加重,四肢肘膝关节以下皮肤色黯变硬,时近暑天,患者仍穿厚衣戴手套,神情倦怠,四肢触之湿冷,肌肤皮纹消失。纳呆便溏,时易腹泻,平素易感,舌苔薄腻、质淡胖稍黯,脉沉细。西医诊断:雷诺病。中医诊断:皮痹,寒凝经脉证。治法:温阳散寒,活血通脉。处方:通脉四逆汤加减。药用:干姜 9g、制川乌 30g、炙甘草 6g、生黄芪 15g、淫羊藿 15g、仙茅 20g、地龙 15g、赤芍 9g、红花 10g、当归 12g、煨木香 9g、炒白芍 15g。服上方 14 剂后,患者自觉诸症减轻,再予原方加减服用近2个月，四肢手足得温，大便已成形，四肢皮肤稍软而转服西药。

二诊：至2015年11月随天气转寒，患者雷诺现象又趋明显，伴四肢浮肿，面部虚浮，腰酸怕冷，四肢乏力，皮肤黯褐触之僵硬，偶有心悸胸闷，大便稀溏，时伴腹痛，纳差神疲，舌紫黯、边齿痕、苔薄，脉沉细略结。

处方：在前方基础上合用真武汤，以温通表寒、温振肾阳，兼以利水活血。药用：熟附块30g，干姜12g，炙甘草18g，生黄芪30g，猪苓、茯苓各30g，桂枝9g，红花10g，白芍60g，泽兰、泽泻各10g，地龙30g，蜈蚣2g，细辛9g，莪术30g，当归12g，鹿角片15g，淫羊藿30g，巴戟天30g，白术15g，车前草20g，王不留行15g。6剂之后，患者怕冷明显好转，心悸胸闷消失，大便成形，上方加减再服用4月，肢肿渐退，两手雷诺现象消失，安然过冬。

按语：患者属阳气不足之体，遇寒则血凝于四末，经脉运行失畅，故见手足逆冷；中虚脏寒，则便溏；神倦脾阳不足，皮脉寒凝，则成皮痹之病。时值冬日寒象更甚，阳虚日久累及肾阳，使全身阳气衰弱，故见全身性畏寒，心脾肾俱不足，水道不利之象。治疗以温阳驱寒为主，寒邪为沉痼，须选用通脉四逆汤起沉寒，通血脉。次诊患者脾肾心阳俱虚，伴有水气泛溢，因此在原方基础上加用真武汤利水行气。

 三 附子汤证与糖尿病

（一）方证研究

【原文记载】

1. 少阴病，身体痛，手足寒，骨节痛，脉沉者，附子汤主之。（《伤寒论·辨少阴病脉证并治》）

2. 少阴病，得之一二日，口中和，其背恶寒者，当灸之，附子汤主之。（《伤寒论·辨少阴病脉证并治》）

【组成】

附子二枚（炮，去皮，破八片）、茯苓三两、人参二两、白术四两、芍药三两。

【功效与主治】

功效：温经散寒。

主治：阳虚寒湿身痛证。证见少阴病，手足寒而脉沉，少阴阳虚阴盛之证。阳气虚衰，水寒不化，寒湿留着经脉骨节之间，故身体痛、骨节疼。本证身痛显著，故命名为阳虚寒湿身痛证。

【辨证要点】

本证为阳虚寒湿内侵所致,以身体骨节疼痛、肢冷背寒、脉沉为特征。故治以温经驱寒除湿,元阳足,寒湿除,身痛自止。附子汤人参、附子合用,以峻补元阳之虚;白术、附子合用,以祛寒湿之邪;加芍药以缓附子之悍。共奏温经扶阳,除湿止痛之功。背恶寒乃少阴阳气虚衰之险兆,临床当急用灸法以救阳气,随后用汤,方不误事。

【制方详解】

在附子汤中,炮附子辛甘大热,具有回阳救逆、补火助阳、散寒止痛的功效,为回阳救逆第一品药;人参补益元气,复脉固脱;茯苓、白术健脾化湿,且白术可增强附子祛寒湿之邪的功效;芍药和营止痛,以缓附子之悍。总之,全方诸药合用,共奏温经助阳、祛寒除湿之功。附子汤所治之证,为素体阳气不足,复感寒湿之邪,四肢经脉气血运行不畅所致。正虚为本,感邪为标。治以温阳补气治本为主,除湿止痛治标次之,有补虚达邪之意。

【附子汤方证与糖尿病的联系】

1. 糖尿病周围神经病变 糖尿病周围神经病变属糖尿病常见并发症之一,常见肢体麻木、刺痛、乏力、下肢发凉等症状。中医学认为糖尿病属"消渴"范畴,糖尿病周围神经病变,多以"消渴痹证"论治。近代医家则认为脾肾阳虚、湿瘀阻络是"消渴痹证"的重要病机之一,中医认为"久病及肾",《丹溪心法》记载消渴"肾虚受之,腿膝枯细,骨节酸痛",消渴患者可因素体阳虚、消渴日久失治等原因导致元阳亏损,阳气无力推动血行,温煦不足,寒凝经脉,气血运行不利,不能温达四肢,肌肉筋脉失养,因而出现乏力、肢体麻木、疼痛、畏寒肢冷、腰膝酸软等症状。《黄帝内经》言"形不足者,温之以气""虚则补之"。温阳即温补脾肾之阳,元阳充足,四肢、肌肉、筋脉得以温养则无寒凝经脉,脾阳旺盛则寒湿得化,活血通络则血脉通利"通则不痛"。附子汤温补脾肾以扶正固本,祛湿散寒、活血通络以治标。标本兼治,为治疗"消渴痹证"脾肾阳虚、湿瘀阻络证的重要方剂。

2. 糖尿病合并慢性充血性心力衰竭 目前已证实少阴阳虚证与充血性心力衰竭有密切相关性。西医学认为心力衰竭的主要临床表现以心输出量受损和液体潴留表现为主,与少阴阳虚证的临床表现十分切合,病属"心悸""水肿""怔忡""厥逆""喘证""痰饮""瘀血"等病的虚寒证范畴。研究发现,IL-6通过介导心肌重构、降低心肌收缩力、促进心肌细胞凋亡等作用引发和加重心衰,附子汤能显著降低多柔比星致心力衰竭大鼠血清脑钠肽(brain natriuretic peptide,BNP)和 IL-6 水平,及心力衰竭心肌细胞损伤程度,从而改善心功能、减轻心衰症状、降低死亡率。糖尿病性心脏病后期常见慢性心力衰竭,当临床出现以少阴阳虚水泛证为主要表现的相关症状时,可以此方酌情加减治疗。

（二）现代药理学研究

1. 抗炎镇痛作用 现代研究表明附子汤具有强心、抗炎、镇痛等作用,对垂体 - 肾上腺系统有兴奋作用；对神经系统,小剂量使用时有兴奋作用,大剂量使用时则有麻醉镇痛作用。炎症和疼痛往往并存于同一患者,单纯镇痛或抗炎治疗均难以达到理想疗效。附子汤具有良好的镇痛、抗炎作用,是较理想的镇痛、抗炎方剂。

2. 改善心肌供血 现代药理研学究提示,附子汤不仅可直接加强心肌收缩力、扩张外周血管、减轻前后负荷、改善心脏舒缩功能,对心肌血流量有显著增加作用,可有效改善心肌血液供应,对抗心肌缺血,而且具有调节改善心衰大鼠神经内分泌功能的作用,实验室检查结果表明,附子汤通过抑制过度激活的肾素 - 血管紧张素 - 醛固酮系统(renin angiotensin aldosterone system,RASS),使异常的心、肺、血管压力感受器功能正常化或加强其作用,能降低交感神经系统活性,使血管紧张素和醛固酮生成减少,并能降低心室壁的张力负荷,避免某些组织低灌注的发生,降低肺水肿发生率、肺毛细血管通透性及肺静脉压水平,同时扩张冠状动脉,增加冠状动脉血流量,降低心肌耗氧量,调节神经内分泌功能。

3. 单味药现代药理学研究

（1）附子：其所含去甲乌药碱能兴奋心脏和血管的肾上腺素 β 受体,对抗缓慢型心律失常,即通过强心升压,改善微循环,起到温阳散寒作用。

（2）白芍：现代药理学研究表明,白芍含有白芍总苷、安息香酸、天冬碱等成分。实验表明,白芍总苷可通过降温作用和直接改善细胞呼吸功能而提高小鼠的耐缺氧能力,具有收缩血管和降低外周阻力的作用。

（三）案例

| 医案一

李某,女,32 岁,2018 年 11 月 25 日初诊。

主诉：左下肢踝关节痛 3 年,加重 7 日。

患者 3 年前因左下肢踝关节痛于本地医院就诊，诊断为甲状腺功能减退症，服用左甲状腺素钠治疗，其间未规律检测甲状腺功能。7 日前患者左下肢踝关节痛症状加重，伴有恶寒、手足冷，遂来就诊。刻下症：手足冷、恶寒、左下肢踝关节痛，伴手黄腹胀、二便不利，胸闷时作、脱发偶发、舌淡红，苔薄，脉右寸沉关弦，左细滑。西医诊断：甲状腺功能减退。中医诊断：虚劳病。治法：散寒除湿止痛、温中益气养血。处方：附子汤加味。药用：炮附子（先煎）10g、茯苓 15g、白术 20g、赤芍 15g、党参 5g、生晒参 5g、花椒 5g、炒枳壳 15g。14 剂，水煎服，日 1 剂，早晚分 2 次温服。

二诊（2018 年 12 月 9 日）：患者诉二便转通利，腹胀胸闷未作，手黄改善，脉右寸转浮、关略弦，左细滑，舌淡红，苔薄黄，口不渴，仍恶寒、手足冷、略脚酸。寒湿已除大半，仍有津血不足之征，以温经汤合苓桂味甘汤加减治疗。药用：吴茱萸 15g、当归 15g、川芎 10g、赤芍 10g、牡丹皮 10g、肉桂 10g、生姜 10g、姜半夏 12g、麦冬 25g、党参 5g、生晒参 5g、甘草 10g、茯苓 10g、五味子 6g、花椒 5g、炒枳壳 10g。14 剂，水煎服，日 1 剂，早晚分 2 次温服。

三诊（2018 年 12 月 23 日）：患者肤黄已退，略口干，诉月经推迟 2 日，余无不适、舌淡红，苔薄，脉左细滑，右细，续以气血双补之法善后。

按：此例患者系太阴经病、少阴病。甲状腺功能减退症中医病机为脾肾阳虚，脏腑功能衰退，逐渐出现气滞、痰凝、血瘀等病理变化，日久痰瘀阻络，病理产物经久不消，耗伤气血，形成本虚标实之证。治疗应以散寒祛湿，益气养血为法；二诊患者症状有减轻，寒湿已除大半，仍有津血不足之征，以温经汤合苓桂味甘汤加减治疗，兼顾气血。

医案二

赛某，男，78 岁，1981 年 2 月 12 日入院。

患者久有气喘、咳嗽、心悸。半月前突觉双下肢发凉、麻木、疼痛，入夜加重，疼痛难眠。3 日后，双脚变为紫黑色，以活血化瘀中药及西药治疗，症状不能控制，病情急剧恶化，后左脚大趾溃破，流清稀脓液，剧痛难忍。遂来就诊。刻下症：患者面色青黑，表情痛苦，剧痛难忍，入夜加重，心悸气喘，下肢冰冷，色呈黯黑，双足背、胫后、腘动脉搏动均消失，股动脉搏动减弱。左足大趾伤口腐烂，流清稀脓液。舌淡，苔白多津，脉沉迟无力，脉率

60次/min。西医诊断：血栓闭塞性脉管炎；中医诊断：脱疽，寒凝气滞，络脉不通证。治法：温阳益气，活血通络。处方：炮附片、党参、茯苓、黄芪各30g，白芍、桂枝各15g，白术18g，细辛3g。服药3剂，疼痛减轻，夜能入睡3～5小时。上方加当归30g，再服20剂后，伤口缩小，双脚黑色渐退。继服32剂，伤口愈合，静止痛消失，腘动脉搏动已能触及。

按语：本案脱疽乃因阳虚寒湿内侵，经脉不通所致，用附子汤以温阳逐寒祛湿，谨慎调理。临床常以本方加减治疗外周血管疾病，如血栓闭塞性脉管炎、动脉栓塞、雷诺病及冻疮见手足寒和脉沉之证者。雷诺病加水蛭、蜈蚣、全蝎；栓塞性病变加水蛭、桃仁、红花；年老体弱者酌情加当归、黄芪；肢寒甚者加细辛、桂枝。

 四 真武汤证与糖尿病

（一）方证研究

【原文记载】

少阴病，二三日不已，至四五日，腹痛，小便不利，四肢沉重疼痛，自下利者，此为有水气。其人或咳，或小便利，或下利，或呕者，真武汤主之。（《伤寒论·辨少阴病脉证并治》）

【组成】

茯苓三两、芍药三两、白术二两、生姜三两（切）、附子一枚（炮，去皮，破八片）。

【功效与主治】

功效：温阳利水。

主治：阳虚水泛证。证见畏寒肢厥，小便不利，心下悸动不宁，头目眩晕，身体筋肉瞤动，站立不稳，四肢沉重疼痛，浮肿，腰以下为甚；或腹痛，泄泻；或咳喘呕逆。舌质淡胖，边有齿痕，舌苔白滑，脉沉细。

【辨证要点】

本方体现温阳行水，祛阴分水邪之消法，常用于少阴肾病，水饮与里寒内结之证。临床以腹痛自利，四肢疼重，小便反不利为辨证要点。

【制方详解】

本方记载于《伤寒论》太阳病篇，太阳病发汗，汗出不解，其人仍发热，心下悸、头眩、身瞤动、振振欲擗地者，真武汤主之。本方为附子类方中的利水剂,方证中舌象大多呈胖大状,舌质淡红或淡白,舌苔白或灰黑,舌面比较润滑,脉象多沉细,也有空大无力者。治疗阳虚水饮,真武汤效果最佳。"真武"者,有镇伏水泛之义。水湿为病,或聚而不化,溢于肌肤,则四肢沉重疼痛,甚则水肿;或下注,则腹泻便溏;或上冲,则呕逆喘满;清阳不得升,浊阴不得降,则头眩短气,小便不利,故以助阳行水之法治之。方中附子大辛大热,温肾暖水,以助阳气;茯苓甘淡渗利,健脾渗湿,以利水邪;生姜辛温,既助附子祛寒,又伍茯苓以温散水气,佐以白术健脾燥湿,以扶脾之运化;生白芍,一则敛阴和血益肝,二则缓急和营。诸药相伍,温中有散,利中有化,脾肾双补,阴水得制。临证中,若咳者加五味子、细辛、干姜;若小便利者,去茯苓;若下利者,去芍药,加干姜;若呕者,去附子,倍生姜。水之所制在脾,水之所主在肾。脾阳虚,则湿积而为水;肾阳虚,则聚水而从其类。治水责之于脾肾,益火之源以消阴翳,故真武汤是治疗脾肾阳虚、水饮内停的主要方剂。

【真武汤方证与糖尿病的联系】

1. 糖尿病肾病　糖尿病肾病属中医"尿浊""水肿""虚劳"范畴,临床早期主要以微量蛋白尿为表现形式,随着病情发展至中后期,肾功能进一步下降,逐渐出现水肿、高血压、大量蛋白尿等肾损害症状。本病病性多属本虚标实,早期多见气虚、气滞、湿热等证,中期多见气阴两虚证,后期多见阴阳两虚证,其中以脾肾阳虚为主。病位在肾,与肺、脾、三焦等脏腑密切相关。针对本病中后期阴阳两虚及阳虚水停证,见水肿、下肢为甚,心悸,畏寒,头眩者,以真武汤为主方佐益气活血之品治疗。

2. 糖尿病性心力衰竭　充血性心力衰竭属中医"水肿""喘证""心悸""痰饮"等范畴,糖尿病性心脏病其中一种表现形式为心肌受损,日渐发展为心力衰竭。本病病机多为本虚标实;病变以心为主,与肺脾肝肾密切相关。临床病程较长的患者多见心肾阳虚,水瘀互阻,中医治疗以心肾为本,兼顾标邪,针对本病阳虚水泛证,治疗以有益气温阳利水功效的真武汤为主方,加黄芪、五味子等,佐以活血之品,针对病机,标本同治。

3. 糖尿病合并心肾综合征　真武汤对心肾综合征(cardiorenal syndrome)肾微循环灌注、水肿、尿量改善情况有独特优势。心肾综合征患者往往需要利尿剂更积极地强化治疗,血不利则为水,从中医理论出发,以温阳、活血、利水为治法,通过温阳增强机体功能活动的动力;通过活血改善血流淤滞、阻遏的状态从而达到利水的目的,为利尿剂抵抗带来了新解决方案。中医方剂一般由多味中药组成,各药物通过君、臣、佐、使配伍组合,采用多靶点、多环节、多层次的整体性调节方式,心肾同治,标本兼顾,为中药防治心肾综合征提供了广阔空间。

(二) 现代药理学研究

1. 维持水液代谢平衡　研究证实,肾阳虚患者下丘脑 - 垂体 - 靶腺(肾上腺皮质 - 甲状腺 - 性腺)轴普遍存在功能紊乱和退行性变化,具体可表现为大脑皮质功能减弱,肾上腺贮备功能低下,总三碘甲状腺原氨酸含量下降,T 细胞功能减退,基础代谢水平下降,性功能衰退,性激素含量减少,红细胞中 Na^+、K^+、ATP 酶活性下降,DNA、RNA 合成率下降等。研究发现,真武汤在促进水液排泄之时,亦促进了 Na^+、K^+ 的排泄,使动物体内水液、电解质含量保持在正常水平,以维持体内水液代谢的平衡,对于提高肾小球滤过率,改善肾小球滤过膜的通透性,促使代谢产物 B 细胞抗原受体、血尿素氮的排出,减少血浆白蛋白的大量丢失具有显著作用。

2. 逆转心肌肥厚　动物实验证实,真武汤对逆转心肌肥厚有促进作用,炎症因子可能是其作用的中间途径。实验中,中药组(真武汤)治疗后,大鼠心肌细胞、细胞核的增大程度减轻,纤维组织和胶原纤维增生程度有所抑制,炎症因子表达水平降低,从病理角度反映出心肌肥厚程度减轻。

3. 抗氧化　吕嵘等通过实验证实,真武汤可对抗自由基的氧化作用,促进自由基消除,减少脂质过氧化物的形成,减少全身性耗氧,提高机体应激能力,有利于延缓机体的衰老。

(三) 案例

医案一

黄某,男,49 岁。2015 年 7 月 13 日初诊。

主诉:头面及双下肢水肿 1 年,加重 2 月。

患者在 2014 年 7 月份开始,反复出现头面部及双下肢浮肿,午后尤甚。经多方治疗无效。近 2 月症状加重而来中国中医科学院广安门医院诊治。症见头面及双下肢浮肿,按之凹陷,肢冷倦怠,冷汗淋漓,心悸胸闷,气息喘促,不得平卧,面色晦暗无华,头晕目眩,纳呆,小便不利,舌淡胖,边有齿印、苔白滑,脉浮大无根。血压 180/110mmHg。尿常规:尿蛋白 +++,红细胞 1~2 个,尿糖 +。血糖 9.1mmol/L,尿素氮 47mmol/L。西医诊断:糖尿病肾病，高血压心脏病，心衰，心功能Ⅰ级。中医诊断：水肿病，真阳衰极，土不制水，寒水上凌心肺。治法：回阳固脱，温肾化浊，平喘利水。处方：真武汤加减。药用：熟附片（先煎30min）60g，白术、大腹皮、白芍各20g，红参（另炖）10g，益母草40g，茯苓、泽泻各30g，补骨脂15g，干姜10g，肉桂（焗）、五味子各5g。水煎2次，日2剂。

上药连服5剂，浮肿明显消退，心悸气喘等症亦大减，偶有口干但不欲饮，舌淡红、苔白，脉由浮大变为沉细无力。此为寒水渐衰，正气渐复之象。上方减附子量用30g，干姜易生姜用15g，加黄芪30g，继服3剂巩固疗效。复查尿常规：尿蛋白±，血糖6.4mmol/L，尿素氮7.5mmol/L，尿糖－。

按：水气为病，上凌脏腑，应责脾肾阳衰。寒水失约，凌心射肺，心阳不振，故见心悸、胸闷；肺气上逆而见喘促不得卧；土不制水，水液泛溢，而见浮肿；病者冷汗淋漓，肢冷倦怠，头晕、面色晦暗无华乃为真阳欲脱之状。故以真武汤振奋真阳以固脱；温行水邪而化浊，从而达到治疗目的。

医案二

陈某，男，57岁。2015年3月1日初诊。

主诉：胸闷伴双下肢浮肿3日。

患者3日前饮酒后出现胸闷伴双下肢水肿。患者20年前开始出现口渴、眼干，发现血糖升高，西药治疗降糖效果欠佳。10年前因头痛就诊，诊断为高血压，未规律口服降压药物。刻下症：胸闷不适，双下肢浮肿，口干口渴，头晕头痛，恶心呕吐，呃逆频作，神倦怕冷，心悸胸闷，饮食不振，小便量少，面色忽红忽白，红时如妆，气息急促，舌红，脉弦大，重按无力。血压180/130mmHg；超声检查提示肝大并见腹水；心电图：左室肥大并劳损。西医诊断：2型糖尿病，高血压，心衰。中医诊断：水肿病，元阳虚惫，阴盛于下，格阳于上之虚阳上越证。治法：温壮肾阳，补益命门，引火归原，逐阴利水。处方：真武汤加减。药用：熟附子、白芍、代赭石各30g，白术10g，干姜6g，牛膝、茯苓、杜仲、丹参、泽泻各15g，肉桂（焗）5g，日1剂。

患者服药6剂后血压降为140/110mmHg，面红消退，气促消失，浮肿亦明显减轻，尿量增加，舌由红转淡。继续守上方去干姜加黄芪30g、生姜15g，连服8剂，浮肿尽消，余症均减。血压为110/90mmHg，超声检查提示：肝大缓解，由原来肋下4cm可触及缩至肋下1cm可触及，腹水消失。乃以金匮肾气丸调理善后。

按：真阳衰竭，阴盛于下，格阳于上，形成格阳证。病者表现为面红如妆、舌红、呃逆频作，但其神倦怕冷，下肢浮肿，脉大无根，可见疾病之根本为肾阳虚衰，阴寒内盛。故以真武汤加用引火归原、温阳逐阴之品。如法药用 10 余剂，终于药到效显。若只注意其面红、血压高，不考虑心悸喘促、神倦怕冷、下肢浮肿、脉大无根等反映本质的表现，误为阳热亢盛而用潜阳之法，势必致浮阳更加浮越，病情加剧。

 五 黄连阿胶汤证与糖尿病

（一）方证研究

【原文记载】

少阴病，得之二三日以上，心中烦，不得卧者，黄连阿胶汤主之。（《伤寒论·辨少阴病脉证并治》）

【组成】

黄连四两、黄芩一两、芍药二两、鸡子黄二枚、阿胶三两。

【功效与主治】

功效：滋阴清火，交通心肾。

主治：阴虚火旺，心肾不交证。少阴阴虚，心火无制而上炎，就会导致心肾不交，水火失济的病理状态。

【辨证要点】

黄连阿胶汤主治阴虚火旺，心肾不交证，本证多见于热性病的后期或慢性感染性疾病中，以虚性的兴奋失眠为突出表现。这些疾病常常出现体质的消耗和内分泌的失调，从而造成精神的亢奋，伤寒家们称之为"少阴热化证"。少阴热化证以心烦、不得卧寐为特征；舌脉特点是舌质红绛少苔或光绛无苔，甚则舌尖红赤起刺；状如杨梅，脉细数或弦数。

【制方详解】

本方为黄连类方中的清热泻火止血剂，适用于治疗诸出血性疾患伴"心中烦、不得卧"者。阿胶是驴皮熬制成的胶块，传统用于补血止血，主治诸血证，如吐血、衄血、尿血、便血、子宫出血等。《伤寒论》《金匮要略》中含有阿胶的方剂几乎均与失血有关。然血为阴精，失血造成阴精耗损，日久发为阴虚之证，《伤寒论》黄连阿胶汤条目下虽然未记载失血相关内容，但以药方测证,此方证当为滋阴之效用,兼有黄连、黄芩苦寒之品以泻心火。方证多见口燥咽干、手足心热、耳鸣头昏、小便短黄,舌质红或深红,苔黄剥或花剥、起裂,脉象多细数。本方证的病机特点是内热燔灼伤阴动血,虚实夹杂。故重用黄芩、黄连泻火,并用阿胶、芍药、鸡子黄等养阴止血安神,故临证加减,不当杂投干姜、肉桂、半夏等辛燥之品,亦不宜用人参、黄芪等补气助火之品。热势更重者可酌加大黄、栀子;阴虚更重者可酌加生地黄、麦冬、乌梅等。

【黄连阿胶汤方证与糖尿病的联系】

黄连阿胶汤在糖尿病及其并发症的治疗中应用较广,适用于以下情况:①糖尿病中后期,患者证属阴虚火旺,常伴有失眠、烦躁等症状,多用本方;②糖尿病合并心房颤动,药理学研究认为黄连阿胶汤中的重要成分——黄连是第三类抗心律失常有效成分,可以有效延长心肌细胞的有效不应期以及动作电位时间。糖尿病后期中医辨证属阴虚内热证,若临床合并心房颤动症状,可在黄连阿胶汤基础上加减治疗;③糖尿病性胃肠功能紊乱,黄连阿胶汤在治疗阴虚型胃痛上具有比较显著的疗效;④糖尿病合并神经系统性疾病,临床研究发现黄连阿胶汤在治疗糖尿病合并围绝经期失眠、顽固性失眠、围绝经期综合征方面具有显著效果,并且不良反应发生率比较低,临床疗效确切。

(二)现代药理学研究

1. 改善肾小管及间质损伤状态 杨桂染等使用黄连阿胶汤进行大鼠 TGF-β1 表达影响实验,发现使用加味黄连阿胶汤的大鼠 24h 尿蛋白定量、血清肌酐水平、血尿素氮水平明显低于模型组,说明加味黄连汤可以减轻顺铂引起的肾小管及肾小管间质损伤程度。

2. 减轻炎性反应 一些炎症因子对于胰岛素抵抗的发生起着重要作用,如 TNF-α 和 IL-6。CRP 是在 TNF-α 及 IL-6 刺激下由肝细胞合成的一种非特异性炎症因子,因此检测血清 CRP 水平可以间接衡量 TNF-α 和 IL-6 浓度。研究表明,黄连阿胶汤能明显降低实验动物血清 CRP 水平($P < 0.05$),提示黄连阿胶汤具有抗炎作用,从而改善胰岛素抵抗,实现降血糖作用。推测其作用机制与黄连、黄芩中所含的小檗碱和黄芩苷有关。另外,张喜奎等使用大鼠进行慢性非细菌性前列腺炎模型实验,结果发现,使用黄连阿胶汤化裁方剂治疗的慢性非细菌性前列腺炎组大鼠血清中 TNF-α、前列

腺组织诱导型一氧化氮合酶水平恢复正常,经组织学检查发现炎性病理情况明显减轻或者恢复正常。

3. 抗焦虑抑郁 李彦冰等选用小鼠进行足部电击诱导攻击行为模型、绝望模型实验,观察黄连阿胶汤对小鼠自主运动、协调运动情况的影响,结果发现黄连阿胶汤可以显著抑制小鼠因为电刺激导致的激怒状态,有效延长悬尾不动的时间,缩短小鼠自主活动时间,具有明显的抗焦虑作用。

(三)案例

| 医案一 |

李某,男,49岁。2017年4月就诊。

主诉:入睡困难2年余。

患者失眠已有2年,西医按神经衰弱治疗,曾服多种镇静安眠药物,收效不显,自诉入夜则心烦神乱,辗转反侧,不能成寐。烦甚时必须立即跑到空旷无人之地大声喊叫,方觉舒畅。询问其病由,言素喜深夜工作,疲劳至极时,为提神醒脑,常饮浓咖啡,久之成为习惯,致入夜则精神兴奋不能成寐,昼则头目昏沉,萎靡不振。舌光红无苔,舌尖宛如草莓之状红艳,脉弦细而数。既往史:糖尿病病史10年。西医诊断:失眠,2型糖尿病。中医诊断:不寐、消渴,火旺水亏,心肾不交证。治法:下滋肾水,上清心火,令其坎离交济,心肾交通。处方:黄连阿胶汤加减。药用:黄连12g、黄芩6g、阿胶10g(烊化)、白芍12g、鸡子黄2枚。此方服至3剂,便能安然入睡,心神烦乱不发,续服3剂,不寐之疾从此而愈。

按语:失眠,《黄帝内经》谓之"不寐""不得卧"。有因痰火上扰而不寐者;有因营卫阴阳不调而不寐者;有因心脾气血两虚而不寐者;有因心肾水火不交而不寐者。本案患者至夜则心神烦乱,难以入寐,乃心火不下交于肾而独炎于上,以致心神受扰,不能入寐。又因患消渴10年有余,下焦阴虚,肾精亏涸,治应滋下清上,方选黄连阿胶汤。

| 医案二 |

李某,男,43岁。2010年3月就诊。

主诉:双下肢发凉1年余,加重1周。

2008年10月,在无明显诱因的情况下,患者自觉双下肢发凉,并逐渐向上发展至腰部,向下至足心,寒冷之状,如赤脚立于冰雪之中,寒冷透骨,并有下肢麻木,有时如虫行皮中状。之后寒冷感又进一步发展至两胁。伴有阳痿不举,小便淋沥。一年半来,患者曾在北京各大医院经中西医多方治疗均无效。1周前患者无明显诱因出现下肢寒凉加重,症状无缓解,遂来就诊。刻下症:双下肢发凉,无麻木疼痛感,心烦少寐,多梦,身半以上汗出,舌质绛,脉弱略数。既往史:糖尿病史3年。西医诊断:糖尿病周围血管病。中医诊断:消渴。初按肝胆气郁,阳气不达之阳郁厥证论治,投四逆散加黄柏、知母无效。再诊时,辨证属黄连阿胶汤证。药用:黄连9g、黄芩3g、阿胶9g、白芍6g、鸡子黄2枚。服药3剂后,患者诉下肢寒冷、麻木等感觉明显减轻,心烦汗出等症状也大有好转。后用上方加牡丹皮6g,并同时服用知柏地黄丸巩固疗效。

按语:大凡火盛于上者,心痹于下,而形成上下阴阳格拒之势。本案火气独在于上,故心烦不得眠而身半以上汗出;阳气不下达,故腰腿以下厥冷。然本证形成是以真阴不足为前提的,所以又见面色红润,舌绛脉数。以黄连阿胶汤清上滋下,恰中病机。

医案三

陈某,男,31岁,2007年7月11日就诊。

主诉:心烦不寐6个月余。

患者因自小其父要求过高,高考失利后情志不遂,参加工作后出现紧张不安、唯恐出错、易疲劳、多梦少眠、睡前胡思乱想、过分担心自己健康的情况,半年前在西医院确诊为焦虑症,因恐西药副作用而求中医治疗。刻下症:心烦不寐,多梦易醒,头晕,口干口苦,五心烦热,心悸易惊,汗出,健忘,腰膝酸软,遗精,舌红少苔脉数。西医诊断:焦虑抑郁状态。中医诊断:郁证,阴虚内热,热扰心神证。治法:滋阴养心,安神定志。处方:黄连阿胶汤加减。药用:黄连10g,黄芩15g,白芍、柴胡各10g,莲子15g,五味子15g,百合15g,生甘草10g,炒酸枣仁30g,珍珠母30g,远志10g,阿胶(烊化)15g,鸡子黄^{冲服}1枚。服药2日后患者睡眠改善,又连服15日,患者口干口苦、五心烦热、心悸易惊、汗出诸症除,情绪明显好转,建议其加服抗焦虑药,2周后诸症俱除。

按语:中医本无焦虑症病名,根据焦虑症的症状及病因病机辨证归属为"不寐""心悸"范畴。患者常以失眠为主诉来诊,不晓失眠的根源在于焦虑，中药副作用小，疗效确切，越来越为人们所接受。本病主要病因病机是机体脏腑阴阳失调，阴阳失交，气血失和。心主血脉、主神志，肝藏血、主魂魄，肾藏精、滋养五脏，心、肝、肾功能正常则气血调和而百脉皆得其养。阴血不足影响神志，则心烦不寐，心血不能养神，阴血亏虚，日久生热，虚热内扰。黄连阿胶汤用黄连苦寒入心经以直折君火，黄芩苦寒入肝胆以清相火。二药合用有相辅相成之妙，芍药酸寒柔肝养血；阿胶、鸡子黄滋助心肾之阴，如此使水升火降，心肾交，坎离济则心烦不得卧诸症自除，此张仲景制本方之妙义也。

六 猪苓汤证与糖尿病

（一）方证研究

【原文记载】

少阴病，下利六七日，咳而呕渴，心烦不得眠者，猪苓汤主之。（《伤寒论·辨少阴病脉证并治》）

【组成】

猪苓（去皮）、茯苓、泽泻、阿胶、滑石（碎）各一两。

【功效与主治】

功效：淡渗利水，清热育阴。

主治：阴虚水热互结证。下利不渴者，里寒也。经曰，自利不渴者，属太阴，以其脏有寒故也。此下利呕渴，知非里寒；心烦不得眠，知协热也。与猪苓汤渗利小便，分别水谷。

【辨证要点】

同属渴欲饮水小便不利之证，太阳从寒水化气，故宜用五苓散，以桂枝白术之甘温，宣阳而输精；阳明从燥土化气，故宜用猪苓汤，以滑石、阿胶之凉降，育阴而利水。但利小便，还宜考虑人之津液盛衰，若阳明汗出多而渴者，是津液已虚，便不宜重虚其津液也。少阴病，下利六七日，咳而呕渴，心烦不得眠者，以猪苓汤治疗有效，盖因咳渴呕烦不得眠，得之下利之后，阴津下迫，阳邪上逆，猪苓汤育阴利水，同治少阴肾与太阳膀胱，一脏一腑，相为表里，急引少阴之邪而解，则下利得止，而热去津回矣。

【制方详解】

方中猪苓甘淡，入肾、膀胱二经，善利水道，且专入膀胱利水，利水作用较茯苓强，用为君药；茯苓甘淡，入心、脾、肾经，利小便，止渴，又善益脾助阳以崇土制水，保神以宁心，泽泻甘淡微寒，入肾、膀胱经，逐膀胱、三焦停水，泻肾经之火邪，渗湿热，二者共助猪苓利水渗湿之功，用为臣药。猪苓、茯苓、泽泻三药相须为用，相得益彰，使水湿有所出，则热自消。滑石甘淡性寒，入膀胱、肺、胃经，质滑利窍，利小便，止渴，荡热燥湿，可加强上三药利水渗湿之功，又可增强清热之效，一药两用，可使水去热清。阿胶甘平质润，为血肉有情之品，入肺、肝、肾经，可补阴滋肾润燥，既滋肾上济于心，又可防止渗利之药伤津耗液，与滑石共为佐药，诸药相伍，有攻有补，利水而不伤阴，滋阴而不碍气化，寓清热于利水之中，使水湿去，邪热清，阴津复而发热消，从而达到淡渗利湿、清热育阴的目的。

【猪苓汤方证与糖尿病的联系】

1. 糖尿病性反复尿路感染　尿路感染是最常见的感染性疾病之一，其中非复杂性尿路感染一般 1～4 周即可痊愈，但临床上大约 10% 的患者会迁延不愈、反复发作，每年发作≥3 次的尿路感染被定义为反复发作的尿路感染。由于女性生理结构特点，女性尿路感染发病率高于男性，此外，糖尿病患者更易出现反复尿路感染，尤其以女性及老年人居多。尿路感染在中医属于"淋证"范畴，《诸病源候论·诸淋病候》曰："诸淋者，由肾虚而膀胱湿热故也。"认为本病病机属于肾虚、膀胱湿热，而女性反复尿路感染多以肾虚为主，兼湿热留恋；糖尿病引发的反复尿路感染多以阴虚下焦湿热互结为主，研究结果显示，用猪苓汤加减治疗糖尿病引发的反复尿路感染能有效改善患者症状，减少复发次数，减少抗生素用量，同时提高患者生活质量。

2. 糖尿病合并慢性肾小球肾炎　慢性肾小球肾炎是伴有不同程度蛋白尿、镜下血尿和高血压的渐进性肾功能减退性肾小球疾病，一般病程较长，属于中医"水肿"范畴。医者治疗水肿习惯采用"开鬼门，洁净府"及"去菀陈"等方法。然而，在临床中无论发汗还是利小便，伤阴者十居八九。更有甚者长期服用激素，导致面部潮红等阴虚之象者比比皆是。对于水肿的形成，中医认为本虚标实者居多，这与脾、肺、肾三脏功能失调有着千丝万缕的联系。肺为水之上源，肺失肃降，脾失运化，肾失开合，导致清气不升，浊阴不降，精微下注，水浊内停，泛溢肌肤，从而出现水肿。因此一味地利水消肿便会伤其阴，使虚者更虚，犯"虚虚"之戒。然而，一味主张肾有补无泻，盲目滋阴便也会恋其邪，有违实之虞。猪苓汤育阴利水，使祛邪不伤正，扶正不恋邪，能达到满意的疗效。

3. 糖尿病肾病　糖尿病肾病中后期，中医证型逐渐演变为以气阴两虚、阴虚热盛、阴阳两虚为主，病机共同特点是均有阴虚，临床表现为蛋白尿或有水肿、高血压，进一步发展可致氮质血症、慢性肾衰竭，是糖尿病肾病致死的重要原因。糖尿病肾病由糖尿病发展而来，中医属于消渴范畴。气虚运血无力，阴虚血行艰涩，血行不畅而瘀阻肾络，形成瘀血证候。气虚不能推动和运化水液，水湿内停，水湿与燥热相搏，遂成水热互结，邪热伤阴，小便不利之证。气阴两虚，水、热、瘀三邪内结，使本病迁延难愈。因此，以猪苓汤加减养阴润燥，活血利水消肿，治疗糖尿病肾病阴虚水热互结证可取得较满意的临床疗效。

（二）现代药理学研究

1. 保护肾功能　猪苓汤具有修复肾小管上皮细胞损伤、促进组织再生、减少肾损伤、保护肾功能的作用；此外，药理学研究表明，猪苓汤有良好的利尿作用，且对电解质和水液分布均无明显影响。

2. 抑制肾结石形成作用　猪苓汤能通过基因水平的调控及抑制肾结石大鼠草酸钙结晶而抑制尿结石的形成。研究者以乙醛酸溶液制作大鼠肾结石模型，采用反转录聚合酶链反应（reverse transcription polymerase chain reaction，RT-PCR）技术检测肾结石大鼠骨桥蛋白（osteopontin，OPN）mRNA的表达，探讨猪苓汤对 OPN 在草酸钙结晶生长和凝集过程中的作用及抑制肾结石形成的机制，结果发现，诱石剂可使大鼠尿钙及草酸明显增加，尿镁水平明显降低。表明猪苓汤对乙醛酸溶液诱发的肾结石形成有抑制作用。

（三）案例

王某，男，64岁，2009年7月初诊。

主诉：双下肢浮肿2年，加重1个月。

患者有2型糖尿病病史17年，糖尿病肾病病史2年，2年前出现双下肢浮肿，近1月加重，双下肢指压痕 +，双目窠浮肿，伴口渴多饮，周身乏力，腰膝酸软，心烦少寐，尿少，夜尿频，舌质红，苔白，脉细无力。辅助检查：尿常规示尿隐血 ++，尿蛋白 ++。西医诊断：2型糖尿病，2型糖尿病肾病。中医诊断：消渴，肾消，阴津亏虚，水热互结证。治疗：以滋阴清热，活血利水为法。处方：猪苓汤加味。药用：猪苓 10g、茯苓 15g、泽泻 10g、滑石 15g、生甘草 10g、阿胶 10g、黄芪 60g、蝉蜕 15g、瓜蒌 10g、牡丹皮 15g、车前子 10g、地龙 10g、炒枣仁 20g、川芎 10g。服药 7 剂后浮肿消失，口渴多饮、腰膝酸软、心烦少寐明显减轻，乏力减轻，小便通利。次诊在上方基础上加熟地黄 15g、山药 30g、山茱萸 15g，25 剂后尿常规恢复正常。

按语：患者以双下肢浮肿为主症，近期合并出现了双目窠浮肿。根据患者口渴多饮、心烦少寐、腰膝酸软等表现，辨证属阴虚有热，此患者有多饮尿少，浮肿，为水湿停留；心烦，寐差为热扰心神；乏力、脉细为气虚表现；舌红为阴虚，故病机符合水热互结、水气不利、阴伤的特点，故用猪苓汤滋阴清热利水配合黄芪健脾利水、枣仁安神，诸药配合，相得益彰。次诊患者阴虚内热症状减半，但本虚症状仍存，遂继续滋阴以固本。

吴茱萸汤证与糖尿病

（一）方证研究

【原文记载】

1. 少阴病，吐利，手足逆冷，烦躁欲死者，吴茱萸汤主之。

2. 干呕吐涎沫，头痛者，吴茱萸汤主之。

3. 食谷欲呕，属阳明也。吴茱萸汤主之。得汤反剧者，属上焦也。

【组成】

吴茱萸一升、人参三两、白术二两、生姜六两（切）、大枣十二枚。

【功效与主治】

功效：暖肝温胃，益气降逆。

主治：肝胃虚寒，浊阴上逆证。此温中祛寒、补虚降逆之方。

【辨证要点】

本方证临床使用以干呕，吐涎沫，烦躁，胸闷，头顶痛，手足厥冷，脉沉迟弦细为辨证要点。本条少阴吐利，手足逆冷，烦躁欲死，似四逆汤证，而实与四逆汤证的阴寒内盛、元阳不振有别，本证轻而四逆汤证重，本证为中焦胃阳虚有寒，下焦肝寒犯胃，四逆汤证是全身阳衰阴盛重证。本证审证要点是"烦躁欲死"，是患者自觉症，胃脘不适甚，属肝寒犯胃，《黄帝内经》曰："寒淫于内，治以甘热，佐以苦辛。"吴茱萸、生姜之热以温胃，人参、大枣之甘以缓脾。

【制方详解】

本方属温里剂，方证为舌质淡嫩，苔水滑，脉沉弦而缓，也有空大无力者。本证有三方面表现：一为阳明寒呕，二为厥阴头痛，三为少阴吐利，病机皆为虚寒之邪上逆犯胃所致。肝胃虚寒，胃失和降，浊阴上逆，故见食后泛泛欲吐，或呕吐酸水，或干呕，或吐清涎冷沫；厥阴之脉夹胃属肝，上行与督脉会于头顶部，胃中浊阴循肝经上扰于头，故见颠顶头痛；浊阴阻滞，气机不利，故见胸满脘痛；肝胃虚寒，阳虚失温，故畏寒肢冷；脾胃同居中焦，胃病及脾，脾不升清，故见大便泄泻；舌淡，苔白滑，脉沉弦而迟，均为虚寒之象。方中吴茱萸味辛苦而性热，既能温胃暖肝祛寒，又能和胃降逆止呕，为君药。生姜温胃散寒，降逆止呕，为臣药；人参益气健脾，为佐药；大枣甘平，合人参益脾气，为使药。温中与降逆并施，寓补益于温降之中，共奏温中补虚，降逆止呕之效。

【吴茱萸汤方证与糖尿病的联系】

1. 糖尿病合并消化系统疾病　吴茱萸汤是临床常用温里剂，多用于肝胃虚寒浊阴上逆证的胃肠疾病。有研究者以吴茱萸汤加减治疗脾胃虚寒型神经性呕吐，结果证实患者临床症状明显缓解，精神恢复良好，复发率低；此外实验研究论证了吴茱萸具有一定止泻、止呕作用。此方可应用于消渴日久合并肝胃虚寒型胃肠功能紊乱治疗，对于糖尿病性胃轻瘫见纳呆食少、恶心呕吐、肠鸣辘辘、嗳气早饱、上腹部不适或胁肋疼痛者有效，胃排空试验提示可使胃排空延迟；针对糖尿病性泄泻见大便次数增多，每日3次以上，便质稀溏或呈水样便，大便量增加者亦有效。

2. 糖尿病并发眼底出血　研究者用吴茱萸汤加减治疗糖尿病并发眼底出血致暴盲证属浊阴上逆，血随气溢者。治以温中补虚，降逆化瘀。处方：吴茱萸10g、生蒲黄15g、三七粉3g、清半夏15g、红参10g、谷精草15g、决明子15g、夜明砂15g、甘草6g、生姜3片、大枣5枚，3剂后，患者头痛、恶心吐涎、烦躁等证皆除，视力渐复。续服3剂，患者视力基本恢复发病前水平。复查眼底，可见视网膜出血已大部分吸收。取得了满意疗效。

3. 糖尿病性头痛　足厥阴之脉夹胃属肝，上出与督脉会于颠顶部位，肝寒犯胃，浊阴之气上逆，症见头痛连脑，目眩，干呕吐涎沫，时发时止。吴茱萸汤适用于治疗颠顶头痛、偏头痛、神经性头痛、脑震荡导致头痛、丛集性头痛、三叉神经性头痛、顽固性头痛、经行头痛等，肝寒犯胃、肝气郁结，痰浊上蒙清窍型血管神经性头痛，无论发作期还是缓解期均可应用。血瘀头痛者加川芎；血虚头痛者重用当归、白芍；痰油上泛者加泽泻、白术；肝阳上亢者减吴茱萸、人参量，加石决明、勾丁、菊花、牛膝；前额痛加白芷；头后痛加羌活、荆芥、葛根；头部两侧痛加柴胡，血压偏高者酌加夏枯草。西医学中血管痉挛性头痛是一种功能性脑血管疾病，由颅内血管的一过性收缩，引起脑组织缺氧缺血及 5-羟色胺等体液成分的改变所致，糖尿病患者由于血糖毒性作用，脑微循环及神经元代谢减弱，脑血管痉挛、血小板凝聚及血液黏滞度增高，易导致血管痉挛性头痛。此病中医辨证属于肝寒犯胃、浊阴上逆证者可用吴茱萸汤方加减治疗。

（二）现代药理学研究

1. 止泻　吴茱萸汤对生大黄冷浸液灌胃引起的小鼠泄泻有明显止泻效果；能抑制兔离体十二指肠自发性活动及乙酰胆碱、氯化钡引起的肠段痉挛；能显著降低小鼠小肠推进率，并能对抗新斯的明引起的小肠推进功能亢进；促进肠内水分和电解质的吸收。这些结果提示，吴茱萸汤的温脾止泻作用可能与其抑制肠运动、解除肠痉挛、促进肠吸收有关。

2. 止呕　吴茱萸汤能明显抑制硫酸铜灌胃引起的家鸽呕吐；止呕作用以吴茱萸最为重要，配伍生姜则加强，最佳组成为原方四药同用。吴茱萸汤能明显提高小鼠胃残留率，抑制大鼠胃条的自主活动，对抗乙酰胆碱和氯化钡引起的胃痉挛。吴茱萸汤还能减少胃液分泌量，降低胃液酸度，明显减轻由冷水浸渍法造成的大鼠应激性胃黏膜出血和胃溃疡，并能防止幽门结扎法所致胃溃疡的形成。

3. 抗消化性溃疡　有研究人员采用幽门结扎法复制大鼠慢性胃溃疡模型进行观察，结果证实吴茱萸汤对幽门结扎型胃溃疡大鼠胃液量、总酸度及胃蛋白酶活性有明显的抑制作用，能显著增加其胃液中 NO 含量；能使胃组织中 SOD 活性明显升高。吴茱萸汤抗幽门结扎型胃溃疡的作用是通过抑制攻击因子与促进防御因子，即抑制胃液总酸度、胃蛋白酶活性，增加黏膜血流量，提高机体抗氧化能力实现的。

4. 改善心脏功能　吴茱萸汤水煎醇沉法制成的注射液，能显著加强离体蟾蜍心和在体兔心的心肌收缩力，增加蟾蜍心收缩量，升高麻醉犬和大鼠血压，对麻醉兔球结膜微动脉呈先短暂收缩，后持续扩张作用，能迅速增快微血流流速，改善流态，离散聚集的红细胞，增加毛细血管网交点数；能显著提高晚期失血性休克兔的生存率，升高血压，增加尿量。提示吴茱萸汤注射液对失血失液后气虚阳脱的厥证（包括休克）有一定回阳固脱功效。

5. 提高免疫功能 吴茱萸汤能改善脾虚症状，增加胸腺重量，提高小鼠单核巨噬细胞的吞噬指数，延长小鼠游泳时间，有研究结果提示该方可增强小鼠的免疫功能，促进体力的恢复，吴茱萸汤水煎剂能提高小鼠单核巨噬细胞的吞噬指数，增加脾脏的重量。

（三）案例

医案一

患者有 2 型糖尿病病史 10 年，2 年前饮冷后出现大便溏泄，脘腹拘急疼痛，诊断为急性胃肠炎后静脉滴注抗生素治疗而愈。此后大便干稀不调，肚脐下阵阵拘急腹痛，喜热喜按，大便无脓血，无里急后重，先后服用诺氟沙星、小檗碱、呋喃唑酮等药物治疗，服用药物则暂时好转，但易反复。近 1 年来大便溏薄，完谷不化，食后腹胀，腹中作响，肚脐下拘急冷痛加重，进食油腻食物后大便次数明显增多，5～6 次 /d，体型渐瘦，乏力倦怠，先后服用补脾益肠丸、参苓白术散等中药汤剂均无明显效果。刻下症：精神不振、面色萎黄、四肢欠温、小腹喜按无压痛，舌质淡白，边有齿痕，苔白腻，脉沉弦无力。西医诊断：肠易激综合征。中医诊断：泄泻，肝寒克脾，脾虚及肾证。治法：温胃暖肝，健脾益肾。处方：吴茱萸汤加减。药用：吴茱萸 24g、党参18g、炒山药 15g、益智仁 15g、肉苁蓉 12g、生姜 10g、大枣 8g。水煎 400ml，每日 1 剂，分 2 次服用。

服用 4 剂后来诊，小腹轻度冷痛，腹中辘辘作响，大便 3～4 次 /d。效不更方，守方再用 7 剂，小腹疼痛基本消失，大便 2～3 次 /d，成形不硬，时有脘腹略胀，原方加焦三仙 15g，以助健脾和胃消食之功，守方 7 剂服之以善其后。随访未再复发。

按语：《黄帝内经》曰："澄澈清冷，皆属于寒。"本例患者慢性腹泻 2 年，小腹拘急冷痛，大便时干时溏，完谷不化，久治不愈，故用吴茱萸汤暖肝健脾温肾。寒则凝滞，肝得暖则条达升发，阴阳调和，脾健胃和，运化正常，肾健则固摄有权，药切病机故腹泻止，腹痛消。

医案二

杨某，女，27 岁，2018 年 5 月初诊。

主诉：头痛半年余。

现病史：半年前，患者因情绪刺激出现头痛，求治效果不佳，渐加重，CT、脑电图等未现异常。患者头痛以夜间为甚，多发于子时，发时头痛剧烈，以额顶为重，常以头撞墙以减轻痛苦，伴干呕，吐涎沫，四肢厥冷。至明则逐渐缓解。刻下症：精神不振，面色晦暗，口淡不渴，舌质淡，苔白润滑，脉沉弦。西医诊断：神经性头痛。中医诊断：头痛，肝寒犯胃、浊阴上逆证。治法：温肝降胃，泄浊通阳。处方：吴茱萸汤加减。吴茱萸 10g、党参 15g、生姜 10g、大枣 10 枚、藁本 6g。3 剂后，患者头痛明显减轻。效不更方，续服 4 剂，诸症悉除，随访半年无复发。

按语：足厥阴之脉夹胃属肝，上出与督脉会于颠顶部位。肝寒犯胃，浊阴之气上逆故干呕；胃阳不布，产生涎沫，随浊气上逆而吐出。方中吴茱萸温肝降胃，泄浊通阳，增入藁本为使，引药入经，故主之。

医案三

患者杨某，47 岁，2007 年 11 月 20 日初诊。

主诉：反复头痛 10 年余。

现病史：患者 10 余年前出现头痛，未及时诊疗，后反复发作，每次发作口服西药卡马西平片，盐酸氟桂利嗪胶囊，维生素 B₁ 片，并配合静脉滴注扩张血管药等治疗，才能缓解。痛苦不堪，遂来就诊。刻下症：头痛，颠顶尤甚，目眩，伴见干呕，纳差，舌苔白，脉弦。西医诊断：头痛。中医诊断：头痛，肝胃不和，脑窍失养证。

治法：温经散寒，和胃降逆。处方：吴茱萸汤加味。药用：吴茱萸 15g、生姜 10g、人参 15g、大枣 10g、清半夏 15g、川芎 10g，水煎服，每日 1 剂，7 剂后诸症好转。效不更方，继用上方 7 剂，头痛，眩晕消失，饮食大增。随访 1 年，头痛未再发作，食增体强。

按语：本例患者头痛反复发作 10 余年，久病不愈。耗气伤血，加之肝胃不和，气血生化乏源，血虚脑失所养故而头痛、眩晕，肝气犯胃故干呕，舌苔白，脉弦均为肝气犯胃，胃失和降之证，治以温经散寒，和胃降逆，吴茱萸散寒止痛，疏肝理气，人参补脾益气，川芎活血行气止痛，清半夏燥湿化痰，降逆止呕，生姜、大枣和肝胃，全方配伍可使肝气降，胃气和，故而头痛之疾得愈。

八　四逆散证与糖尿病

（一）方证研究

【原文记载】

少阴病，四逆，其人或咳，或悸，或小便不利，或腹中痛，或泄利下重者，四逆散主之。（《伤寒论·辨少阴病脉证并治》）

【组成】

甘草（炙）、枳实（破）、柴胡、芍药各十分。

【功效与主治】

功效：透邪解郁，疏肝理脾。

主治：①阳郁厥逆证：手足不温，或身微热，或咳，或悸，或小便不利，或腹中痛，或泄利下重，脉弦；②肝气郁滞证：胁肋胀闷，脘腹胀痛，急躁易怒，脉弦等。

【辨证要点】

本方为疏肝理脾之通剂，常用于肝胆气郁或肝脾不和证。临床当应以胁肋疼痛，或胁腹胀痛，脉弦为辨证要点。阳郁重而见发热四逆者，增柴胡用量以加强疏郁透热之力；气郁甚见胸胁胀痛者，加香附、郁金、玄胡以增强解郁止痛；气郁蕴热见心胸烦热者，加栀子、豆豉以宣泄郁热；胸阳被遏见心悸者，加桂枝辛散温通；肝胆郁热见发黄者，加茵陈、栀子以利胆退黄；气虚见神疲气短者，加白术、党参以益气健脾；脾寒见腹中痛者，加干姜以温中祛寒；下焦气滞见泄利下重者，加薤白以通阳行滞；脾虚湿阻见小便不利者，加茯苓以健脾利湿。

【制方详解】

本方原主伤寒阳郁四逆证，阳郁四逆证系外邪入里，郁遏气机，肝脾郁滞所致，并以四肢逆冷为主要表现。本证"四逆"，与阳衰阴盛之"四逆"有本质区别。此证虽云四逆，必不甚冷，或指头微温，或脉不沉微，乃阴中涵阳之证，唯气不宣通，是为逆冷。因阳郁不达，热郁心胸，可见心胸烦热或咳嗽；肝经郁滞，则胁肋胀闷；脾滞不运，则脘腹胀痛，或泄利下重；下焦不畅则小便不利；脉弦也为肝气不和之征。后世发展本方主治肝脾不和证，虽病因不同，也不以"四逆"为主要表现，但其病机与原方证类同，即气机郁滞、肝失疏泄、脾滞不运。治当宣畅气机以达郁阳，疏肝畅脾以复升降。

方中柴胡主入肝胆，其性轻清升散，既疏肝解郁，又透邪升阳，为君药。肝脏体阴而用阳，阳郁为热易伤阴，故以芍药敛阴泻热，补血养肝，为臣药。君臣相配，散敛互用，体用兼顾，气血兼调。枳实苦辛性凉，行气降逆，开郁散结而畅脾滞，合柴胡以并调肝脾，升降气机，为佐药。甘草健脾和中，合白芍可缓急止痛，兼调和诸药，为佐使。四味相合，疏肝理脾，升降气机，兼有透邪散热，缓急止痛之功。制方特点：本方宣畅气机为主，肝脾气血同调，疏柔互用，升降并施。

【四逆散方证与糖尿病的联系】

1. 糖尿病合并血管病变　糖化终末产物与体内受体结合，不仅能促进细胞内氧化应激反应，还能通过促进炎症因子如 IL-6 等释放，损伤内皮细胞，引起血管内皮生长因子 A（vascular endothelial growth factor A，VEGFA）、表皮生长因子受体（epidermal growth factor receptor，EGFR）、人类表皮生长因子受体 2（Human Epidermal Growth Factor Receptor 2，ERBB2）等表达异常，这与糖尿病血管功能障碍有关，是糖尿病视网膜病变、糖尿病肾病、糖尿病神经病变和糖尿病心肌病发病的主要原因。糖尿病并发症中的糖化终末产物及其受体信号通路是四逆散作用的关键靶点，有研究显示，四逆散中多种成分具有抗氧化、抗炎的作用，可通过作用于 NF-κB 通路中的 IL-6、VEGFA 等靶点，改善微血管功能障碍，延缓糖尿病血管并发症的发生。

2. 糖尿病合并认知功能障碍　胆碱能系统受损、糖化终末产物及慢性炎症浸润、胰岛素样生长因子信号异常在糖尿病引起的认知障碍中起重要作用。四逆散对乙酰胆碱这类神经递质及相关调控通路具有影响，乙酰胆碱水平的升高，有助于减少糖尿病大鼠大脑组织淀粉样蛋白的沉积，改善糖尿病认知功能障碍，四逆散的主要成分 β- 谷甾醇、槲皮素均已被证实具有胆碱酯酶抑制作用，β- 谷甾醇还能抑制脂质过氧化，提高小鼠学习记忆能力；糖化终末产物及其诱发的氧化应激反应及慢性炎症反应可参与糖尿病认知功能障碍的发病，而四逆散对炎症相关通路具有显著的抑制作用，包括直接抑制 TNF 通路、Toll 样受体通路、IL-17 信号通路或间接作用于过氧化物酶体增殖物激活受体 γ 信号通路，从而阻断炎症级联反应，减少糖基化终末产物的生成，延缓糖尿病认知功能障碍的发生；现代研究还提示四逆散可能通过调控胰岛素信号转导通路减少淀粉样蛋白的沉积，与上述途径共同发挥对糖尿病认知功能障碍的综合治疗作用。

3. 糖尿病合并性功能障碍 有临床研究表明四逆散治疗糖尿病性阳痿总有效率为85.7%，根据肝与男性性功能的生理病理关系，肝气郁结，气滞血瘀，则血脉运行不利。男子性功能维持有赖于外生殖器形态结构的正常，血液供应充足，神经感受传导无损，内分泌调节良好和健全的心理。糖尿病患者中，心理性阳痿约占20%。患者情绪波动不定，因此与情志关系密切，在病理上二者往往互相影响，故患者可见郁郁寡欢，言少而善太息或性情暴躁等。如患者肝经病变的其他症状，如脉弦或弦细、沉细或涩，或少腹、睾丸坠胀挛急，或口苦、咽干、目眩、胸胁苦满等，则用四逆散加减治疗多有效。

（二）现代药理学研究

1. 抗应激、抗抑郁 应激是人体在受到各种内外环境因素刺激时所出现的非特异性全身反应。主要表现为以交感-肾上腺髓质和下丘脑-垂体-肾上腺皮质轴兴奋为主的神经内分泌反应，以及细胞和体液中某些蛋白质成分的改变和一系列功能代谢的变化。长期处于应激状态，会引起应激性溃疡、心血管疾病等。四逆散可以减少应激性大鼠旷场实验的爬格次数，改变应激行为方式，提高慢性应激大鼠空间学习和记忆能力，具有抗应激作用。大鼠行为学研究结果显示，四逆散可以改善抑郁模型大鼠的抑郁状态，增加蔗糖水的消耗量。四逆散有效部位可以缩短小鼠强迫游泳不动时间和悬尾不动时间，拮抗利血平降低小鼠体温、引起小鼠眼睑下垂的作用，明显增加5-羟色氨酸（5 hydroxytryptophan，5-HTP）诱导小鼠的甩头次数，表明四逆散具有一定的抗抑郁作用。研究者采用网络药理学方法和中药作用机制辅助解析系统研究四逆散的抗抑郁机制，结果显示，四逆散的315个化学成分中有263个能够作用于抑郁症的19个靶点，通过调节第二信使G-蛋白偶联受体介导通路、cAMP环核苷酸系统、神经系统及其递质的分泌和转运、免疫炎症反应、神经内分泌、钙离子及其他离子转运等多途径、多靶点发挥抗抑郁作用。

2. 保肝 四逆散对各种条件所诱导的肝损伤、脂肪肝、肝纤维化等均具有治疗作用。经四逆散灌胃治疗后，以雷公藤多苷复制肝损伤模型的肝组织中Bcl-2表达水平升高、Bax蛋白表达下降、Caspase-3酶活性降低、TNF-α mRNA表达水平下降，表明四逆散可以从多方面发挥抗肝损伤作用。而通过蛋氨酸-胆碱缺乏（MCD）饮食诱导小鼠非酒精性脂肪肝炎模型的小鼠治疗后血清中 ALT、AST 水平下降，肝组织中甘油三酯、MDA 水平降低，SOD 活力增加，表明四逆散对 MCD 饮食诱导的小鼠非酒精性脂肪肝炎有预防作用。另有文献表明，四逆散含药血清能够促进肝脏干细胞增殖，并诱导其分化，促进肝损伤修复。四逆散还可以通过降低肝纤维化大鼠血清中转化生长因子 β1 水平、阻断 JAK2-STAT3 经典通路的信号转导作用等途径，抑制肝星状细胞增殖，促进肝星状细胞凋亡，发挥治疗肝纤维化的作用；也可通过降低肝纤维化大鼠肝组织中 I 型、III 型、IV 型胶原水平，发挥治疗肝纤维化作用。

3. 抗溃疡、调节胃肠功能 加味四逆散能够改善慢性身心应激大鼠的胃电波异常、胃肠神经递质的异常、胃黏膜形态及结构、胃酸及胃黏膜血流量的异常，缓解因胃肠神经递质紊乱导致的模型大鼠胃肠功能失调，促进胃排空和小肠推进，解除因慢性身心应激对模型大鼠胃黏膜的损伤。四逆散可以提高血浆中 6-酮-前列腺素 F1α 含量、胃组织 SOD 水平和降低胃液总酸度、抑制胃组织 MDA 水平，对多种方法所致的急性、慢性胃溃疡均有明显的治疗及预防作用。

4. 催眠 四逆散能延长戊巴比妥钠所致小鼠睡眠时间，延长时间与四逆散的给药时间和给药剂量有关；四逆散还能延长正常或睡眠剥夺大鼠的慢波睡眠时间；对正常或睡眠剥夺大鼠脑中的多种神经递质、睡眠相关因子均有影响。四逆散改善睡眠作用的研究主要以大鼠、小鼠和果蝇为模式生物，利用行为药理学、皮质脑电扫描与分析、生物化学和分子生物学等实验方法与技术进行，多项研究证实四逆散改善睡眠的作用通过多种机制进行，具体有如下几个方面：①通过影响 5-羟色胺（5-HT）能神经系统实现；②干预 NO 信号通路，可以增强脑组织内一氧化氮合酶（NOS）活力，适量增加 NO 含量；③通过影响 γ-氨基丁酸（γ-aminobutyric acid，GABA）受体实现。有文献报道，四逆散可以提高失眠大鼠脾脏和胸腺的脏器指数，增强淋巴细胞的增殖能力，表明四逆散在改善睡眠的同时，也可以调节免疫力。

（三）案例

医案一

患者女，42 岁。

主诉：间断口干、喜饮 1 年。

刻下症：口干，口苦，咽干，多食易饥，形体消瘦，夜间盗汗，大便干，

2～3日一行，易烦躁不安、情绪激动，伴有乳房胀痛、月经不调。舌质红欠津、苔黄腻、脉弦滑。目前用药方案：二甲双胍片500mg p.o. b.i.d.。辅助检查：空腹血糖7～9mmol/L，餐后血糖10～13mmol/L。西医诊断：2型糖尿病。中医诊断：消渴。中医辨证：肝郁气滞，胃火炽盛证。

治法：疏肝理气，清泻胃火。方药：四逆散合石膏汤加减。药用：柴胡10g、白芍12g、枳实10g、生石膏30g、知母10g、茯苓15g、生地黄15g、玄参15g、天花粉15g、地骨皮12g、女贞子12，墨旱莲12g、炙甘草6g。口服7剂后，患者上述诸症明显减轻。继服3个月后，上症消失，血糖下降，空腹血糖6～7mmol/L，餐后血糖7～8mmol/L，自诉心情愉悦，无特殊不适。

按语：《临证指南·医案·三消》载"心境愁郁，内火自燃，乃消症大病"，《灵枢·本脏》载"肝脆则善病消瘅易伤"，均说明五志过极，伤及肝脾，郁热伤津是本病的重要因素，强调了消渴的发病和肝的密切关系。肝主疏泄，能协调平衡人体气机升降出入，与脾胃肾关系密切。本案从肝论治以使人体气机畅达，脾升胃降，肾藏肺降，升降有序，使气血津液输布正常，故疗效显著。

医案二

患者女，66岁，2015年4月7日初诊。

主诉：间断口干、喜饮8年，腹胀5年，加重伴胃脘痛1月。

患者有2型糖尿病病史8年，口干、喜饮。平素使用盐酸二甲双胍片0.5g p.o. t.i.d.控制血糖。5年前出现腹满腹胀，未予诊治；近1月家中琐事致情志郁闷不舒，腹胀加重。刻下症：胃脘部胀痛不适，痛及胁肋，嗳气得舒，时有泛酸，纳呆，善太息，形体肥胖，倦怠乏力，夜眠多梦，二便调。舌质淡红，苔黄厚腻，脉弦缓。辅助检查：空腹血糖7.4mmol/L，餐后2h血糖10.5mmol/L，糖化血红蛋白6.7%。西医诊断：2型糖尿病。中医诊断：消渴，证属肝气郁滞，痰热中阻。治法：疏肝调气、清热化痰。以加味四逆散化裁治疗。药用：柴胡10g、炒枳壳10g、赤芍30g、白芍30g、黄连9g、炙吴茱萸6g、陈皮10g、半夏10g、茯苓30g、竹茹10g、柿蒂10g、炙青皮20g、姜厚朴30g、大腹皮30g、炒栀子10g、煅瓦楞子30g（先煎）、郁金10g、延胡索30g、生黄芪30g、当归10g。7剂，日1剂，水煎温服。嘱患者调畅情志，忌恼怒，清淡饮食。

2015年4月14日二诊：患者服药后自觉胃脘痛减轻，纳食转佳，恶风，自汗。舌质淡红,苔薄黄腻,脉弦缓。空腹血糖 7.2mmol/L,餐后 2h 血糖 9.8mmol/L。处方:上方去郁金、延胡索、大腹皮、煅瓦楞子,加白术 10g、防风 10g,继服 7 剂。

2015 年 4 月 21 日三诊:患者已无明显胃脘痛,仍有善太息,倦怠乏力。舌质淡红,苔薄白,脉弦缓。空腹血糖 6.8mmol/L,餐后 2h 血糖 8.7mmol/L。处方:逍遥丸 6g p.o. b.i.d.。嘱患者调畅情志,忌恼怒,配合糖尿病饮食及适量运动,规律监测血糖,定期复查,及时调整用药。

按语:本案患者情志不遂,肝失疏泄,气机失调,中焦脾胃为气机升降之枢纽,最易受累而为病。肝气不舒,故胁肋胀痛、善太息;肝郁化火,横逆犯胃,胃失和降,胃气上逆,故胃脘胀痛、时有反酸;肝气乘脾,脾失健运,痰浊内生,故形体肥胖,纳化失常,故纳呆,中焦气血生化乏源,周身失于濡养,故倦怠乏力;痰热扰神,故夜眠多梦。舌质淡红,苔黄厚腻,脉弦缓,为肝气郁滞,痰热中阻之象。本案患者病从肝郁而来,宜从肝论治,以疏肝调气为大法,佐以清热化痰、理脾和胃,以加味四逆散合左金丸合黄连温胆汤加减。加味四逆散意在疏肝理脾,调畅气机;左金丸意在清肝和胃,左金平木;黄连温胆汤功在清热化痰、和胃降逆。全方共奏疏肝解郁、清肝和胃、化痰理脾之效。

医案三

患者女,64 岁,2015 年 3 月 31 日初诊。

主诉:胸满烦闷 1 周。

患者有 2 型糖尿病病史 10 年,平素使用盐酸二甲双胍肠溶片 0.25g p.o. t.i.d.,以及阿卡波糖片 50mg p.o. t.i.d. 控制血糖。患者平素急躁易怒,1 周前曾与人发生口角。刻下症:心胸满闷,口舌生疮,口苦,口干欲饮,咳嗽,咯少量黄痰,纳食可,夜尿频,3~4 次/夜,大便调。舌质淡红,苔薄黄,脉弦数。辅助检查:空腹血糖 10.6mmol/L,餐后 2h 血糖 15.7mmol/L,糖化血红蛋白 8.3%。西医诊断:2 型糖尿病。中医诊断:消渴,证属肝郁化火,气滞心胸。治法:疏肝清热,行气开郁,以加味四逆散化裁治疗。药用:柴胡 10g、炒枳壳 10g、赤芍 30g、白芍 30g、太子参 30g、麦冬 30g、五味子 6g、薤白 30g、黄芩 10g、炙桑白皮 30g、地骨皮 30g、龙胆草 10g、炒芡实 20g、金樱子 20g、牡丹皮 20g、炒栀子 10g、炙青皮 20g、瓜蒌皮 30g、炒苦杏仁 10g、砂仁 10g（后下），7 剂，日 1 剂，水煎温服。

2015 年 4 月 8 日二诊：患者服上方后自觉心胸满闷感较前好转，余症减轻，出现鼻痒、易打喷嚏等症状。舌质淡红，苔薄黄，脉弦。空腹血糖 10.1mmol/L，餐后 2h 血糖 13.6mmol/L。上方去龙胆草、炒苦杏仁、牡丹皮、炙桑白皮，加辛夷 10g（包煎）、炒苍耳子 10g，继服 7 剂。

2015 年 4 月 15 日三诊：患者诸症减轻，大便次数增多，每日 2～3 次。舌质淡红，苔薄黄，脉弦细。空腹血糖 8.7mmol/L，餐后 2h 血糖 11.3mmol/L。上方去辛夷、地骨皮，加焦白术 10g、防风 10g、陈皮 10g、炙麻黄 6g，继服 7 剂。

2015 年 4 月 22 日四诊：患者诉下肢有抽搐感，余症缓解。舌质淡红，苔薄白，脉弦细。空腹血糖 7.5mmol/L，餐后 2h 血糖 10.6mmol/L。上方去陈皮、白术、防风、炙麻黄，加知母 10g、川牛膝 30g、鸡血藤 30g、苏木 30g、桑寄生 30g、伸筋草 30g，继服 14 剂。

2 周后电话随访，患者未诉特殊不适。空腹血糖 7.0mmol/L，餐后 2h 血糖 10.1mmol/L，糖化血红蛋白 7.2%。嘱患者调畅情志、定期复查。

按语：本案患者平素急躁易怒，郁怒伤肝，肝失疏泄，气机失调，易变生他病。消渴日久，气阴两虚，心之气阴本虚；肝为心之母，情志刺激，肝气不舒，母病及子，心气郁滞，胸阳不展，故心胸满闷；心肝火旺，上炎于口，故口舌生疮、口苦口干；肝火犯肺，肺金被灼，肺失宣降，故咳嗽咯痰；舌质淡红，苔薄黄，脉弦数，为肝郁化火之象。治宜疏肝清热，方选加减四逆散合黄芩泻白散。后又新见木旺克土、肝肾亏虚之证，分别以抑木扶土、补益肝肾之法治疗，虚实兼顾，寒热并调。

医案四

患者女，62 岁，2015 年 8 月 15 日就诊。

主诉：间断胸闷胸痛、气短 10 年，加重 3 日。

患者 10 年前生气后出现胸闷胸痛、气短，就诊于当地医院诊断为冠状动脉粥样硬化性心脏病，行保守治疗，并行冠状动脉粥样硬化性心脏病二级预防方案。症状偶有发作，每于症状发作时服药 3 日，其余时间未规律服药。3 日前受凉后再次出现胸闷气短症状，胸闷症状持续无间断，遂来就诊。刻下症：胸闷、气短、右胁疼痛，心悸、心烦气急，双目干涩、视物模糊，纳谷不香,夜寐多梦,大便黏滞、小便不畅。舌质黯红,苔黄腻,脉沉细数。既往史:糖尿病 15 年,乙型肝炎 20 年。

西医诊断:冠状动脉粥样硬化性心脏病,2 型糖尿病,慢性乙型肝炎。现用门冬胰岛素注射液 30 笔芯早 16U、晚 14U,餐前皮下注射降糖治疗,血糖控制在 6～8mmol/L;服用阿托伐他汀钙、单硝酸异山梨酯控制冠状动脉粥样硬化性心脏病。

中医诊断:消渴。

中医辨证:气滞血瘀、脉络痹阻证。

治法:疏肝解郁、行气活血通络。

方药:柴胡 10g、赤芍 20g、白芍 30g、枳壳 10g、丹参 30g、牡丹皮 20g、菊花 10g、枸杞 10g、泽兰 30g、红花 10g、香橼 10g、佛手 10g、川芎 10g、生薏苡仁 30g。水煎服,日 1 剂。

上方服用 1 月余复诊,诉心悸、胸闷、右胁疼痛,心烦气急,纳谷不香、大便黏滞、小便不畅均有减轻,仍气短、心悸、胸闷,视物模糊,多梦,于上方加太子参 30g 继服月余,诸症缓解。

按语:临床消渴合并胸痹患者较多,其发病与肝关系密切,肝郁气滞,气滞则瘀血、痰浊内生,而心主血脉,心脉被瘀血、痰浊阻滞则可见胸闷、心悸、胁痛等症状;肝主藏血,开窍于目,肝血不能濡养目睛,故见双目干涩、视物模糊。故见消渴并胸痹兼有气郁诸症者,皆可使用四逆散加减,均可获效。

医案五

患者女,70 岁,2019 年 4 月 10 日就诊。

主诉:间断腹胀、反酸 2 年,加重 2 日。

患者有 2 型糖尿病病史 8 年。自诉血糖控制一般。空腹血糖在 7～9mmol/L,规律监测餐后血糖。近 2 年来,患者逐渐出现腹胀痞满,不思饮食,泛酸口苦,呃逆,大便干结等症,甚至进食后恶心,呕吐不适,反复就诊于多家医院,明确诊断为糖尿病合并胃轻瘫。西医诊断:糖尿病胃肠功能紊乱,糖尿病胃轻瘫。中医诊断:消渴、痞满,肝郁气滞、肝胃不和证。治法:疏肝理气,和胃降逆。以四逆散加味治疗。药用:柴胡 10g、白芍 12g、枳实 12g、紫苏梗 12g、陈皮 12g、香橼 12g、佛手 12g、槟榔 12g、木香 6g、焦山楂 12g、焦神曲 12g、焦麦芽 12g、海螵蛸 15g、海蛤粉 30g、瓦楞子 15g、旋覆花 12g、生姜 6g、炙甘草 6g，7 剂，日 1 剂，水煎服。用药后腹胀、泛酸症状消失，进食量渐增。

按语：糖尿病胃轻瘫属于中医学"消渴病痞满"范畴，此证多发生于少阳肝郁、阳明胃热、太阴脾虚之人，肝郁气滞，木克脾土，肝胃不和，气机不通而致痞满。其基本病机是气机阻滞，升降失职；肝主气机，脾胃为气机升降之枢纽，故应当重视疏肝理气，兼调脾胃，对少阳肝郁体质者尤其如此。

医案六

患者男，65 岁。2017 年 2 月就诊。

主诉：间断双手足麻、凉、痛 3 年，加重 7 日。

现病史：有糖尿病病史 20 年，平素未规律监测血糖，自诉血糖控制不佳，3 年前大量饮酒后出现双足麻、凉，继而出现疼痛，后又发双手麻木，症同双足，自行贴膏药治疗，症状稍有缓解，但间断发作，情绪波动时加重。3 日前患者生气后上述症状加重，之后症状未缓解，遂来就诊。刻下症：形体偏胖，面色白，畏寒怕冷，胁肋胀痛或刺痛或隐痛不舒，四肢沉重，双手足麻、凉、痛、时作转筋、口苦不思饮食、急躁易怒、夜寐多梦等症。舌质淡黯，体胖，苔薄腻，脉沉弦。

既往史：糖尿病病史 20 年。西医诊断：糖尿病周围神经病变。中医诊断：痹证（阳气内郁、气机不畅证）。治法：调理气机，透达阳气兼补肾阳，活血化瘀。以四逆散合肾气丸加减治疗。药用：柴胡 10g、白芍 12g、赤芍 12g、枳实 12g、熟地黄 15g、山药 12g、山茱萸 20g、泽泻 10g、茯苓 12g、牡丹皮 12g、丹参 12g、附子 10g、桂枝 6g、黄芪 30g、当归 12g、全蝎 3g、牛膝 15g、木瓜 30g、炙甘草 6g。14 剂，日 1 剂，水煎服。患者服药后胸胁胀痛、隐痛不适减轻，畏寒症状缓解，四肢不温减轻。仍有麻木、疼痛不适，后续在上方基础上调整用药 1 月，患者上述诸症明显缓解。

按语："消渴病痹证"是临床常见并发症。肝在体为筋，肝血不足或肝血瘀阻，筋脉失养，导致肢体麻木不仁，痛如针刺而成消渴病痹证。《伤寒论译释》引张令韶观点曰："凡少阴四逆，俱属阳气虚寒，然亦有阳气内郁，不得外达而四逆者，又宜四逆散主之。"《黄帝内经》载："四肢者，诸阳之本也。"若少阴之枢不利，阳气被郁，不能疏达于四末，则亦可形成四肢逆冷之证。因肝气郁滞，疏泄失司，郁则阳气难通达四末，故肢体麻木发凉，痹阻于肢络,而为四逆之证,并多伴见口苦、咽干等症。此"四逆"与阳衰阴盛的四肢厥逆有别。临床上治以四逆散疏肝理气,往往效果卓著。

九 麻黄附子细辛(甘草)汤证与糖尿病

(一) 方证研究

【原文记载】

1. 少阴病,始得之,反发热,脉沉者,麻黄附子细辛汤主之。(《伤寒论·辨少阴病脉证并治》)

2. 少阴病,得之二三日,麻黄附子甘草汤,微发汗,以二三日无证,故微发汗也。(《伤寒论·辨少阴病脉证并治》)

【组成】

麻黄二两(去节)、细辛二两、附子一枚(炮,去皮,破八片)。

【功效与主治】

功效:温经发汗,温里补虚。

主治:太少两感证,证见恶寒甚,发热轻,无汗蜷卧,脉不浮反沉。

【辨证要点】

证见恶寒发热,本该想到太阳病,然脉沉细,决定了本病为太少两感证,即少阴虚寒为本,兼见太阳表证。

【制方详解】

附子辛、大热,其性走而不守。入手足少阴经,为补先天命门真火第一要剂。凡一切沉寒痼冷之症,用此无不奏效。凡伤寒传变三阴,及中寒夹阴,真寒虽身大热,而脉沉者必用之。与发散药相配,则能开腠理以逐在里之风寒。麻黄辛温,入手太阴肺经、足太阳膀胱经、足少阴肾经,可发散风寒,用附子配麻黄,补中有发也,可除寒凝之寒毒;或兼寒药以助阴。细辛辛、温,入肝经、胆经、足少阴肾经,为温经主药,可散肾经风寒,凡风寒邪入至阴而见本经头痛,宜辛以润之。细辛之辛以行水气而润燥,入肾润燥,非是火盛水衰,阴被阳涸而成。实因阴盛阳衰,火屈于水而致也。遇此则以辛除寒,以温燥湿。甘草甘、温,入手少阴心经、足太阴脾经,味甘主中。全方有升降浮沉,可上可下,可外可内,有和有缓,有补有泄。上四味药相配伍作用脏腑在心、肝、胆、肾,炙麻黄与甘草配伍发散心肺表寒郁热,炙麻黄与附子配伍温补心肾发散里寒,附子与甘草配伍温补心肾之阳气,附子与细辛配伍温肝胆散肝寒。两两相伍,可治上中下三焦内外虚寒引起的病证。补中有发,散中有补,可治疗心肾不足、内生寒湿、气机失调引起的消渴。

【麻黄附子细辛汤方证与糖尿病的联系】

糖尿病性心脏病 糖尿病性心脏病属于中医消渴心病范畴,患者大多因消渴日久,阳气亏虚,固守及温煦失司,寒邪内侵或从内而生,寒主收引,血脉凝滞,留而为瘀,发为本病,因此临床上麻黄附子细辛汤可用于治疗寒凝血瘀型消渴心病。现代研究证实,麻黄附子细辛汤治疗缓慢性心律失常证属里虚寒者,辅以祛湿散寒之品有效。有研究者观察麻黄附子细辛汤联合阿托品治疗糖尿病性心脏病临床效果,结果显示治疗组临床治疗总有效率处于较高水平,治疗总有效率为96.92%,高于对照组的78.46%,且治疗组临床症状及不良反应均得到有效控制和改善,治疗组、对照组比较有统计学意义($P<0.05$)。且治疗后,24h动态心电图结果显示,两组患者心率情况均有改善,进一步证实了采用该治疗措施的临床疗效。

(二)现代药理学研究

1. 改善缓慢性心律失常 麻黄附子细辛汤是中医常用方剂,由麻黄、制附子、细辛组成,其中麻黄含有丰富的麻黄碱,能够对心肌细胞产生兴奋作用,改善肌力;制附子则富含生物碱,具有升压、强心之效,能够一定程度上保护心肌;细辛具有改善心肌收缩力、增加心排血量及加快心率的作用,同时能够降低血小板活性,对血供情况进行改善。

2. 改善哮喘症状 依据现代各项药理学研究结果,王艳宏等提出麻黄的多糖组分和生物碱组分均为麻黄平喘作用的物质基础,生物碱组分、挥发油组分及酚酸组分可松弛组胺导致的气管平滑肌痉挛。黄玲等提出麻黄可通过不同作用靶点,不同的途径发挥平喘的作用,故麻黄可有效改善气管平滑肌痉挛,也具有扩张支气管的作用。附子归属于温里药,享有"药中良将""药中四维"之美誉。谭莉晖提出附子有效成分去甲乌头碱可发挥显著的平喘作用,有研究指出附子为少阴经的代表药,可缓解气道高反应状态,调节机体的免疫功能,对增强自身免疫力有所帮助。经研究分析得出细辛中的挥发油成分可对抗组胺与乙酰胆碱,从而达到抑制支气管平滑肌痉挛的作用,故细辛可兼顾治疗哮喘。

(三)案例

王某,男,35岁,2018年6月29日初诊。

现病史：2 型糖尿病病史 3 年余。用药方案为格列齐特 60mg p.o. q.d.；二甲双胍肠溶片 500mg p.o. t.i.d.。近 2 周自测空腹血糖为 8mmol/L，餐后 2h 血糖为 11mmol/L。刻下症：乏力，汗多，失眠，大便干，隔日一行。舌淡，苔白厚，脉沉细。西医诊断：2 型糖尿病。中医诊断：消渴，脾肾不足、寒湿内阻证。治法：温经散寒、补肾健脾。处方：麻黄附子细辛汤合六味地黄汤加减。药用：太子参 15g、山茱萸 15g、地骨皮 20g、荷梗 10g、肉苁蓉 20g、附子 5g、炙麻黄 6g、细辛 3g、菟丝子 10g、生地黄 20g、生白术 20g、柴胡 10g、佩兰 10g、枳实 10g、郁金 15g、桔梗 10g。14 剂，水煎，日 1 剂，早晚分服。西药治疗不变。

2018 年 7 月 12 日二诊：患者诉服药后乏力减轻，眠佳，时有腹胀，二便可。舌红，苔白，脉沉。证属心肾不足、痰湿内阻；治以温补心肾、健脾化湿，方选麻黄附子甘草汤合枳术汤加减。方药组成：柴胡 10g、附子 5g、太子参 15g、枳实 10g、生白术 20g、地黄 20g、寄生 20g、麻黄 6g、炙甘草 6g、地骨皮 20g、荷梗 10g。14 剂，煎服法同前。西药治疗不变。

2018 年 7 月 26 日三诊：患者近 1 周自测空腹血糖为 7mmol/L，餐后 2h 血糖为 8mmol/L，乏力、汗多好转，体重减轻 3kg，遂停用格列齐特，继服中药治疗。

按语：本例患者为中年男性，病程长，脾肾之气不足出现乏力；汗为心液，心肾不交则汗出；心气不足出失眠；肾水亏虚，子盗母气，肺与大肠相表里故大便干；舌淡，苔白厚，脉沉细均为阳气不足，寒湿内生之象。故以麻黄附子细辛汤为基础方治疗，炙麻黄与附子配伍温补心肾发散里寒，附子与细辛配伍温经散寒，可治表里虚寒引起诸症。一诊以补肾为辅，故用六味地黄汤之山茱萸并生地黄、肉苁蓉、菟丝子等补肾阳之品。酌加健脾疏肝调气机之柴胡、郁金、白术、枳实等。二诊以在麻黄附子甘草汤基础上酌加健脾化湿之品调补脾肾。总体以温经散寒为主，随症加减，药效显著。

| 第五节 | 小 结

少阴经为水火之经，病理状态下表现为邪从寒化或邪从热化，辨证论治分别以滋阴和温阳为法。滋阴法在消渴及并发症的治疗中贯穿始终，有三大治法，分别为益气养阴法、滋阴清热法和养阴活血法，此三法针对消渴本证虚证论治。其中在消渴初中期及并发症进展至中期，均可采用益气养阴之法；滋阴清热法有显著降血糖作用，用于血糖过高证属阴虚热盛之人；养阴活血法往往用于疾病后期渐生瘀血，证属阴虚的病理状态。温阳法用于消渴及并发症疾病后期的治疗，阴虚及阳，阳气不行内生水饮瘀血等病理产物，常见阳不化气，水饮内停之水肿；下焦水停，浊阴上逆之心悸；阳虚阴盛，正邪剧争之肝胃虚寒，恶心吐利；阳气亏少或内郁不能外达四末之四肢厥冷，脉微欲绝等，见于糖尿病周围血管病变、周围神经病变及糖尿病心脏病等疾病之中，治法为温阳通脉、温阳化气、助阳祛邪及回阳救逆等。

《伤寒论》将少阴经证分两级：寒化及热化。依据少阴寒化所立证型有阳虚阴盛证、阴盛格阳证、阳虚水泛证，阳虚寒湿身痛证及阴盛阳虚浊阴上逆证；依据热化所立证型有阴虚阳亢证和阴虚水热互结证。在糖尿病及并发症的治疗中，常用以下方证对应：真武汤证对应糖尿病性心肌病、糖尿病肾病；附子汤证对应糖尿病痛性神经病变、痛风；吴茱萸汤证对应糖尿病胃轻瘫；猪苓汤证对应糖尿病肾病；黄连阿胶汤证对应糖尿病合并失眠、消渴阴虚热盛证。方随证立，随症治之，可将病证结合的观点灵活应用于糖尿病及并发症的临床治疗中。

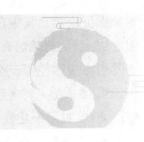

第六章
厥阴病与糖尿病

┃第一节┃ 厥阴病概述

 厥阴的定义

从经络层面看，厥阴指足厥阴肝、手厥阴心包两经两脏。从伤寒理论的定义来看，厥阴概指阴阳之间互为交通、阴尽阳生、相互转化的特性，即所谓"厥者，尽也"。厥阴是人体阴阳之气交替转换的阶段，厥阴病是人体不能正常交替，阴阳之气不相顺接导致的，阴阳之气不相顺接的临床特征就是"厥"。接着发展就进入阴阳离决的状态。从运气学说角度来看，厥阴在天为风，在地为木，故合称厥阴风木。

厥阴历来被认为是六经传变之末，而真厥阴病是阴阳隔绝的终末状态。张仲景将厥阴病分为寒厥和热厥。厥阴本身就有火之意，肝和肾中之火称为龙雷之火，肝火即为雷火，肾火即为龙火。又因为心火称为君火，肾火称为相火，君火属阳，相火属阴，当厥阴有寒的时候，相火郁而不伸，等到了少阴阴寒之气衰的时候，它的相火郁极就会发作，成为热证。厥阴病是一个寒至极点的病，故厥阴病具有阴阳转化、寒热错杂、或寒或热的特点。

在《伤寒论》中厥阴系统的功能主要是控制人体情绪、潜藏阳气、平衡气机，因为肝体阴而用阳，主气机，司情志，主藏血，主疏泄。

 厥阴病的定义

从《伤寒论》六经理论出发，厥阴病的定义可概括为：外感病后期，邪入厥阴，导致阴阳失调、寒热错杂，以厥逆、下利、呕哕、寒热交替为主要表现的复杂证候。厥阴属肝与心包，主疏泄与相火，厥阴病可以理解为心包病和肝病。厥阴病一般是继发的，大多从少阴病传入，或者用凉药误治传入。厥阴病在西医来看，被认为是多脏器功能障碍综合征，通常发生在慢性疾病终末阶段和危急重症的末期。

厥阴病发生的原因

厥阴病的形成原因有三：一是由于三阳病失治误治，邪气内陷，传入厥阴。如少阳病邪可陷入厥阴。少阳与厥阴互为表里，少阳病失治误治，最易陷入厥阴；反之，厥阴阳复太过，亦可转为少阳病，此属表里传。二是由于太阴少阴误治，使邪气进一步传入厥阴。如少阴寒极变为厥阴，此属循经传。三是由于本经发病，主要为先天不足、后天失养，使脏气虚衰，邪气直中厥阴。

厥阴病的证候分类

厥阴病的证候类型可分为以下几类：①厥阴寒证。由外寒直接侵袭厥阴经、脏而发病。寒邪侵袭手足厥阴经脉，又伴有厥阴肝血不足，证见手足厥寒，脉细欲绝；或冷结膀胱关元，而见少腹冷痛。寒邪直犯厥阴之脏，导致肝胃两寒，证见干呕、吐涎沫、头痛。寒邪侵袭厥阴经、脏，既会出现厥阴经寒的表现，又会出现厥阴脏寒的表现。②厥阴热证。相火爆发，阳气来复，阳有余便是火，其热上伤阳络，见汗出、喉痹；热下伤阴络，可见便脓血；热泛肌肤，见身发痈脓。③厥阴寒热错杂证。相火爆发，阳气来复，阳热上逆而成上热，原有阴寒未尽而有下寒。

厥阴病发生的病机

以"厥阴为枢"为出发点来分析厥阴，厥阴的生理特点为阴尽阳生、阴中有阳，是为阴枢；厥阴病的病理特点为阴阳寒热虚实错杂，主血主风。病至厥阴，则肝木失调，心包也受邪犯，相火上炎为热，心火不能下达为寒，所以有上热下寒之状；在正邪交争中，阳盛阴衰则热多寒少；阴盛阳衰则寒多热少，所以有厥逆胜复。病邪内陷，气血紊乱，阴阳不能顺接，所以发生各种厥逆证。肝胃气逆、湿热下注、实热壅结、脾胃虚寒均可导致吐利。

六 厥阴病的临床表现

厥阴病在临床上可归纳为 4 类，其临床表现如下：①上热下寒证，见消渴、气上冲心、心中疼热为上热；饥不欲食、食则吐蛔、下之利不止为下寒。②厥热胜复证，见四肢厥逆与发热交错出现。③厥逆证，见四肢厥冷，轻者不过腕踝，重者可越过肘膝。④下利吐哕证，热利下重为湿热下利，下利谵语为实热下利，下利清谷为虚寒下利。干呕、吐涎沫、头痛为寒饮呕吐之表现；呕而发热为发热呕吐之表现；哕而腹满为里实哕逆之表现。

七 厥阴病的治疗

厥阴病的治疗，应"观其脉证，知犯何逆，随证治之"。寒者宜温，热者宜清。寒热错杂，则寒温并用。需要注意的是，厥阴经包含足厥阴肝经和手厥阴心包经，《伤寒杂病论》中对厥阴病重点论述的是厥阴肝病，而对于厥阴心包病证则论述得非常少。因为厥阴心包病证与少阴心病证在诸多病证表现上基本相同，其在治疗方面与心病证没有明显区别，所以研究厥阴病的核心是厥阴肝病；结合《伤寒杂病论》辨治厥阴病的基本理论与临床应用，进一步发现张仲景研究厥阴病的重点是研究厥阴肝或心包的病变而不是厥阴经络的病变。

第二节 厥阴肝系的理论基础

一 厥阴肝系的生理基础

肝系是以足厥阴经脉、经表、筋膜、体窍及其内属的肝脏为核心的气化系统。

《医宗必读·改正内景脏腑图》云："肝居膈下上着脊之九椎下。"《十四经发挥》云："肝之为脏……其脏在右胁右肾之前，并胃贯脊之第九椎。"说明中医学已正确地认识到了肝脏解剖学位置是在右胁下右肾之前而稍偏，需要指出的是，在中医学中还有"肝左肺右"之说，始见于《素问·刺禁论》"肝生于左，肺藏于右"。

肝与自然界关系是肝脏性能产生的由来，肝与机体内外的关系是肝脏性能所在。《黄帝内经》采取以类比象的方法论述肝脏与自然界的关系,《素问·阴阳应象大论》有载"东方生风,风生木,木生酸,酸生肝……在色为苍,在音为角""其臭臊""其应春"等。

二　厥阴肝系的病理基础

肝病的发病因素杂多,包括"六淫""七情",情志之中以怒为主,但忧、恐、惊也对肝有影响。其他因素中的瘀血、酒毒、虫、痰、房劳等也可为肝脏发病因素。在此不论述其他因素导致肝病的情况。

《黄帝内经》云"风为阳邪""风盛则动""善行数变",风性动,动为阳邪,其对肝脏的功能影响当以"升发""疏泄"为著;"厥阴之上风气主之",风邪与肝脏有着与生俱来的亲和力,所以六淫之中风邪最易伤肝。一般而言,肝风应该属于内淫之一,但是"风气通于肝",所以外风亦易致肝病。

《素问·举痛论》曰:"怒则气上。"说明发怒可致肝病。如果肝藏血功能失调,则会出现上逆呕血、下迫崩漏;如果肝气横逆克土,则会食欲差而便不畅或肝气夹风化热,肝胃两旺而成"消谷"或"消渴"。同时气血损耗越大则肝失所养越甚。而越易动怒,越是易动怒越是损气血,如此恶性循环,预后恶劣。

第三节　厥阴心系的理论基础

一　厥阴心系的生理基础

心包为"心之护",代心受邪,与心神、血脉功能联系密切。《灵枢·经脉》提到心包经"起于胸中,出属心包络",与心胸部位("心系")有直接联系。《伤寒论》虽未明言"厥阴心系",但通过厥阴病证候(心胸症状、神志异常、厥逆)和经络脏腑联系(肝与心包),可推导出厥阴病与"心系"的密切关系。后世医家结合临床,进一步强化了这一理论,使其成为理解厥阴病复杂表现的关键切入点。《灵枢·经脉》曰:"心手少阴之脉,起于心中,出属心系。"心为五脏之一,位于胸中,两肺之间,膈膜之上,形如倒垂未开之莲蕊,外有心包卫护。《医学入门》提出心有"血肉之心"和"神明之心"。

心脏可能是古人最早认识到的器官。殷商时期就有"圣人心有七窍"的传说。《灵枢·顺气一日分为四时》曰："心为牡脏，其色赤。"《难经·四十二难》曰："心重十二两，中有七孔三毛，盛精汁三合。"《黄庭内景五脏六腑补泻图》曰："心，火宫也。居肺下肝上，对鸠尾下一寸，色如缟映绛，形如莲花未开。"

心为阳脏，主通主明，既可温通血脉，推动全身血液运行，以维持人的生命活动，使生机不息。心之阳气能兴奋精神，推动和鼓舞人的精神，使人精神振奋、神采奕奕、思维敏捷。心的生理功能是主血脉和主藏神，心主血脉是指心具有化生血液、推动和调控全身血液运行而发挥营养和滋润作用。

 厥阴心系的病理基础

环境对心的影响：《黄帝内经》认为心之病以寒邪为主。"风行于地，尘沙飞扬，心痛胃脘痛，厥逆鬲不通，其主暴速"。"故民病寒客心痛，腰脽痛，大关节不利，屈伸不便，善厥逆，痞坚腹满"。

情志因素对心的影响："忧则心气乘矣，此其道也"，"悲则心系急，肺布叶举，而上焦不通，荣卫不散，热气在中，故气消矣。惊则心无所倚，神无所归，虑无所定，故气乱矣。思则心有所存，神有所归，正气留而不行，故气结矣"，"岐伯曰，愁忧恐惧则伤心"，"心怵惕思虑则伤神，神伤则恐惧自失，破䐃脱肉，毛悴色夭，死于冬"，"有所惊恐，喘出于肺，淫气伤心……故惊而夺精，汗出于心"，均说明情志因素会导致心病的发生。

气血经脉变化对心的病理影响：气血变化会引起情绪的变化，"血并于上，气并于下，心烦惋善怒"。

经脉病变也影响心："阳明有余病脉痹身时热，不足病心痹，滑则病心风疝，涩则病积时善惊"。

饮食石药对心的病理影响：《黄帝内经》认为，饮食对于心，尤其是心气有很大的影响。五味之中，苦先入心，久而增气。过食咸、甘、辛则心不适。具体的经文有："心喜苦，食苦则久可增长心气，心色赤，宜食酸。心病则禁食咸味过多。""味过于咸，大骨气劳，短肌，心气抑。味过于甘，心气喘满""辛走气，多食之令人洞心""甘走肉，多食之令人悗心。"

第四节 方证与糖尿病

一 乌梅丸证与糖尿病

（一）方证研究

【原文】

伤寒脉微而厥，至七八日肤冷，其人躁，无暂安时者，此为脏厥，非蛔厥也。蛔厥者，其人当吐蛔，今病者静，而复时烦者，此为脏寒，蛔虫上入其膈：故烦，须臾复至，得食而呕，又烦者，蛔闻食臭出，其人常自吐蛔，蛔厥者，乌梅丸主之，又主久利。（《伤寒论·辨厥阴病脉证并治》）

【组成】

乌梅三百枚、黄连十六两、黄柏六两、附子六两（炮，去皮）、干姜十两、桂枝六两（去皮）、细辛六两、花椒四两、人参六两、当归四两。

【功效和主治】

功效：缓肝调中，清上温下。

主治：蛔厥，久痢，厥阴头痛，见腹痛下痢、颠顶头痛、时发时止、躁烦呕吐、手足厥冷者。

【辨证要点】

本方是治疗上热下寒、蛔虫内扰的代表方剂。临证以时静而烦，得食而呕，腹痛，时发时止，与进食有关，肢厥脉微为辨证要点。

【制方详解】

方中乌梅酸温安蛔，涩肠止痢，为君药。花椒、细辛性味辛温，辛可伏蛔，温能祛寒并用，共为臣药。附子、干姜、桂枝温脏祛寒；人参、当归养气血，共为佐药。全方共奏缓肝调中，清上温下之功。

【乌梅汤方证与糖尿病的联系】

乌梅汤历来被认为是治疗寒热虚实错杂厥阴病的主方，同时亦是治疗蛔厥之专方。《伤寒论》云："消渴，气上撞心，心中疼热，饥而不欲食，食则吐蛔，下之利不止。"描述的主要是厥阴证寒热错杂证，治疗当寒温并施，乌梅丸是治疗厥阴病寒热错杂证的主方，又善治蛔厥证与厥阴久利。清代著名医家柯韵伯首先提出了"乌梅丸为厥阴主方，非只为蛔厥之剂矣"的观点,章虚谷在《伤寒论本旨》中道:"乌梅丸为厥阴病正治之主方也。"乌梅丸集酸苦甘辛、大寒大热于一体。可调理阴阳、攻补兼施、通理气血、调和三焦,并能清上热、温下寒,具有酸苦并用、寒温并用、泻中有补的配伍特点。厥阴为病、风夹寒热者,治以敛肝息风、和肝安胃、清上温下,乌梅丸恰为合拍。

乌梅丸主要治疗上热下寒证,而疾病的发生,根本原因在于阴阳不和。中医重视"阴阳",人在天地气化交感之中,以阴阳为本,阴阳平衡为要,《易经》言"一阴一阳之谓道",《素问·生气通天论》言"生之本,本于阴阳""阴平阳秘,精神乃治,阴阳离决,精气乃绝",《素问·四气调神大论》言"故阴阳四时者,万物之终始也,死生之本也,逆之则灾害生,从之则苛疾不起,是谓得道",故人身形气,重在阴阳。正常生理情况下人体保持阴平阳秘、上下交通的平衡状态,如《道德经》言"万物负阴而抱阳,冲气以为和"。病理状态下,如外感六淫邪气,或内伤情志饮食等,导致人体阴阳之气不相交会融合,内环境不能保持"和"的状态,阴阳失衡,就会生病。寒热分治,热属阳,寒属阴,上为阳,下为阴,故热在上、寒在下,呈上热下寒之势,如《岭南卫生方》所言"大抵阴阳各不升降,上热下寒者十盖八九。况人之一身,上焦属丙丁火,中焦戊己土,下焦壬癸水。上固常热,下固常冷。而又感此阳燠阴湿不和之气,自多上热下寒之证也"。

从脏腑来看,厥阴属肝与心包,但主要在肝,乌梅丸是治疗厥阴的主方,可从肝胆论治,少阳与厥阴关系密切,少阳为由阳入阴的阳枢,厥阴为由阴出阳的阴枢。少阳偏表主气分,厥阴偏里主血分。乌梅丸与消渴肝胆致病的病因病机相合,《古今名医方论》云:"厥阴……其本阴而标热,其体风木,其用相火……火旺则水亏,故消渴。"

从性味来看,《素问·至真要大论》曰:"辛甘发散为阳,酸苦涌泄为阴。"酸味、苦味属阴,甘味属阳,而糖尿病的典型症状就是尿甜,甜属甘味,应以苦味、酸味之阴调甘味之阳,以达"阴平阳秘,精神乃治"的目的。仝小林提出的苦酸制甜法适用于治疗2型糖尿病伴肥胖及失眠、烦躁、盗汗等存在血糖难控因素者。实验证明乌梅丸具有保护胰岛细胞的功能。

糖尿病肾病是糖尿病最严重的并发症之一,为糖尿病导致的主要微血管并发症,其中常见的是糖尿病性肾小球硬化症,糖尿病性肾小球硬化症是一种以血管损害为主的肾小球病变,早期多无明显症状,血压可正常或偏高。其发生率随着糖尿病的病程延长而增高。糖尿病早期肾体积增大，肾小球滤过率增加，呈高滤过状态，以后逐渐出现间隙蛋白尿或微量白蛋白尿，随着病程的延长出现持续蛋白尿、水肿、高血压、肾小球滤过率降低，进而肾功能不全、尿毒症，是糖尿病主要的死亡原因之一。有学者认为从厥阴论治糖尿病肾病收效很好，以风火相煽，肾精亏虚为其重要病机。厥阴风火始终存在于糖尿病肾病的发生发展过程中，故治宜从厥阴入手。厥阴之上，风气主之，具体治法以灭厥阴风火、酸收益精为主，兼以化痰祛瘀、补脾固肾或益气养阴，其主方常予乌梅丸加减。

（二）现代药理学研究

现代药理学研究证明，乌梅丸对炎症的控制、黏膜损害的修复、脾胃功能的调整都有较好效果。方中黄连、黄柏、乌梅等对幽门螺杆菌有明显的抑制作用，桂枝、附子、干姜、当归等可调节胃肠功能，增强机体的免疫功能。有学者研究发现，乌梅丸治疗糖尿病肠病的生物过程与不饱和脂肪酸代谢过程、类花生酸代谢过程、酶联受体蛋白信号通路、蛋白质氨基酸磷酸化、细胞对胰岛素刺激的反应等脂肪酸合成代谢过程和配体受体结合过程有关，最终发现乌梅丸可能从肠道免疫平衡、胃肠壁结构重构、肠道微血管障碍和神经元活性等方面发挥协同作用减轻糖尿病肠病导致的损伤。

单味药现代药理学研究

1. 乌梅 含有主要化学成分为柠檬酸、苹果酸、琥珀酸、酒石酸、碳水化合物、谷甾醇、蜡样物质及齐墩果酸样物质。研究表明，乌梅具有抗炎、抗菌、保护肝功能的作用。研究发现乌梅能够降低小鼠空腹血糖、增加肝糖原含量，改善肝脏氧化应激及肝病的病理状态。

2. 黄连 西医学研究证明，黄连的作用主要与其根茎所含的生物碱（约占根茎4%～8%）有关，包括小檗碱（berberine）、黄连碱（coptisine），甲基黄连碱（worenine chloride）、黄藤素（palmatine）、药根碱（jatrorrhizine）、表小檗碱（epiberberine）、木兰花碱（lignanamide），以及中药炮制过程中由小檗碱转化而来的9-去甲小檗碱（berberrubine）等。小檗碱是黄连中最主要的有效成分，味苦，物理性状为黄色针状结晶，具有明显的抗菌作用。黄连不同部位小檗碱的含量也有所不同，其在根颈中的含量最高，其次为根须部，在叶中的含量最低，为1.4%～2.5%。同时不同种类的黄连含有小檗碱的量也不相同。

黄连具有抗糖尿病、抗肿瘤、抗菌、抗炎和神经调节等作用,黄连的根茎具有降低血糖的特性,所以,有学者选择用黄连来降低血糖,实验研究证明小檗碱能够改善高血糖症和改进胰岛素耐受性,同时还会对糖原的异生过程产生明显的抑制作用,同时还不会对肝细胞膜胰岛素受体的数量以及亲和力造成影响。

3. 黄柏 该药具有抗菌、调节免疫抑制、调节血压、抗溃疡、抗氧化、影响关节软骨细胞、抗痛风、抗血小板聚集的作用。有学者使用知母、盐柏、生地黄三味药来作为滋阴清热降糖小方治疗围绝经期糖尿病、类固醇糖尿病及糖尿病阴虚火旺证。黄柏皮中含小檗碱,有明显的降血糖作用,其机制与抑制肝脏糖原异生和促进葡萄糖酵解有关。

4. 附子 现代药理学证明附子具有明显的强心、抗炎、镇痛、抗衰老的作用,且能够增强机体抗氧化能力。有学者研究发现附子可使血清甘油三酯水平降低;增加机体对葡萄糖的利用率及加强其代谢,使血糖水平降低。

5. 桂枝 该药具有抗菌、抗病毒、利尿、扩血管、镇静、促进发汗、抗炎和抗过敏等作用。对于顽固性汗证、糖尿病合并汗证有效。

6. 细辛 该药在解热镇痛、抗炎、抗衰老等方面都有一定作用。

7. 花椒 该药的主要药理作用可归纳为以下几方面:①镇痛作用,花椒中所含的生物碱成分能够有效镇痛,可有效缓解腰腿扭伤及关节炎所引起的疼痛;②抗肿瘤作用,花椒提取物能够促进肿瘤细胞的凋亡,抑制肿瘤细胞生长;③抗氧化作用,花椒黄酮类化合物能够有效清除自由基,抑制酪氨酸酶的活性;④抗凝血作用,花椒挥发油能够改善血液流动性,具有抗动脉粥样硬化形成的作用;⑤抗炎作用,花椒能够降低毛细血管的通透性,减少炎症渗出,抑制炎性肉芽肿的形成。

8. 人参 该药对调节中枢神经、循环系统、内分泌系统及物质代谢均有一定作用,此外还能保护肝肾功能,抗肿瘤,抗衰老,提高免疫力。

（三）案例

张某,男,65岁,2019年8月22日初诊。

主诉:发现血糖升高10年,口干多饮、尿多伴泡沫2个月余。

现病史:患者于10年前体检发现血糖偏高,间断服用降糖西药（具体药物不详）,血糖控制不良,血压控制在130/80mmHg左右。2月前患者出现口干多饮、尿多伴泡沫,于当地医院查空腹血糖为8.8mmol/L,尿微量白蛋白 538.67mg/L，尿蛋白＋。诊断为糖尿病肾病，给予中药治疗后，效果不佳，现为进一步诊治，于中国中医科学院广安门医院内分泌科门诊就诊。刻下症：口干多饮，伴口苦，上半身汗出，胸闷，双下肢发凉，头晕时作，偶耳鸣，腰部胀痛，轻微视物模糊，纳可，眠差，梦多，尿频，尿急，有尿不尽感，夜尿 2～4 次，小便有泡沫，舌黯红，中间有裂痕，苔少偏黄，脉细滑。既往史：高血压病病史 10 年，间断服用降压药物（具体药物不详），现控制血压在 130/80mmHg。西医诊断：糖尿病肾病；中医诊断：消渴，证属风火相煽，肾精亏虚。西医治疗：继续服用当前西药；中医治疗：方选乌梅丸加减。药用：乌梅 30g、桂枝 10g、当归 10g、党参 15g、黄柏 10g、黄连 9g、附子 12g、花椒 10g、细辛 3g、干姜 6g、酸枣仁 30g、菟丝子 20g、枸杞 20g、益母草 15g、芦根 30g。30 剂，水煎服，日 1 剂，分早晚两次温服。嘱患者畅情志，饭后平地散步 20min，清淡规律饮食。

2019 年 9 月 27 日二诊：患者口干多饮、尿频尿急等症状较前缓解，腰胀痛，夜尿 1 次，大便干结，数 3～4 日一行，自觉腹胀，无腹痛，纳可，眠安，舌红，苔少，脉滑。尿微量白蛋白 204.33mg/L，空腹血糖 7.8mmol/L。守方加酒大黄 6g、白术 10g，菟丝子 20g 改为 30g，继续服用 14 剂。

2019 年 10 月 14 日三诊：服药后患者颇觉舒适，诸症缓解，腰部酸痛明显，尿频，夜尿无，大便可，舌红，苔薄白，脉细弦滑。尿微量白蛋白 138.35mg/L，空腹血糖 7.05mmol/L。守方去酒大黄、白术，加杜仲 30g、补骨脂 30g，继服 14 剂。以上方中药加减治疗 5 个月，患者临床症状较前大为缓解，多次复查尿微量白蛋白维持在 76.4～94.78mg/L。

按语：本案患者为老年男性，血糖异常病程较长，血糖控制不佳，且出现蛋白尿，见腰部胀痛，尿频、尿不尽，小便有泡沫，舌黯红，中间有裂痕，苔少偏黄，脉细滑。诊断为糖尿病肾病。中医辨证为风火相煽，肾精亏虚证。口干口苦，上半身汗出，胸闷，属于厥阴病"气上撞心，心中疼热"范畴，此上热也。而下半身发凉，无疑是下寒之症，可使用乌梅丸加减治疗，眠差梦多加用酸枣仁 30g 安神助眠，菟丝子 20g 强腰膝、壮筋骨，枸杞 20g 清肝明目，益母草 15g 活血利尿，芦根 30g 清热利尿、主治热淋涩痛。二诊时，患者诸症好转，因大便干，3～4 日一行，自觉腹胀，故加用大黄通便，白术健脾温中。三诊时，因腰部酸痛明显，故加用杜仲 30g、补骨脂 30g 以强腰膝、壮筋骨。

干姜黄芩黄连人参汤证与糖尿病

（一）方证研究

【原文记载】

伤寒本自寒下，医复吐下之，寒格更逆吐下，若食入口即吐，干姜黄连黄芩人参汤主之。（《伤寒论·辨厥阴病脉证并治》）

【组成】

干姜、黄芩、黄连、人参各三两。

【功效和主治】

功效：苦寒泄降，辛温通阳。

主治：胃热脾寒，寒热格拒证。

【辨证要点】

本方寒热并用，辛开苦降，历代医家皆以其主治胃反呕吐。临证以食入即吐，下利便溏，伴见口渴，口臭，食少乏力，腹胀腹痛，喜温喜按为辨证要点。

【制方详解】

黄连苦寒清泻胃中邪热。黄芩清热，与黄连相伍，可增其清泻邪热之功。干姜温阳散寒，人参补益脾胃，使胃以受纳，脾以运化，并与干姜相合，温脾之中以蕴含补脾之意。

【干姜黄芩黄连汤方证与糖尿病的联系】

《伤寒论》载干姜黄芩黄连人参汤用治因误下导致客热内陷、寒邪格热于上、胃热充斥、热势上趋的食入即吐。证属虚实夹杂、上热下寒，病位在脾、胃。如条文所述，热邪居上胃气不降，见呕吐或食入即吐，寒邪居下脾气不升，见脾寒下利。巢元方在《诸病源候论》中言"阳并于上则上热，阴并于下则下冷"，尤在泾《伤寒贯珠集》称"里气遂虚，阴寒益甚，胃中之阳被格而上逆，脾中之阴被抑而下注"，陆渊雷在《伤寒论今释》中认为"凡朝食暮吐者，责其胃寒，食入即吐者，责其胃热。胃热，故用芩连，本方证，胃虽热而肠则寒，故芩连与干姜并用，以其上热下寒，故人之厥阴篇"，可知干姜黄芩黄连人参汤证病机属胃热脾寒、寒热格拒。陈修园《长沙方歌括》概括之"芩连苦降借姜开，济以人参绝妙哉，四物平行各三两，诸凡格拒此方该"。全小林教授善用此方治疗 2 型糖尿病，病程属郁热虚损四阶段中虚之阶段，证属上热下寒，虚实夹杂者。以干姜、人参补虚，以黄芩、黄连除实。临床使用时，凡内热重者，多用西洋参，黄芩、黄连加大用量；气虚重者，多用党参，或可加黄芪；阴虚甚者常加天花粉、知母、石斛；下寒重者可加肉桂，甚则附子。病情轻浅后可减量，或改为丸散长期服用，预防并发症。

该方剂中干姜具有抗氧化、抗动脉粥样硬化、降血脂的功能，并能够保护胃黏膜、消炎镇咳以及抑制中枢神经等功效。黄芩具有降低脑血管阻力、改善脑血管循环的作用。黄连有止呕功效，且能使胰岛素敏感。人参中的皂苷有提高免疫力的功效，能促进胰岛素分泌。有学者使用干姜黄芩黄连人参汤治疗 2 型糖尿病，研究结果证实本方能使空腹血糖、餐后 2 小时血糖、糖化血红蛋白、血糖水平得到改善，提高患者生活质量。

有学者对 80 例 2 型糖尿病气阴两虚证患者进行研究，以治疗方式不同分为对照组、观察组各 40 例，对照组采用二甲双胍治疗，观察组使用使用中药干姜黄芩黄连人参汤治疗。结果发现对照组、观察组治疗前血糖组间差异无统计学意义（$P > 0.05$）；治疗后均有所改善，观察组血糖改善情况优于对照组，差异有统计学意义（$P < 0.05$）。由此证明使用干姜黄芩黄连人参汤治疗 2 型糖尿病气阴两虚证患者，临床效果显著，值得应用。

（二）现代药理学研究

目前缺少关于本方的全方药理学研究，可参考相关单味药现代药理学研究内容。研究证实黄芩主要化学成分及提取物有清除自由基、免疫调节、解热、抗炎、抗菌、抗病毒、抗肿瘤等药理作用，能抑制醛糖还原酶，可用于糖尿病慢性并发症的治疗。

（三）案例

刘某，女，59 岁，2018 年 7 月 5 日初诊。

主诉：间断口干口渴 8 年，加重 3 月余。

现病史：患者于 8 年前无明显诱因发现口干口渴，于当地医院就诊，诊断为 2 型糖尿病。曾服用二甲双胍、阿卡波糖等降糖西药，血糖控制不佳，空腹血糖为 11mmol/L，餐后血糖为 18mmol/L，后曾于当地中医诊所就诊，服用中药后，血糖仍控制不佳，3 月前口干口渴加重，自测空腹血糖为 10mmol/L，为进一步诊治，于中国中医科学院广安门医院内分泌科门诊就诊。刻下症：口干口渴，乏力，汗出明显，偶有胸闷心慌，视物模糊，双足冰凉，纳可，眠差，小便色可，夜尿 3 次，无泡沫，大便成形，日 1 次，不黏腻。

当天自测空腹血糖为 9.8mmol/L，餐后 2h 血糖为 16mmol/L，舌胖大，质淡红，舌苔白厚，脉沉滑数。追问患者得知其素来嗜食肥甘厚味。中医诊断：消渴，中医辨证：脾虚胃热，气阴亏虚证。西医诊断：2 型糖尿病。西药继续服用，予干姜黄芩黄连人参汤加减治疗，方药如下：干姜 9g、黄芩 20g、黄连 20g、西洋参 6g、天花粉 30g、鸡血藤 30g。28 剂，日 1 剂，早晚分服。

二诊：患者诉服上方 28 剂后口干口渴缓解，乏力略有改善，无汗出，仍偶发胸闷心慌，双足仍凉，视物模糊，夜尿 3 次，有泡沫。当日测空腹血糖为 8.7mmol/L，餐后 2h 血糖为 11.5mmol/L。舌胖，质淡，舌苔白厚，脉沉滑数。予上方调整为黄芩和黄连各 15g，加金樱子 30g。28 剂，日 1 剂，早晚分服。

三诊：患者诉服药 28 剂后，全身乏力明显改善，口干口渴减轻，夜尿 1～2 次，足冷缓解，纳眠可，昨日空腹血糖为 7.8mmol/L，餐后 2h 血糖为 9.4mmol/L。舌淡，舌苔白，脉沉滑数。予上方加用知母 15g。其后患者持续服用上方，随访得知血糖稳定。

按语：患者 59 岁，为老年女性，"年四十而阴气自半"，加之疾病病程较长，出现脾肾亏虚兼气阴不足。追问患者得知其素来嗜食肥甘厚味，脾虚则中焦运化不足，日久饮食积滞，中满内热，胃热更伤气阴，故成虚实夹杂之病。口干口渴为胃热、乏力为气虚脾弱、汗出为气不固摄、胸闷心慌乃气阴不足、不能荣养心脉、视物模糊为精气不能上荣于目、下肢凉为气血不能下达于足的表现，夜尿频多为年老肾虚所致。故以干姜为君，温中补虚；黄芩、黄连为臣，清泄胃热；佐以西洋参，以补中气之不足。配以天花粉、知母养阴清热，金樱子收敛固涩，鸡血藤养血通脉。仅治疗，患者症状改善明显，治疗效果良好。二诊时，患者尿中出现泡沫，故加用金樱子 30g 收敛摄溺。三诊时，患者诸症缓解，加用知母滋阴生津止渴。

麻黄升麻汤证与糖尿病

（一）方证研究

【原文记载】

伤寒六七日，大下后，寸脉沉而迟，手足厥逆，下部脉不至，咽喉不利，唾脓血，泄利不止者，为难治，麻黄升麻汤主之。（《伤寒论·辨厥阴病脉证并治》）

【组成】

麻黄二两半,升麻、当归各一两一分,知母、黄芩、葳蕤各十八铢,芍药、天冬、桂枝、茯苓、甘草、石膏、白术、干姜各六铢。

【功效和主治】

功效:发越郁阳,清上温下。

主治:寸脉沉迟,手足厥逆,咽喉不利,吐脓血,泄利不止者。

【辨证要点】

本方是清上温下,益阴解毒,发越郁阳之剂。用于治疗外感温热病后期邪陷于里,阳郁不伸,上热下寒,寒热错杂之证。

【制方详解】

此方集温、清、补、散于一体,共奏发越郁阳、清上温下之功。李时珍言"麻黄乃发散肺经火郁之药",升麻主解百毒,避温疾、瘴邪,为治咽喉肿痛的要药,方中用麻黄、升麻、桂枝发汗解其表,发越其阳气。然则病已伤阴损络,故佐以石膏、黄芩、知母、玉竹、天冬、当归、芍药育阴清热,润肺解毒。此与发越郁阳之品似乎性味相反,但对此复杂之病,正可相得益彰。泄利不止,为脾伤气陷,故用少量白术、干姜、甘草、茯苓温中健脾寒,以补下后之虚。药味虽多,并不杂乱。

【麻黄升麻汤方证与糖尿病的联系】

《伤寒论》曰:"伤寒六七日,大下后,寸脉沉而迟,手足厥逆,下部脉不至,咽喉不利,唾脓血,泄利不止者,为难治。麻黄升麻汤主之。"下利不止,手足厥逆,咽喉不利,唾脓血。正虚邪陷、肺热脾寒,邪热当清,寒邪当温,正虚当补,郁阳当宣,寒热杂呈,故治以发越郁阳、清肺温脾、虚实并治,用药也当温凉补散兼施,用麻黄升麻汤。吴谦《医宗金鉴》言"仲景故以此汤主之,正示人以阴阳错杂为难治,当于表里上下求治法也。盖下寒上热,固为难治,里寒无汗,还宜解表,故用麻黄升麻汤以解表和里、清上温下,随证治之也"。尤在径《伤寒贯珠集》言:"阴阳上下并受其病,而虚实冷热亦复混淆不清矣。是以欲治其阴,必伤其阳,欲补其虚,必碍其实。故曰此为难治。"

麻黄升麻汤中麻黄用量最重,配伍石膏、炙甘草,寓越婢汤之意,即发越内郁之阳气;桂枝与芍药为桂枝汤主药,起到调和营卫的作用;石膏、知母、甘草含白虎汤清热生津之效再合黄芩、芍药(黄芩汤)共奏清上热之功;茯苓、白术、干姜、甘草即理中汤之意,起温下寒、利水之效;当归、玉竹滋阴养血,防止发越过度。本方用药寒热同调、动静相兼、升降相宜、散敛兼顾。不仅使内陷之邪得以外透,而且使表里上下之阳气得以通达;阴阳水火得以交通既济,恰合中医消渴之病机,使病得愈。

（二）现代药理学研究

目前缺少关于本方的全方药理学研究,可参考相关单味药现代药理学研究内容。

1. 麻黄 药理学研究表明,麻黄中含有生物碱、挥发油、黄酮、多糖、有机酸、氨基酸及鞣质等化学成分,具有镇咳、平喘、抗过敏、升血压、兴奋中枢神经系统、抗凝血、抗氧化、抗病毒等作用,还可以改善慢性肾衰竭、促进脂肪合成、清除氧自由基等。

2. 升麻 该药具有抗病毒、抗肿瘤、调节内分泌、抗骨质疏松、消炎等多种作用。从北升麻根茎中提取的化合物异阿魏酸,具有抗高血糖的作用,可降低高血糖模型动物的血浆葡萄糖水平。

3. 知母 现代药理学研究表明,知母具有降血糖、降血脂、抗动脉硬粥样硬化、抗衰老、预防阿尔茨海默病、抗抑郁、保护脑缺血再灌注损伤、抗肿瘤、抗氧化、抗炎、降血糖的作用;其中降血糖作用明显,动物实验表明,生知母和盐制知母对 2 型糖尿病患者血糖升高具有抑制效果,且盐制知母对 α- 葡萄糖苷酶活性的抑制作用更强。

4. 玉竹 现代药理学研究认为,玉竹有强心、扩张血管、降血压、降血糖、降血脂和增强免疫功能等作用。

5. 芍药 芍药苷(paeoniflorin, PA)是赤芍重要的药效物质基础,研究表明,其具有免疫调节、抗肿瘤、抗氧化、抗炎、缓解皮损症状等作用,且不良反应少。

6. 天冬 研究表明天冬提取物具有明显的改善糖尿病症状,降低高血糖的作用。

7. 茯苓 现代药理学研究表明,茯苓具有抗炎、利尿、保肝、改善胃肠功能、提高免疫功能、镇静的作用。

8. 石膏 石膏的主要成分为含水硫酸钙,具有解热、抗炎等作用。

9. 白术 药理学研究表明,白术具有提高机体抗病能力、利尿、降血糖、镇静、保肝、抗菌、抗血凝等作用。白术有加速体内葡萄糖代谢和阻止肝糖原分解的作用,并有显著的降血糖作用,对糖尿病并发症也有一定疗效。

（三）案例

女，82 岁，2019 年 7 月 23 日就诊。

主诉：间断口干口渴 30 年，伴咳嗽 4 日。

患者 30 年前无明显诱因出现口干口渴，空腹血糖为 9mmol/L，后于医院就诊，诊断为"2 型糖尿病"。曾服用多种降糖西药，血糖控制尚可。4 日前出现咳嗽，夜间明显，自服急支糖浆，效果不明显。现为进一步诊治，于中国中医科学院广安门医院内分泌科门诊就诊。

刻下症：咳嗽，夜间明显，黄黏痰容易咳，口苦，偶有干呕，微口干口渴，心悸，胸闷，气短乏力，胸胁胀满，嗳气，矢气多，痞满，头痛，身痛，后背酸痛，小腿胀，纳少，眠差，入睡困难，小便频，大便不成形，每日 2 次。舌黯苔微腻，边有齿痕，脉细数。西医诊断为 2 型糖尿病；中医诊断为消渴。

处方：麻黄升麻汤加减，方药如下：麻黄 6g、升麻 3g、当归 3g、知母 3g、黄芩 3g、玉竹 3g、白芍 2g、天冬 2g、桂枝 2g、茯苓 2g、生石膏 3g、白术 2g、干姜 2g、炙甘草 2g。14 剂，日 1 剂，早、午、晚饭后各服用 1 次

二诊时患者诉服用上方后，症状明显改善，只遗留夜间咳嗽，予麻黄升麻汤加川贝粉 6g 继续服用巩固疗效。

按语：本案例中头痛、身痛和后背酸痛为表邪未解之候，同时兼有咳嗽咳痰、痰黄质黏、口干等阳热郁肺的表现，心悸胸闷、大便稀溏、舌边齿痕为阳气不振，寒饮内生之表现；口苦、偶有干呕、口干口渴和胸胁胀满为邪伤少阳、阳明之表现；眠差、脉细数为厥阴阴血不足之表现。明确病机，方证相应，可得佳效。

四 吴茱萸汤证与糖尿病

（一）方证研究

【原文记载】

1. 食谷欲呕，属阳明也，吴茱萸汤主之。（《伤寒论·辨阳明病脉证并治》）

2. 干呕，吐涎沫，头痛者，吴茱萸汤主之。（《伤寒论·辨厥阴病脉证并治》）

【组成】

吴茱萸（洗）一升、人参三两、大枣（擘）十二枚、生姜（切）六两。

【功效和主治】

功效：温中补虚，降逆止呕。

主治：肝胃虚寒，浊阴上逆证。证见食后泛泛欲吐，或呕吐酸水，或干呕，或吐清涎冷沫，胸满脘痛，颠顶头痛，畏寒肢冷，甚则伴手足逆冷，大便泄泻，烦躁不宁，舌淡，苔白滑，脉沉弦或迟。

【辨证要点】

以食后泛泛欲吐，或呕吐酸水，或吐清涎冷沫，畏寒肢冷，舌淡，苔白滑，脉沉弦或迟为辨证要点。

【制方详解】

本证多由肝胃虚寒，浊阴上逆所致，治疗以温中补虚，降逆止呕为主。肝胃虚寒，胃失和降，浊阴上逆，故见食后泛泛欲吐，或呕吐酸水，或干呕，或吐清涎冷沫；厥阴之脉夹胃属肝，上行与督脉会于头顶部，胃中浊阴循肝经上扰于头，故见颠顶头痛；浊阴阻滞，气机不利，故见胸满脘痛；肝胃虚寒，阳虚失温，故畏寒肢冷；脾胃同居中焦，胃病及脾，脾不升清，故见大便泄泻；舌淡，苔白滑，脉沉弦而迟，均为虚寒之象。方中吴茱萸味辛苦而性热，既能温胃暖肝祛寒，又能和胃降逆止呕，为君药。生姜温胃散寒，降逆止呕，为臣药；人参益气健脾，为佐药；大枣甘平，合人参益脾气，为使药。

【吴茱萸汤方证与糖尿病的联系】

《伤寒论·辨厥阴病脉证并治》曰："干呕，吐涎沫，头痛者，吴茱萸汤主之。"《金镜内台方议》曰："干呕，吐涎沫，头痛，厥阴之寒气上攻也。吐利，手足逆冷者，寒气内盛也；烦躁欲死者，阳气内争也。食谷欲呕者，胃寒不受也。此以三者之症，共用此方者，以吴茱萸能下三阴之逆气为君，生姜能散气为臣，人参、大枣之甘缓，能和调诸气者也，故用之为佐使，以安其中也。"

糖尿病性胃轻瘫（DGP）是糖尿病胃肠自主神经病变常见的消化道慢性并发症。临床表现为上腹部不适、早饱、腹胀、嘈杂、恶心、呕吐、食欲减退、饱胀感、泛酸、嗳气等。属中医的"呕吐、痞满、反胃"等病症范畴，基本病机为消渴日久，致脾气虚弱，运化失司。刘敏教授认为临床体质偏寒性的胃轻瘫患者，常见手脚冰凉，脉象沉弱，舌质淡，苔白或白腻，无胃热和寒热错杂的，非常见的泻心汤证，而是脾胃虚寒或肝经寒气上逆所致。这类患者会有一些特征性的症状，如呕吐清水或呕吐不止，这正是吴茱萸汤证的适应证。

（二）现代药理学研究

目前缺少关于本方的全方药理学研究，可参考相关单味药现代药理学研究内容。

1. 吴茱萸　吴茱萸中镇痛成分为吴茱萸碱、吴茱萸次碱和柠檬苦素。可用于治疗消化系统、心血管系统疾病，还有促进血液循环、抗血栓形成、兴奋子宫平滑肌等作用。

2. 生姜　该药主要含有挥发油、姜辣素和二苯基庚烷 3 类成分，具有抗氧化、改善脂质代谢、改善心脑血管功能、防辐射、抗炎、抗微生物、抗肿瘤、降血糖的作用。Akhnai 报道，生姜汁可阻断腹腔注射 5-HT 引起的大鼠血糖升高，使其血清胰岛素水平下降；可使 STZ 诱导的大鼠 1 型糖尿病模型空腹血糖水平明显下降，血清胰岛素水平显著升高，使血清胆固醇、甘油三酯和血压水平降低，提示生姜汁可能通过阻断 5-HT 受体，起到降血糖作用。

3. 大枣　大枣具有增强免疫、抑制癌细胞增殖、保护肝脏、抗 I 型变态反应的药理作用，对高血压、糖尿病、心源性休克等具有一定疗效。亓树艳等以山东大枣为研究对象，用体外清除羟自由基的检测方法，发现大枣针对羟自由基清除率高达 48.5%，进一步证实了大枣具有抗氧化的作用。

（三）案例

王某，女，60 岁，退休教师，2018 年 9 月 23 日来院初诊。

主诉：间断口干口渴 8 年余，加重伴双下肢麻木疼痛 8 月。

患者于 8 年前无明显诱因出现口干口渴，消瘦，双下肢疼痛麻木 8 个月，检查结果示血糖增高、尿糖阳性，被诊为 2 型糖尿病。曾服用格列美脲、二甲双胍、格列齐特等药治疗，其间血糖控制尚可，近 1 年来服用上述药物后血糖控制不佳，每天注射胰岛素方可维持血糖至接近正常水平。8 个月前，患者口干口渴明显，双下肢麻木疼痛，后渐出现两小腿灼热刺痛，夜间或遇凉加重，局部加温可稍有缓解，曾用维生素 B_1、维生素 B_{12}、甲钴胺等营养神经的药物，疗效不显著。现为进一步诊治，于中国中医科学院广安门医院内分泌科就诊。刻下症：口干口渴，双下肢麻木刺痛，下肢无力，夜间疼痛，受凉疼痛，得温痛减，纳可，眠差，疼痛影响睡眠，小便色可，有泡沫，夜尿 1～3 次。既往史：高脂血症 3 年；高血压疾病 5 年。辅助检查：双下肢肌张力减弱，肌力减弱，大腿肌肉轻度萎缩，膝腱反射减弱。舌淡、苔薄白，脉沉。当日空腹血糖为 8.6mmol/L,尿糖 +,尿蛋白 ++。西医诊断为 2 型糖尿病性周围神经病变;中医诊断为消渴病痹证。西药治疗维持不变。予当归四逆加吴茱萸生姜汤。用药 1 周后,疼痛减轻。持续用药 1 个月,下肢肌力基本恢复至正常。仍用胰岛素注射及其他药物对症治疗维持。追访半年,患者诉口干口渴、双下肢麻木疼痛症状减轻。

按语:患者因消渴日久,阴损及阳,元阳亏损,温煦不足,推动无力,血流缓慢,瘀血阻络,气血不能达于四肢,肌肉筋脉失于濡养而发病。根据中药辛味药能升能散,温味药能祛寒壮阳的特点,取当归四逆加吴茱萸生姜汤治疗。

 五 四逆汤证与糖尿病

（一）方证研究

【原文记载】

1. 少阴病,脉沉者,急温之,宜四逆汤。(《伤寒论·辨少阴病脉证并治》)

2. 手足厥寒,脉细欲绝者,当归四逆汤主之。(《伤寒论·辨厥阴病脉证并治》)

【组成】

甘草二两(炙)、干姜一两半、附子一枚(生用,去皮,破八片)。

【功效和主治】

功效:温中祛寒,回阳救逆。

主治:四肢厥逆,恶寒蜷卧,呕吐腹痛,下利清谷;神衰欲寐,以及太阳病误汗亡阳,脉沉迟微细者。

【辨证要点】

以阳虚欲脱、冷汗自出、四肢厥逆、下利清谷、脉微欲绝为辨证要点。

【制方详解】

四逆汤方中生附子大辛大热,温壮肾阳,祛寒救逆为君;干姜辛热,温里祛寒,加强附子回阳之效为臣;炙甘草甘温,益气和中,并缓解附子、干姜燥烈之性为佐、使。三味配合,具有回阳救逆之功。

血虚受寒,正气被郁,手足厥冷,脉细欲绝,当归四逆汤最为适用。方由当归、桂枝、白芍、细辛、通草、甘草和大枣组成。方中当归入肝经,行补血活血之用;桂枝味辛温,温经通脉;白芍养血平肝;细辛外温经脉,内通脏腑；通草通经脉；甘草、大枣调和诸药。全方共奏充阴血除客寒、振阳气、通经脉之功，以达温手足而脉亦复之效。

【四逆汤方证与糖尿病的联系】

真寒厥是由太阴、少阴病传或医者失治误治发展而来的一类厥阴病，其病机为下焦真阳虚脱，阴寒凝结，格阳于外，治宜"温其脏"。寒厥的治疗在《伤寒论》中有记载，"大汗出，热不去，内拘急，四肢疼，又下利厥逆而恶寒者，四逆汤主之""大汗，若大下利而厥冷者，四逆汤主之""下利清谷，里寒外热，汗出而厥者，通脉四逆汤主之"，治疗时，需要按照张仲景"观其脉证，知犯何逆，随证治之"的原则，比如四逆汤可以用来治疗慢性心衰、抑郁症、早期感染性休克。

四逆汤在冠状动脉粥样硬化性心脏病、心绞痛、动脉粥样硬化、提高动物免疫力以及各种原因所致的休克等疾病治疗中均有效果。

有研究者用当归四逆汤加味内服及外洗治疗糖尿病周围神经病变 67 例，总有效率达 77.6%。晏桂华等用加味当归四逆汤治疗糖尿病周围神经病变，有效率达 91.43%，结果证实加味当归四逆汤能显著改善血液流变学指标。

（二）现代药理学研究

1. 四逆汤的药理作用

（1）四逆汤具有抗休克、升压的作用，四逆汤对动物失血性休克、缺氧性休克、橄榄油所致栓塞性休克、冠脉结扎所致心源性休克均有显著对抗作用。对内毒素性休克有明显升压作用。且发现单味附子虽有一定的强心升压效应，但其作用不如合方汤剂，并可致异位心律失常；单味甘草不能增加心脏收缩幅度，但有升压效应；单味干姜未显示有意义的生理效应，三味药物合成四逆汤强心升压作用优于各单味药，且能降低心率，避免异位心律失常的发生。

（2）四逆汤具有改善微循环的作用。

（3）四逆汤具有增强心肌收缩力的作用，可使放血所致低血压家兔心肌收缩幅度增加。

（4）四逆汤具有增加冠脉流量的作用，可使缺血性心肌供血增强。

（5）四逆汤具有兴奋垂体 - 肾上腺皮质的作用。

2. 当归四逆汤的药理作用　该方主要活性成分包括豆甾醇、花旗松素、隐品碱、谷甾醇、芍药苷、槲皮素等，具有广泛抗炎、抗氧化、镇痛、降血脂的作用。有学者通过网络药理学研究当归四逆汤对糖尿病周围神经病变的作用靶点及机制，发现该方剂共有 28 个活性化合物可作用于 152 个靶点，其中 32 个靶点与糖尿病周围神经病变相关。

3. 单味药现代药理学研究

（1）炙甘草：现代药理学研究证实，甘草中所含主要活性物质为甘草酸以及甘草酸在体内的水解活性成分甘草次酸和甘草黄酮等，具有抗衰老、抗炎、抗菌、抗病毒、降压、增强肌体免疫力、抑制癌细胞生长等功效。

（2）当归：现代药理学研究发现，当归不仅有活血、补血的功效，还具有抗菌、调节机体免疫功能、抗氧化等作用。

（三）案例

徐某，女，36 岁，2019 年 6 月 6 日初诊。

主诉：间断口干 2 月余。

患者 2 月前出现口干，于医院就诊，空腹血糖为 8mmol/L，餐后 2h 血糖为 11.8mmol/L，诊断为 2 型糖尿病，未使用药物治疗，现为进一步就诊，于中国中医科学院广安门医院内分泌科门诊就诊。刻下症：口干，双眼酸困，双手关节僵痛，右臂麻木，遇冷明显，乏力健忘，偶有小腹胀，双下肢发凉，双足麻木，纳眠差，梦多，二便无泡沫，无夜尿，色正常。舌黯苔黄腻，脉弦滑。西医诊断：2 型糖尿病；中医诊断：消渴，血虚寒厥证。

处方：通脉四逆汤加减。方药：当归 15g、桂枝 20g、茯苓 20g、白芍 30g、鸡血藤 30g、通草 6g、细辛 3g、吴茱萸 3g、焦山楂 30g、泽泻 10g、炙甘草 15g。14 剂，日 1 剂，早晚分服。

二诊时，患者诸症好转，继续服用上方 1 月，后回访，患者诉四肢麻木、疼痛感消失。

按语：此患者为中年女性，双手关节僵痛、右臂麻木，双下肢发凉，双足麻木，为肢体末端缺血，血液循环不畅无法充养所致，此正应当归四逆汤之意。

 六　白头翁汤证与糖尿病

（一）方证研究

【原文记载】

1. 热利下重者，白头翁汤主之。（《伤寒论·辨厥阴病脉证并治》）

2. 下利欲饮水者，以有热故也，白头翁汤主之。(《伤寒论·辨厥阴病脉证并治》)

【组成】

白头翁二两、黄连三两、黄柏三两、秦皮三两。

【功效和主治】

功效：清热解毒，凉血止痢。

主治：热毒痢疾。证见腹痛，里急后重，肛门灼热，下痢脓血，赤多白少，渴欲饮水，舌红，苔黄，脉弦数者。临床常用于治疗阿米巴痢疾，细菌性痢疾等。

【辨证要点】

本方是治疗肝经湿热的代表方剂。以下利脓血便、血色鲜艳、肛门灼热、口渴欲饮冷水、舌红、苔黄等热象为辨证要点。

【制方详解】

本证多由热毒深陷血分，下迫大肠所致，治疗以清热解毒，凉血止痢为主。热毒熏灼肠胃气血，化为脓血，故见下痢脓血，赤多白少；热毒阻滞气机，不通则痛，故见腹痛，里急后重；渴欲饮水，舌红，苔黄，脉弦数为热毒内盛之象。方中以白头翁为君，清热解毒，凉血止痢。臣以黄连，苦寒清热解毒，燥湿厚肠；黄柏泻下焦湿热，共奏燥湿止痢之效。秦皮苦寒性涩，收敛作用强，因本证有赤多白少之表现，故用其止血。四药并用为治疗热毒血痢之良方。

【白头翁汤方证与糖尿病的联系】

真热厥是由少阳、阳明病传而来的一类厥阴病，其病机为邪热壅滞，深伏体内，阻隔阳气外达四末。《伤寒论》载"伤寒，脉滑而厥者，里有热，白虎汤主之"，"热利下重者，白头翁汤主之"，"呕而发热，小柴胡汤主之"，"伤寒热少微厥，指头寒，嘿嘿不欲饮食，烦躁，数日，小便利，色白者，此热除也，欲得食，其病为愈；若厥而呕，胸胁烦满者，其后必便血"。以上述方剂来治疗热厥。伤寒先有发热，后有手足厥冷，脉数而流利，同时按之有力，说明里有热也。阳气闭塞于里，郁热在里，阳气不达于四肢，所以发生热厥，根据张仲景辨证，这种热厥之里热是由阳明病传变而来，故治疗时需要知道疾病发生的原因和病机，对症下药，方可取效，不可一味地单纯治疗厥阴病。糖尿病出现下利黏液、脓血便、口渴等表现，性质属厥阴热利者，当用白头翁汤治疗。《医方集解·泻火之剂》曰："此足阳明、少阴、厥阴药也。白头翁苦寒能入阳明血分，而凉血止痢；秦皮苦寒性涩，能凉肝益肾而固下焦；黄连凉心清肝，黄柏泻火补水，并能燥湿止痢而厚肠，取寒能胜热，苦能坚肾，涩能断下也。"

（二）现代药理学研究

目前缺少关于本方的全方药理学研究，可参考相关单味药现代药理学研究内容。

1. 白头翁 白头翁主要化学成分为三萜皂苷，具有抗肿瘤、抑菌、抗氧化的作用。有学者观察白头翁水提物的降血糖效果，研究结果证实其在剂量为 20mg/kg 时具有很好的降血糖效果；能使模型动物肝糖原水平及其他血清生化指标均恢复正常，与正常大鼠无差异；RIN5F 细胞胰岛素释放实验结果显示白头翁水提物明显促进 RIN5F 细胞胰岛素释放。

2. 秦皮 其特征性成分主要是香豆素类、木脂素类及环烯醚萜类化合物。现代药理学研究表明这些成分具有抗菌、抗炎、抗肿瘤等作用。

（三）案例

安某，男，49 岁。2017 年 6 月 8 日初诊。

主诉：间断口干、口渴 1 年，伴尿频、尿痛 10 日。

患者 1 年来间断出现口干口渴，诊断为 2 型糖尿病，服用降糖西药，血糖控制尚可。10 日前始感尿频、尿急、尿痛、淋沥不尽，有时尿血，伴畏寒发热，头晕头痛，口苦、口干不欲饮，胸闷恶心，腰背酸痛，为进一步诊治，于中国中医科学院广安门医院内分泌科就诊。刻下症：口苦、口干不欲饮，尿频、尿急、尿痛、淋沥不尽，有时尿血，伴畏寒发热，头晕头痛，胸闷恶心，腰背酸痛。舌质偏红，苔黄，脉弦数。尿常规：尿液浑浊，尿蛋白 +，白细胞 +，红细胞 0～1 个，脓细胞 ++++。西医诊断：2 型糖尿病；尿路感染。中医诊断：消渴，淋证；辨证为湿热蕴结。西药服用同前。中药予白头翁汤加减治疗，方药如下：白头翁 10g、黄柏 6g、黄连 6g、秦皮 10g、通草 6g、车前子 15g、茯苓 20g。14 剂，每日 1 剂，水煎，分 2 次服。

二诊：服上药 14 剂后，尿频、尿急、尿痛有所好转，自觉腹胀满不适，大便 2 日未解。在原方基础上加陈皮 10g、厚朴 10g。14 剂，每日 1 剂，水煎，分 2 次服。

三诊：服上药 14 剂后，诸症明显好转，腹胀好转，大便正常，舌淡红，苔薄白，脉弦。复查尿常规未见异常。

　　按语：该患者 2 型糖尿病、尿路感染诊断明确，方用白头翁汤为基础，白头翁汤本为清热剂，具有清热解毒、凉血止痢之功效，主治热毒痢疾，临床常用于治疗阿米巴痢疾，细菌性痢疾等病属热毒偏盛者。患者出现口干口苦，时有尿血，舌红，苔黄，脉弦数为热毒内盛之象。方中白头翁清热解毒，凉血；黄连苦寒，清热解毒，燥湿厚肠；黄柏泻下焦湿热，共奏燥湿之效。秦皮苦寒性涩，收敛作用强。针对尿频、尿急、尿痛，加用通草、车前子、茯苓利水通淋。

┃第五节┃ 小　结

　　从字面来看，厥阴单纯指足厥阴肝、手厥阴心包两经；从伤寒的定义来看，厥阴概指阴阳互为交通的状态，具有阴尽阳生、相互转化的特性；从运气方面来看，厥阴在天为风，在地为木，故合称厥阴风木。厥阴病一般是继发的，大多从少阴病传入，或者因为用凉药误治传入，或因三阳病失治误治导致，或因太阴少阴误治导致，同时也可以本经发病。主要病机是先天不足，后天失养，使脏气虚衰，邪气直中厥阴。厥阴的生理特点为阴尽阳生、阴中有阳、和风以生，是为阴枢；厥阴的病理特点为阴阳寒热虚实错杂，主血主风。厥阴病的治疗，应"观其脉证，知犯何逆，随证治之"。厥阴病具有阴阳转化、寒热错杂、或寒或热的特点。

　　一般认为，消渴病位在肺、胃、肾，为何也可从厥阴论治？正如《伤寒论》记载"厥阴之为病，消渴，气上撞心，心中疼热，饥而不欲食，食即吐蛔。下之利不止"。厥阴病提纲中所讲的第一个证即是消渴。从此意义上看，消渴可定位在厥阴。在考虑厥阴与糖尿病的关系时，可从经络、情绪、脏腑、气血等方面论述。

　　在《伤寒论》中厥阴系统的功能主要是控制人体情绪、潜藏阳气、平衡气机，因为肝体阴而用阳，主气机，司情志，主藏血，主疏泄。文中论及乌梅丸证、干姜黄芩黄连汤证、麻黄升麻汤证、吴茱萸汤证、四逆汤证、白头翁汤证等与糖尿病的联系，从方证角度、药理学角度和医案举例进行说明，从理论上证明糖尿病可以从厥阴论治。

主要参考文献

1. 林兰，倪青. 中医内分泌学 [M]. 北京：人民卫生出版社，2024.

2. 郑钦安. 伤寒论 [M]. 北京：学苑出版社，2008.

3. 张志聪. 伤寒论集注 [M]. 北京：学苑出版社，2008.

4. 曹颖甫. 伤寒发微 [M]. 北京：学苑出版社，2008.

5. 柯韵伯. 伤寒来苏集 [M]. 北京：中国中医药出版社，1999.

6. 刘渡舟. 刘渡舟伤寒论讲稿 [M]. 北京：人民卫生出版社，2008.

7. 郝万山. 郝万山伤寒论讲稿 [M]. 北京：人民卫生出版社，2008.

8. 胡希恕. 胡希恕伤寒论讲座 [M]. 北京：学苑出版社，2014.

9. 李赛美，李宇航. 伤寒论讲义 [M]. 北京：人民卫生出版社，2012.

10. 吕仁和，赵进喜. 糖尿病及其并发症中西医诊治学 [M]. 2 版. 北京：人民卫生出版社，2009.

11. 倪青. 糖尿病中医循证治疗学 [M]. 北京：科学技术文献出版社，2015.

12. 郭霞珍. 中医基础理论 [M]. 上海：上海科学技术出版社，2011.

13. 迟家敏. 实用糖尿病学. 第 3 版 [M]. 北京：人民卫生出版社，2009.

14. 林立松. 伤寒论方剂现代研究与临床应用 [M]. 北京：中医古籍出版社，2005.

15. 仝小林. 糖尿病中医认识及研究进展述评 [J]. 北京中医药，2016，35（6）：509-512.

16. 赵进喜. 糖尿病及其并发症与辨体质、辨病、辨证"三位一体"辨证模式 [J]. 河北中医，2004，26（10）：785-786.

17. 丁念，郑承红. 从六经辨治消渴病的思考 [J]. 湖北中医药大学学报，2018，20（5）：54-57.

18. 李赛美. 浅谈糖尿病及其并发症六经辨治思路 [J]. 中华中医药杂志，2007，22（12）：857-859.

19. 温铁柱.《伤寒论》六经辨治在 2 型糖尿病的指导意义 [J]. 陕西中医，2014，35（8）：1038-1043.

20. 李湛，王磊，曹灵勇，等. 经方"四期六经"辨治 2 型糖尿病 [J]. 中华中医药杂志，2023，38（1）：191-195.

21. 许凯霞，李孝波，门九章. 从《伤寒论》太阴病治则谈门九章教授"大病以胃"思想 [J]. 新中医，2018，50（6）：225-227.

22. 曾子芸，陈明．《伤寒论》太阴病中权变治法探析 [J]．长春中医药大学学报，2014，30（1）：162-163．

23. 梁华龙．少阴少阳枢机证治异同论 [J]．河南中医，2008（4）：12-13．

24. 周秀娟，张攀，雷远洪，等．糖尿病大血管病变少阴枢机不利探微 [J]．中华中医药学刊，2019，37（3）：602-605．

25. 魏丹蕾．试论厥阴病理论对糖尿病神经病变诊治的意义 [J]．广州中医药大学学报，2007，24（4）：343-345．

26. 冯皓月，岳仁宋，张晓晴，等．从厥阴少阳风火合邪论治消渴病 [J]．江苏中医药，2018，50（5）：5-7．

27. 李巨奇，李卫青，张横柳，等．从伤寒六经厥阴病论治糖尿病抑郁症思路 [J]．中医学报，2013，28（5）：720-722．

28. 华有福，蔡娇芬，王慧，等．从厥阴论治糖尿病肾病 [J]．江西中医药，2017，48（5）：29-30．

29. 宋建国．中药方剂桂枝汤的时间药理学 [J]．中国中药杂志，1994（3）：178-180，192．

30. 田安民，蔡遂英，张玉芝，等．麻黄汤与桂枝汤药理作用的比较 [J]．中医杂志，1984（8）：65-68．

31. 刘媛．葛根汤的药理研究及临床应用 [J]．中成药，1996，18（9）：38-39．

32. 赵保胜，赵威，王秀丽，等．人参白虎汤治疗糖尿病药效及其机理研究 [J]．中药新药与临床药理，2010，21（5）：493-496．

33. 冯秋荣，李必坚，杨西晓．四逆汤的现代药理及作用机制研究进展 [J]．中西医结合心脑血管病杂志，2014，12（2）：239-240．

34. 张胜，陈立江，车轶，等．半夏泻心汤药理研究最新进展 [J]．中国中药杂志，2001，26（7）：437-439．

35. 叶先文，夏澜婷，任洪民，等．白芍炮制的历史沿革及化学成分、药理作用研究进展 [J]．中草药，2020，51（7）：1951-1969．

36. 张保国，刘庆芳．猪苓汤的现代药理研究与临床应用 [J]．中成药，2014，36（8）：1726-1729．

37. 盖晓红，刘素香，任涛，等．黄连的化学成分及药理作用研究进展 [J]．中草药，2018，49（20）：4919-4927．

38. 金惠杰，邱昆成，李嘉华，等．药对知母 - 黄柏对胰岛素抵抗的改善作用 [J]．中国药理学通报，2019，35（7）：1020-1024．

39. 崔鹤蓉，王睿林，郭文博，等．茯苓的化学成分、药理作用及临床应用研究进展 [J]．西北药学杂志，2019，34（5）：694-700．

40. 倪青，王祥生．临床辨证论治方法二十讲 [M]．北京：中国科学技术出版社，2019．